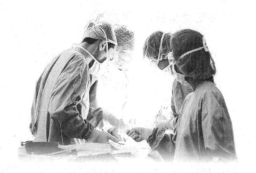

SHOUSHUSHI HULI
ZHISHI WENDA

手术室护理
知识问答

张 丽 主编

甘肃科学技术出版社
（甘肃·兰州）

图书在版编目（CIP）数据

手术室护理知识问答 / 张丽主编. -- 兰州：甘肃
科学技术出版社，2016.5（2023.12重印）
ISBN 978-7-5424-2321-4

Ⅰ. ①手… Ⅱ. ①张… Ⅲ. ①手术室－护理－问题解
答 Ⅳ. ①R473.2-44

中国版本图书馆CIP数据核字（2016）第094337号

手术室护理知识问答

张 丽 主编

责任编辑　陈学祥
封面设计　黄 伟

出　版　甘肃科学技术出版社
社　址　兰州市城关区曹家巷1号　730030
电　话　0931-2131572（编辑部）　0931-8773237（发行部）

发　行　甘肃科学技术出版社　　　　印　刷　三河市铭诚印务有限公司
开　本　880毫米×1230毫米　1/32　　印　张　10.125　插　页　1　字　数　290千
版　次　2016年5月第1版
印　次　2023年12月第2次印刷
印　数　1001~2050
书　号　ISBN 978-7-5424-2321-4　　定　价　138.00元

编 委 会

主　　编：张　丽

副 主 编：张　晶

编　　委：管玉玲　王春娟　夏彩虹

　　　　　李丽娜　穆国英　倪惠玲

前　言

　　为夯实手术室护理人员基础知识训练及手术室规范化培训工作的深入开展，加强手术室护理质量控制，帮助广大临床手术室护理人员学习和掌握手术室基本理论及技能，特组织编写了这本《手术室护理知识问答》。本书分为基础部分和专科部分，包括设备应用、麻醉相关知识、内感染相关知识及各专科手术室护理基础知识等内容，可用于各医疗机构手术室护理人员的参考用书。

　　在本书的编写过程中，编写人员付出了诸多努力，但因为编写时间及编者水平等因素的影响，可能在内容及编写质量上尚存在一定的不足或错误之处，敬请广大读者不吝指正。

编　者

二〇一五年十一月

目 录

基 础 部 分

专科部分

基 础 部 分

第一章 概 论

1.何谓手术室护理?

1969年,美国手术室护士学会将手术室护理定义为:在术前、术中、术后,依照自然科学和行为科学知识,为恢复和保持患者的健康和幸福,从患者的心理学、生理学和社会学需要出发,发展和实施一系列有特色的、有个性的护理过程。

2.手术室的发展经历了几代? 各有何特点?

经历了四代:第一代手术室又称为创世纪简易型手术室,此期的特点是手术多在自然环境下进行,没有采用防止污染措施,手术感染率高;第二代手术室称为分散型手术室,此期的特点是专门建造、非封闭型的手术室,有供暖、通风措施,使用消毒灭菌技术,手术感染率明显下降;第三代手术室称为集中型手术室,此期的特点是具有建筑分区保护、封闭的空调,手术环境改善,术后感染率在药物的控制下进一步降低;第四代手术室又称为洁净手术室,此期的特点是具有先进的空气净化设备和高水平消毒灭菌方式,建筑布局、设备仪器、人员安排更加合理。

3.手术患者相关的权利有哪些?

手术患者的相关权利有:生命健康权、知情同意权、平等医疗权、隐私权、身体权、选择权。

4.手术室护理工作的主要特点是什么、其内容主要包括哪两大类?

手术室护理工作具有高风险、高强度、高应急等特点,其工作内容主要为手术室管理和手术患者的护理。

5.手术室相关管理规范涵盖哪几方面的内容?

手术室相关管理规范主要涵盖四个方面内容:(1)手术室硬件建设管理规范;(2)手术室护理安全管理规范;(3)手术室感染预防与控制规范;(4)手术室护理质量管理规范。

6.涉及法律的手术室护理问题有哪些?

手术室护理工作中涉及法律的常见问题主要包括接错手术患者、手术部位错误、异物遗留在手术患者体腔或切口内、为严格执行消毒灭菌制度造成手术感染、护理书写不规范、术中设备尤其是电外科设备使用不当造成患者损伤、手术患者坠床、术中用药错误、遗失或混淆手术标本等。

7.手术室护士应具备哪些能力?

手术室护士应具备协调能力、领导和管理能力、交流沟通能力、要有强烈的急诊观念及紧急情况处置能力、不断学习和提高以实践为基础的工作能力、科研教学能力。

8.医学伦理学的基本概念是什么?

医学伦理学是研究医学实践中道德问题的科学,是关于医学道德的学说和理论体系,亦称医德学,是以医务人员的医德意识、医德关系、医德行为为研究对象的科学。

9.医学伦理学的基本原则包括哪些?

包括不伤害原则、有利原则、尊重原则、公正原则。

10.什么是护理伦理?

是指护理人员在履行自己职责的过程中,调整个人与他人、个人与社会之间关系的行为准则和规范的总和。

11.术前准备的伦理要求有哪些?

手术医生应严格掌握手术指征,树立正确的手术动机。手术治疗前,必须得到手术患者及家属对手术的真正理解和同意并签订手术协议,这是让手术患者及其家属与医务人员一起承担手术风险;手术团队认真制定手术方案,根据疾病的性质、手术患者的实际情况选择手术方式、麻醉方法,对手术中可能发生的意外制定相应措施,确保手术安全进行。医护人员应帮助手术患者在心理上、生理上做好接受手术治疗的准备。

12.手术中的伦理要求有哪些?

手术进行时,手术团队成员不能只盯住手术视野而不顾及手术患者的整体情况,一旦观察指标出现异常,要及时冷静地处置,并将情况告诉整个手术团队,以便相互配合,保证手术的顺利进行。手术团队成员的态度决定着手术是否能顺利进展,手术者对手术的全过程要有全盘的考虑和科学的安排,手术操作要沉着果断、有条不紊。手术医生不应过分在意手术时间,其他手术团队成员不应去催促手术医生而影响手术者的情绪,破坏手术节奏。每一名手术团队成员应对患者隐私要慎言守密,不能随意将患者的隐私当作谈话笑料,传播扩散。

13.手术后的伦理要求有哪些?

由于患者机体刚刚经历了创伤,虚弱,病情不易稳定。医护人员要严密观察患者病情的变化,发现异常时及时处理,尽可能减少或解除可能发生的意外。患者术后常常会出现疼痛等不适,医务人员应体贴患者,尽力解除其痛苦,给予精神上的安慰。

14.何谓"专科护士"?

专科护士是指在某一专科领域具备较高水平和专长,能独立解决该专科护理工作中的疑难问题,并可指导其他护士工作的专科人才。

15.医院应如何设置手术间数?

手术间数按以下原则之一确定:(1)手术间数=总床位数/50床。(2)手术间数=外科系统床位数/25床。(3)手术间数=B×365/T×(1/W)×(1/N),注:B:需要手术病人的总床位数;T:平均住院天数;W:手术部全年工作天数;N:平均每间手术间每日手术台数。

16.手术室护士编制应该是多少?

手术室护士与手术床之比应为:2.5:1,教学医院3:1。手术床设置为:以手术科50张床位设1台手术床为宜,卫生员0.5:1为妥。设护士长1~2人。

17.手术室应怎样严格划分"三区"?

手术室三区指限制区、半限制区、非限制区。限制区应安排在最内侧,包括手术间、洗手间和无菌物品间。半限制区在中间,主要包括辅料准备间、器械室、消毒室、洗涤室、麻醉复苏室、麻醉准备间等。非限制区在最外侧,包括更衣室、卫生间、值班室、标本间、污物处理间、工作人员休息室、小餐厅、麻醉及护士办公室、手术患者接受区、手术患者等候室等。

18. 对手术间地面墙面的要求有哪些?

手术间地面及墙面建筑材料应光洁、耐洗、耐酸碱、耐腐蚀、无接缝或少接缝、抗菌、保温、隔声、色泽柔和。墙面颜色宜选用浅绿、淡蓝或采用大理石暗纹,宜消除术者视觉疲劳感。墙壁与天花板或地面衔接处呈半圆弧形,便于清洁,减少积灰。

19. 对手术间的门有哪些要求?

手术室应采用电动感应门,使其具备移动快、隔音、紧闭、坚固、耐用等特点。门上宜开玻璃小窗,有利观察和采光。手术间应设置前、后门,前门通向清洁走廊、后门通向污物廊。

20. 洁净手术室管理要求规定洁净手术室温度应控制在多少范围内? 为什么?

适宜的温度应控制在22℃~25℃,不仅能减少空气中的细菌繁殖,也可减少手术患者及医护人员经汗腺排出细菌,以降低手术切口的感染率。如温度过高,医护人员身体排汗增加,随汗排出的尘菌会污染消毒过的切口皮肤和手术医生的手臂。如温度过低,因手术患者在术中体表裸露,易出现机体障碍性症状。温度调解时要注意每次调节2℃~3℃,逐渐调节到所需温度。

21. 洁净手术室湿度应控制在多少范围内? 依据什么原则?

控制标准:Ⅰ、Ⅱ级手术室相对湿度控制在40%~60%,Ⅲ、Ⅳ级手术室相对湿度控制在35%~60%。相对湿度选择依据四个原则:防止金属器械锈蚀;防止室内产生静电;满足人的舒适要求;不利于空气中微生物的生存。

22.手术室护士长的职责是什么?

(1)在护理部主任与科室主任的领导下,负责科室的行政管理、护理工作和手术安排,保持整洁、肃静。(2)根据手术室任务和护理人员的情况进行科学分工,对难度较大,抢救和新开展的手术应参加他科的术前讨论会,以便有利的配合和提高护理质量,总结经验,必要时护士长亲自参加。(3)督促各级人员认真执行规章制度和技术操作规程,并严格要求遵守全部操作规程,做好伤口愈合统计分析工作。(4)组织护士、卫生员的业务学习、指导进修、实习护士工作。(5)督促所属人员做好消毒工作,按规定进行空气和消毒后器械的细菌培养,鉴定消毒效果。(6)认真执行查对和交接班制度,严防差错事故。若出现差错事故,要认真组织讨论,并上报护理部。(7)负责手术室药品、器材、敷料、卫生设备等物资清领、报销工作,并随时检查急诊手术用品的准备情况,检查毒麻、精神药品及贵重器械的管理情况,建立器械账目,定期清点,严格交班。(8)督促手术标本的保留和及时送检。(9)负责接待参观适宜,要严格遵守手术室无菌规则,规定手术间参观人数,不得违反。

23.洗手护士的工作职责有哪些?

洗手护士亦称器械护士,其工作职责包括以下几方面:(1)术前一天了解所配合手术类型,学习手术有关的解剖、手术步骤、手术配合要点,做好特殊物品准备。(2)术前按照查对制度检查无菌器械包和敷料包的有效期、包外化学指示胶带及外包装完整性,是否潮湿及被污染。在打开无菌器械包和敷料包后,检查包内化学指示卡。严格按照无菌原则进行开包。(3)提前15min按规范洗手、穿无菌手术衣、戴无菌手套。(4)与巡回护士共同执行手术物品清点制度,手术开始前、关闭体腔或深部组织前、关闭体腔或深部组织后与巡回护士清点器械、纱布、缝针、刀片等手术用物。在清点时,两人必须看清实物,应特别注意螺钉、螺帽及各种进腔物品的完整性,防止异物遗留在体腔或组织内。(5)严格执行无菌技术操作,并督促其他手术人员的无菌技术操作。做好台上无菌敷料、器械的管理,及时收回用过的器械,擦净血迹,归类放好,保持手术区域整洁、干燥。(6)密切观察手术进程,主动灵活传递手术所需物品,积极配合手术。(7)妥善保管切下的手术标本,在巡回护士的指导下留送标本,防止标本遗失、变质、混淆。(8)整理术后用物,按要求将器械送至器械清点间与供应室人员对点交接。

24. 巡回护士的工作职责有哪些?

包括以下几方面:(1)术前一日至病房访视手术患者,了解病人病情、心理状况、身体状况。向病人提供有关手术、麻醉及护理方面的信息,进行手术前的健康教育。做好心理护理,了解病人的各项检查,特别是阳性检查结果。(2)术前检查手术间内各类物品、仪器设备、医用气体是否齐全;调节室内温度,做好环境准备。(3)安全核查手术病人信息无误后接病人入手术间,建立静脉通路。(4)在麻醉前、手术划皮前,手术室巡回护士、手术医生、麻醉师共同按手术安全核查表内容逐项检查确认,并签字。(5)与洗手护士共同执行手术物品清点制度,手术开始前、关闭体腔或深部组织前、关闭体腔或深部组织后与巡回护士清点器械、纱布、缝针、刀片等手术用物。在清点时,两人必须看清实物,应特别注意螺钉、螺帽及各种进腔物品的完整性,防止异物遗留在体腔或组织内。将清点数目记录于手术清点记录单上。(6)协助医生正确放置手术体位,妥善固定患者肢体,调节无影灯位置亮度。正确连接高频电刀、负压吸引等设备。(7)密切观察手术进程,注意手术患者生命体征波动,提供手术所需物资,做好应急准备。(8)保持手术间环境整齐、安静,监督手术人员的无菌技术操作,控制参观人员。准确及时书写各类手术室护理文件和表格。(9)手术结束,护送手术患者离开手术室,整理手术间环境,规范用物摆放。

25.手术室交接班制度内容有哪些?

(1)接班人员提前10min接班。(2)按规定交接物品,包括常用钥匙、手电筒、应急灯、刷手衣等。(3)有手术时按洗手护士和巡回护士职责及时交接手术,包括清点纱布、纱垫、缝针、缝线器械等用物数目,病人输血输液情况及所带物品等情况。(4)接班时,物品不全丢失或损坏时应追究当班人员责任,手术用物清点不清时不得交接班。(5)接班人员应检查门、窗、水、电、暖等是否安全,若有问题及时反映。

26.手术完毕手术室护士如何与病房护士进行手术病人的交接?

(1)与病房护士共同将病人抬至病床上。(2)待病房护士接好管道、测量完血压后,交接病人输液、输血以及皮肤情况如:皮肤有无压疮、红肿及长时间压红时的处理情况,如有胸腔闭式引流管,交接水分瓶盐水量,留置导尿患者,交接尿管及尿量情况。(3)交接病人的衣服、输液物品、影像学资料、剩余血液制品。(4)交接班完毕后在手术病人交接记录单上双方进行签名。

27.接送病人制度的内容有哪些?

(1)根据病人手术时间核对病室、床位、病人姓名后,按时将病人接到指定手术间。(2)检查术前准备是否完善,如:术前用药、禁食、灌肠、插胃管、导尿管、更换衣服、家属签字等,并注意不带贵重物品入室。(3)检查手术用物是否准备好,如:病历、特殊用药、X光片等,并带入手术室。(4)接台手术,提前30min电话通知有关病室做准备。待病人接入手术室,手术医生随即进入手术室。(5)手术结束后,将病人随同病房带来的一切用物送回病房,并与病室接班护士当面交清。由术者、麻醉医师、手术室护士一起护送病人,以防回病房途中发生意外。(6)接送病人时注意病人安全尤其是特殊病人,如:左房黏液瘤、神志不清、脑危象、严重外伤、休克等随时有病情变化的病人应有一名医生陪同护送至手术室,以保证病人安全。(7)若病室术前准备不完善,手术室可拒绝接病人,待完善术前准备后接入手术室。

28. 手术室更衣更鞋制度?

(1)凡因工作需要进入手术室的工作人员,在入口处领取钥匙,进行更鞋后进入更衣室,并严格遵守更衣、鞋、帽、戴口罩的制度。(2)按"手术室人员更衣着装要求"更衣,且只能在更衣室内进行。(3)将自己的全部物品放入衣柜锁好,贵重物品请勿带入手术室,严禁在更衣柜外挂放物品。(4)更换手术室工作衣后,方可进入手术区、就餐区。(5)离开手术区进入更衣室后方可脱下帽子、口罩,脱下的帽子、口罩必须放入有标示的污物桶内,不得随意丢弃。(6)更衣、更鞋后锁好柜子,洗手衣放入污桶内,将钥匙交给前台工作人员后方可离开手术室。(7)手术室衣裤严禁穿回病房。(8)更衣室内严禁吸烟。

29. 手术室参观制度?

(1)参观者必须遵守手术室的各项规章制度。(2)参观者必须更换衣、鞋、帽、口罩方可进入。(3)参观者只能参观指定的手术,不得任意出入其他手术间。(4)非手术人员,未经许可不得进入手术室,院外参观人员,必须经医院批准。(5)每台手术的参观人数应控制在2~3人,夜班及节假日谢绝参观。(6)参观手术者不得在手术间内随意走动,参观距离与手术无菌区域应保持30cm。(7)本院职工及家属谢绝进入手术间参观其亲属的手术。(8)手术室护理人员均应承担控制外来人员进入手术区域的义务。(9)参观者离开时应由手术室人员负责,并将参观用物归放原处。

30.手术室设备仪器使用管理制度?

(1)手术室重要仪器设备包括:进口显微镜、腔镜设备、除颤仪、电刀等。(2)将以上设备仪器分专人管理,定期进行保养,并记录。(3)设备仪器上要求随机带操作规程,以便操作时参考。(4)进口显微镜、腔镜设备、除颤仪每次使用要有登记,包括使用时间、性能情况。(5)所有设备仪器出现问题,立即报告护士长,请专业人员维修,以免影响正常工作。

31.事故、差错、登记报告制度内容有哪些?

(1)各科室建立事故、差错登记本,由本人及时登记发生事故差错的经过、原因、后果。护士长经常检查,定期组织讨论和总结。(2)发生事故差错时,要积极采取补救措施,以减少和消除由于事故差错造成的不良后果,并指定熟悉全面情况的专人负责与家属做好思想工作。(3)发生事故差错时,责任者要立即向护士长报告,护士长在24h内口头或电话报护理部,重大事故要立即上报护理部、科主任。事故差错责任人,应在3d内提交书面检查材料。(4)发生事故差错的各种有关记录、化验及造成事故的药品、器械等均应妥善保管,不得擅自涂改、销毁,并保留病人标本,以备鉴定研究之用。(5)事故差错发生后,按性质、情节轻重分别组织全科、全院有关人员进行讨论,以提高认识、吸取教训、改进工作,并确定事故性质,提出处理意见。(6)发生差错事故的单位和个人,如不按规定报告,有意隐瞒,事后发现,将视情节轻重给予处分。(7)为弄清事实真相,应注意倾听当事人意见,讨论时吸收本人参加,允许个人发表意见,决定处分时,领导应及时给予其思想教育,以达到帮助目的。(8)护理部应定期组织护士长分析事故差错发生的原因,并提出防范措施。

32.护士工作"四不准"内容?

(1)不准打错青霉素、胰岛素,输入霉菌;(2)不准输错血、血制品;(3)不准抱错婴儿、放错尸体、重病人坠床;(4)不准出现压疮及烫伤。

33.手术室输血制度?

(1)取血护士与发血者核对病人姓名、住院号、血型、交叉配血单、血袋编号、采血日期、血液质量。(2)输血前由巡回护士与麻醉医师再次核对以上各项,并在输血单上双方签全名。(3)病人需要血量由麻醉医师开医嘱,需多少取多少。(4)输血用的储血袋应保留24h,手术结束后未输完的空血袋随病人送回病房,并向病房护士交代清楚。(5)输血过程中,病人若出现异常反应,首选给予应急处理,并按规定予以上报。

34.手术中医嘱查对执行制度?

手术过程中均为临时医嘱,执行者一般为巡回护士,执行时需遵循以下原则:

(1)执行口头医嘱,护士应大声复诵一遍药品名称、用药的剂量、浓度、给药方法、给药速度,医师要有认可回答,护士方可进行操作。(2)抽药前应与洗手护士或麻醉医师共同核对药名、浓度、剂量、有效期等,核对无误后方可使用。(3)用药后,应保留空安瓿,医生应及时补记医嘱,补开医嘱后,并待手术结束才可弃去空安瓿。

35.手术物品清点制度?

(1)洗手护士和巡回护士应对手术中的敷料、缝线、器械进行唱点,确保无误。(2)洗手护士必须有足够的时间洗手,并与巡回护士进行清点,清点必须在没有其他事宜影响的情况下进行。(3)洗手护士和巡回护士在清点过程中双方均应注视清点物,并发出声音清点,如其中一人有疑问就应重新清点,不得互相抱怨。(4)每台手术必须分别于切开皮肤前、关闭腔隙前、关闭腔隙后、缝合皮肤前清点物品4次。(5)洗手护士和巡回护士必须对每台手术的敷料、器械和缝针进行清点。(6)缝针清点时应顺着针头至针尾方向点两遍,进口单头针、双头针均应清点。器械清点时注意严格区分类别(如小弯和中弯分开点)。检查器械完整性及功能状态(包括钳端有无缺损,螺丝有无松动脱落,吸引器头帽是否齐全等)。洗手护士在完成第一遍清点后,对缝针、敷料应再做一次清点核实。(7)清点后等皮肤消毒好,将所有不清点的纱布及垃圾倒入垃圾袋内,污物桶内无垃圾异物遗留,叮嘱麻醉医生及相关手术人员不要随便使用或乱扔纱布。

36.手术室"十防"指哪些?

(1)防止摔伤病人;(2)防止接错病人;(3)防止烫伤病人,防止灼伤病人;(4)防止用错药;(5)防止手术部位的意外;(6)防止输错血;(7)防止麻醉意外;(8)防止器械不足造成的意外;(9)防止异物存留病人体内;(10)防止伤口感染,防止标本遗失、弄错,防止褥疮。

37.巡回护士的工作程序?

(1)术前访视病人,了解病情,与病人建立良好关系并给予术前指导。(2)检查手术所需各种物品和仪器是否齐全,功能是否正常,术前调节好手术间温度、湿度。(3)术前查对病人,检查手术区皮肤准备情况,安慰病人,清点并妥善保管病房所带物品。(4)正确选择输液部位,建立静脉通道,协助麻醉医生实施麻醉。(5)每班负责交接手术间内特殊物品。(6)妥善安置手术体位,调节无影灯。(7)正确有效填写各类记录单。(8)协助手术人员穿手术衣,安排手术人员就位,术中坚守岗位,随时供应术中所需物品、器械。维持手术间正常秩序。(9)正确连接、调节和使用术中所需仪器、设备。(10)正确执行术中医嘱,用药前重复医师口头医嘱,做好三查(备药时查、用药时查、用药后与下达医嘱的医师查),五对(药名、剂量、浓度、用药方法、有效期)并告知麻醉医师做好用药纪录。(11)术中注意观察病人病情变化,体位是否正确,肢体是否受压、静脉通道是否通畅等。(12)严格管理参观人员。(13)术毕包扎手术切口,护送病人回病房,与病房护士做好交接工作。(14)手术结束,负责清洁、整理、补充、还原手术间内一切用物。

38.如何实施手术安全核查制度?

(1)实施手术安全核查制度的目的是为了保护患者合法权益,实现"患者安全目标",严格防止手术患者、手术部位及术式发生错误。(2)《手术安全核查表》由手术医师、麻醉医师及巡回护士在麻醉实施前、手术开始前和患者离开手术室前,共同核对并签字。填写完毕后归入病案保存。(3)《手术安全核查表》由麻醉医生主持并填写。无麻醉医生参加的手术由手术医生主持并填写。(4)手术安全核对内容及步骤:①麻醉实施前:手术医生、麻醉医生、巡回护士共同一次核对确认。——由麻醉医生按《手术安全核查表》中的内容依次提问患者身份(姓名、性别)、手术部位、知情同意、麻醉安全检查、患者过敏史、术前备血等,手术医生逐一回答,同时巡回护士对照病历逐项核对并回答。眉栏由麻醉医生负责填写。②手术开始前:三方二次核对确认——手术医生、麻醉医生、巡回护士按上述方式,再次核对患者(姓名、性别)、手术部位、手术方式,并确认风险预警内容。③患者离开手术室前:三方二次核对确认——手术医生、麻醉医生、巡回护士按上述方式,共同核对实际手术名称、清点手术用物、确认手术离体组织、检查皮肤完整性、动静脉通路、引流管、患者去向等。患者离手术间前,由手术室巡回护士负责填写确认。④三方确认签名后,巡回护士负责将安全核查表随病历带回病房。

39.何谓优质护理?

优质护理服务是指以病人为中心,强化基础护理,全面落实护理责任制,深化护理专业内涵,整体提升护理服务水平。"以病人为中心"是指在思想观念和医疗行为上,处处为病人着想,一切活动都要把病人放在首位;紧紧围绕病人的需求,提高服务质量,控制服务成本,制定方便措施,简化工作流程,为病人提供"优质、高效、低耗、满意、放心"的医疗服务。优质护理服务的内涵主要包括:要满足病人基本生活的需要,要保证病人的安全,要保持病人躯体的舒适,协助平衡病人的心理,取得病人家庭和社会的协调和支持,用优质护理的质量来提升病人与社会的满意度。

40.什么是品管圈?

品管圈英文全称是Quality Control Circle(QCC),中文译成"品管圈"。QCC是指同一个工作场所,工作性质相近或相关的基层人员组圈,针对所选定部门内部的问题,以自动自发的精神,结合群体智慧,通过团队力量,运用各种品管手法(也称QC手法),全员参与持续质量改进,提高工作质量和管理效率,并使成员感受到参与感、满足感和成就感。

41.品管圈活动的目的有哪些?

(1)提高基层管理人员的管理水平和领导力,从而提高护理服务质量;(2)提高各级护理团队的士气,从而提高护理团队执行力;(3)

发挥护士的潜能、提高护士发现问题和解决问题的意识,做好护理管理人才的培养;(4)提高护理人员改善护理服务质量的意识,更好地为患者服务;(5)增强护理人员自我提高和自我培养的意识,与时俱进,适应时代的需要;(6)营造护理团队学习成长的环境,促进护理人员的自我发展。

42.什么是头脑风暴法?

又称智力激励法,是一种通过小型会议的组织形式,鼓励在小组中进行创造性思维的最常用方法。它是让所有参加者在自由愉快、畅所欲言的气氛中,自由交换想法或点子,并以此激发与会者创意及灵感,使各种设想在相互碰撞中激起脑海的创造性"风暴"。

43.头脑风暴法的原则有哪些?

(1)禁止批评:不任意地批评见解的好坏;(2)自由奔放:即使偏离目标的见解也有帮助;(3)追求提案量:由量生质每一个人至少要提一个见解;(4)充分活用别人的见解。

44.QCC的活动步骤有哪些?

QCC的活动步骤包括:(1)主题选定;(2)拟定活动计划书;(3)现状把握;(4)目标设定;(5)解析;(6)对策拟定;(7)对策实施与检讨;(8)效果确认;(9)标准化;(10)总结与改进。

45.PDCA循环分哪几个阶段?

一个PDCA循环包含4个阶段:计划——实施——检查——处理。

46.什么是护理风险管理?

护理风险管理是指有组织、有系统地消除或减少护理风险的危害和经济损失,通过对护理风险的分析,寻求护理风险的防范措施,尽可能地减少护理风险的发生。护理风险管理包括护理风险识别、护理风险衡量与评价、护理风险处理及护理风险管理效果评价4个阶段。

47.常见护理风险的影响因素有哪些?

(1)外部环境因素:包括病人因素、感染或污染因素、医源性因素、组织管理因素、药物性因素等等;(2)内部因素:包括护士因素、护理技术因素等等。

48.什么是护理缺陷?

护理缺陷是指在护理活动中因违反医疗卫生法律、法规和护理规章与规范等,造成护理技术、服务、管理等方面的失误。护理缺陷包括护理事故及差错。

49.护理缺陷的处理原则有哪些?

(1)及时报告;(2)及时补救;(3)调查分析;(4)按规定处理;(5)吸取教训;(6)建立健全登记制度。

第二章 设备使用

1.高频电刀的工作原理是什么？有几种工作模式？

高频电刀是利用高密度的高频电流对局部生物组织产生集中热效应,使组织或组织成分汽化或爆裂,从而达到凝固或切割等医疗手术目的。目前所使用的高频电刀有两种主要的工作模式,分别为单极模式和双极模式。

2.何谓单极模式？适用范围有哪些？

单极模式就是采用一完整的循环电路实现切割和凝固功能,该电路由高频电刀机器、电极板片、连接导线和电刀头组成。电流通过连接导线和电极穿过患者,再由电极板及其导线返回高频电刀的发生器。电刀头将高密度、高频电流聚集起来,产生高温,直接作用于所接触的组织,使蛋白质变性、血液凝固。单极模式适用于普通外科、神经外科、显微外科、胸外科、骨科、妇科、泌尿科、五官科、整形外科等各种外科手术和内镜手术。

3.何谓双极模式及其适用范围？

双极电凝是通过双极镊子的两个尖端向机体组织提供高频电能,使双极镊子两端之间的血管脱水而凝固,达到止血的目的。它的作用范围只限于镊子两端之间,对机体组织的损伤程度和影响范围远比单极模式要小得多。双极模式适用于对脑组织切割、小血管封闭等。

4.装起搏器的患者手术中可使用电刀吗? 有哪些注意事项?

电刀可能引起室性心律失常和/或室颤,也可能导致起搏器非同步运作或抑制,术中建议使用双极电凝。若必须使用单极电刀,请采取下列预防措施,以将并发症的危险降到最小:(1)术前详细了解病情,做好心理护理;(2)将起搏器程控为 VOO 模式,避免电刀与起搏器或电极的直接接触;(3)电极板应远离起搏器放置且保持回路电缆接触良好;(4)将地线盘放在适当位置,以使电流径路避开或远离起搏器系统。(5)术中注意保暖,预防寒战的发生,避免起搏器对肌电感知发生错误,而诱发心律失常;(6)尽量使用双极电刀系统;(7)必须使用单极电刀时,应使用时间短、有间歇、不规则脉冲,使用尽可能小的能量;(8)准备好临时起搏和除颤设备。

5.超声刀止血仪的工作原理是什么? 主要适用于哪些手术?

超声刀头可实现150℃的低温工作(相对于普通手术用电刀实现切割时为200℃~300℃的温度而言),利用机械振动,促使组织蛋白氢键断裂,细胞崩裂,从而使组织被切开或凝固,可封闭达5cm直径的血管。超声刀头大大减少了传统高频电刀可能导致的高温烧灼,减少在组织表面形成焦痂。另外由于整个刀头的工作过程没有电流通过人体,所以可以避免传统的电刀给人体带来电损伤的隐患。超声刀止血仪广泛适用于胃肠科、肝脏外科、泌尿外科、胸外科以及各类腔镜下手术。

6.使用超声刀有哪些注意事项?

超声刀应轻拿轻放,避免重压或掉落,避免超声刀头变形损坏。安装固定刀头时不能使用暴力,必须用专用扭力扳手将其卡紧。测试超声刀时钳口必须张开,并将刀头暴露在空气中或水中,确保刀芯周围无障碍。超声刀在测试、使用和清洗过程中,不允许触摸刀头,不允许触碰金属、骨骼等硬性物质,不允许钳口在没有钳夹组织时激发输出。超声刀的使用持续工作时间不应超过10s,一般7s就要断开,再进行第二次工作。洗手护士应每隔10~15min把刀头浸在水中,激发输出并轻轻抖动,把残留在刀头内的组织和血块去除,延长刀头寿命,保证切割、止血的有效性。

7. 超声外科吸引器的工作原理及其适用范围有哪些?

超声外科吸引器(又称"CUSA"刀)是外科超声手术器械的一项新进展,其凭借电陶瓷将电能转变为机械振动,通过空化作用将目标组织粉碎切除,再经冲洗液混合乳化并负压吸除,不损伤血管壁、淋巴结、神经等周围重要结构。由于CUSA刀同时具备振动切除、冲洗和吸引三种功能,使手术操作准确迅速且术野清晰。CUSA刀适用于肝脏外科、神经外科、眼科手术、乳房手术等。

8. 使用超声外科吸引器的注意事项有哪些?

使用前确保手机及连线的接头处干燥。术中避免手机与其他金属器械碰撞,使用间隙及时收回,妥善放置。术中应利用每次使用结束后尚存的几秒吸引力,常将手机置于洁净的生理盐水中抽吸,保证吸引管道通畅。术后手机管道连接处先用疏通器疏通,然后用注射器冲洗内部组织残渣。严禁打开换能器外壳,切勿冲洗手机与连线的插孔。吸引冲洗管送供应室超声清洗机清洗,环氧乙烷灭菌后备用,手机外面用清水擦拭干净,高压灭菌后备用。

9. 手术显微镜的工作原理及适用范围有哪些?

手术显微镜主要由光路系统和放大系统组成。其中光路系统由观察和照明两大独立部分组成,使人体组织、血管、神经的显微结构清晰显现,从而使手术医生通过显微镜的高倍放大完成常规手术不能完成的操作。手术显微镜适用于神经外科手术、眼科手术、移植手术、男科手术、小儿泌尿外科手术、断肢再植手术以及耳鼻咽喉手术。

10.手术显微镜由哪些配件组成?

一般由以下配件组成:电源、底座、主杆、平衡杆、显微镜(主刀镜、助手镜)、转换线。配套附属装置有各种放大倍数的目镜和物镜、示教镜、摄像和电视装置。

11.移动手术显微镜时有什么注意事项?

推显微镜时,须先松开底座开关,两人推动机器,一人推显微镜主杆,一人扶住镜头,以免推动时损坏镜头,推时避免过于激烈震荡,避免与其他物品相撞。

12.手术显微镜更换镜片及保养的要求有哪些?

(1)换镜片时需双手换取镜片,以免镜片坠落损坏,镜片不用时应置于固定硬盒内,不要与坚硬、尖锐等物品混放,以免损坏镜片。(2)物镜片清洁需用无水酒精棉签擦拭,再用擦镜纸擦干,不可用纱布擦拭或用流动水冲洗。

13.手术显微镜如何进行日常维护保养?

(1)各种连线按自然弯曲度放置,不可打折、扭曲。(2)机器及配件使用后应放回固定位置,以免丢失。(3)显微镜应放置于清洁、干燥、平整、无油污处,远离高温、高热、明火。(4)保持显微镜清洁,无血迹、消毒液迹,存放时显微镜上覆盖中单,以免落灰。

14.电动空气止血仪的工作原理及适用范围有哪些?

电动空气止血仪通过高效气压泵快速泵气,充气于止血袖带,从而压迫并暂时性阻断肢体血流,达到最大限度制止创面出血并提供清晰无血流的手术视野的目的,有助于手术操作。电动空气止血仪通常有主机(包含面板)、电源连接线、气囊止血袖带及连接管道组成,其中主机面板上通常由压力显示屏、时间显示屏、功能键、报警静音键等构成。电动空气止血仪适用于骨科四肢手术和整形外科四肢手术。

15.电动空气止血仪的优点有哪些?

(1)当压力到达设定值时,自动停止泵气。(2)能自动调节压力,使压力恒定于设定的工作压力。(3)当系统中发生漏气,压力下降时,电脑系统能自动反馈,气泵自动补气到所设定的工作值,达到恒压止血的最佳效果。(4)当肢体位置改变引起袖带压力变化时,能随时放气或补气,为止血带提供均衡的压力。(5)时间设置好后,能自动计时,工作时间剩余10min时有自动报警提示。(6)工作过程中仪器参数自动记忆,以供下次参照,可节省下次设定时间。

16.电动止血带使用的禁忌证有哪些?

禁忌证包括感染、开放性骨折、血栓性静脉炎、血管性疼痛、静脉栓塞、镰状细胞贫血、患侧肢体曾做过血管重建和血透治疗、止血袖带远端处有恶性肿瘤。

17.使用电动空气止血仪前,对手术患者应进行哪些方面的评估?

评估内容包括以下方面:(1)评估手术患者是否存在电动止血带使用的禁忌证。(2)评估皮肤:检查患侧放置止血袖带处皮肤是否完整,若存在水肿、压疮、破损等异常情况,则禁用止血带。(3)评估手术患者体型及其肢体的最大直径,选择大小尺寸合适的止血袖带。

18.如何选择大小尺寸合适的止血袖带?

通常止血袖带的宽度应大于患者肢体最大直径的一半,同时止血袖带的长度应考虑环扎肢体后,袖带能够重叠至少超过7.62cm(3英寸),但不超过15.24cm(7英寸)。袖带过长引起的重叠可能会增加额外的压力,造成皮下软组织的损伤,而袖带过短可能导致有效充气的减少或袖带意外放松。

19.如何合理选择气囊止血袖带放置的正确位置?

气囊止血袖带放置位置通常要便于无菌操作,止血袖带应置于手术部位上端且远离手术野至少10~15cm处;止血袖带的连接口应朝上方,避免污染手术野。一般不宜选择前臂和小腿,由于四肢主要血管均位于尺桡骨和胫腓骨之间,止血袖带较难阻断血管。上肢一般选择上臂近心端1/3处,避免在上肢中1/3处,此处可能会压迫桡神经。下肢一般选择大腿上1/3处,若选择小腿,应选择腓肠肌周长最大处的近端边缘。

20.如何正确环扎止血袖带?

环扎气囊止血袖带之前,选用合适的棉纸,平整无皱地环形包裹肢体作为衬垫保护皮肤,棉纸宽度应超过袖带2~4cm。于棉纸上平整地环扎止血袖带,无皱褶。松紧度以插入一指为宜,系好固定带。

21.如何正确驱除手术肢体血管床的血液?

用弹力绷带或抬高肢体来驱除肢体血液。当存在开放性损伤或石膏固定时,橡胶弹力驱血带应慎用,防止血栓的形成及进入循环;

当发生感染或恶性肿瘤,应禁止驱血,改为单纯抬高肢体驱血。

22.如何正确调节合适的止血袖带充气压力值?

一般认为,止血带压力应根据患者的年龄、血压、肢体周径、袖带宽度、袖带下软组织填充物和其他临床因素确定,手动气压止血带压力范围:一般成人上肢300mmHg,下肢为600mmHg。自动气压止血带压力范围:上肢工作不超过30kPa,下肢不超过60kPa,一般保险压力不超过工作压力5~10kPa,儿童和瘦小的患者所需压力较小,肌肉发达的患者所需压力较高。

23.如何控制电动空气止血仪的充气时间?

充气时间应该依照患者的年龄、身体状况和肢体的血管供应而定。美国手术室建议电动空气止血仪充气时间为:成人上肢不超过60min,成人下肢不超过90min,儿童下肢不超过75min。

24.电动止血仪止血效果不佳的原因有哪些?

有以下5点:(1)未检查止血带是否漏气。(2)止血带型号不当。(3)手术医生驱血不彻底。(4)上止血带部位不当。(5)充气压力不当。

25.使用电动止血仪发生皮肤瘀血、水疱的原因有哪些?

主要原因有:(1)未使用皮肤保护垫。(2)止血带下消毒液残留。(3)充气压力过大。(4)急性创伤伤口周围皮肤肿胀张力过高。(5)充气时间过长。

26.使用电动空气止血仪袖带放气后应监测哪些内容?

在止血袖带放气后的15min内,手术团队应持续监测以下内容:(1)血压。手术患者的血压由于放气后血液分流向肢体,可能引起血压的下降。(2)氧饱和度。由于放气后厌氧代谢物质入循环,造成短暂性的混合型酸中毒,可能引起氧饱和度的下降。(3)肺栓塞。栓塞的释放,当放气后,可能造成患侧肢体内的栓塞释放入循环导致致死性的肺栓塞。

27.C型臂机的工作原理是什么?

C型臂机是一种可移动的X线机,可分为推动式和固定天花板式两种。C型臂机通常由高压发生器、X线管、操作控制台及图像显示器组成,通过机器内部的影像增强器在图像显示器上直接显示被检查部位的X线图像。

28.使用C型臂机有哪些注意事项?

C型臂机应保持清洁,防止灰尘引起X线管表面放电而致球管破裂。操作C型臂机的人员必须经过专业培训,禁止非专业人员随意推动、摆弄或拆开机器。术中使用C型臂机时,手术室护士应注意无菌操作,预先在手术区域面上另铺无菌单,待照射结束后揭去。所有手术人员在C型臂机使用过程中应做好自我保护,尽可能防止辐射危害。

29.单极电刀使用负极板注意事项有哪些?

(1)避免病人皮肤接触金属物品,潮湿物品及自身皮肤之间接触。(2)术中使用易燃性的麻醉剂,酒精类消毒剂或病人胃肠道内气体时使用电刀要慎重。(3)使用高质量的负极板,尽量使用一次性的软极板,且禁止切割、折叠和加热负极板。(4)负极板面积:一般儿童极板的有效导电面积是$65cm^2$,成人是$129cm^2$。(5)选择肌肉血管丰富的部位粘贴负极板,避免在骨性隆起、疤痕、皮肤褶皱或缺损、脂肪较厚、金属移植物附近、液体易积聚的部位粘贴;并保证粘贴部位皮肤清洁、干燥、局部无毛发。(6)负极板距离 ECG 电极 15cm 以上,避免 ECG 电极在电刀电流同路中。安装心脏起搏器的病人,禁用或慎用高频电刀(可在厂家或心内科医生指导下使用),或改用双极电刀。(7)尽量靠近手术切口部位(但不小于15cm),避免越过身体的交叉线路,以便使电流通过的路径最短。(8)婴幼儿皮肤面积较小,负极板部位选择大腿、背部、腹部等平坦肌肉区。(9)术前检查电刀头、手柄及线的完整性,术中及时清除电刀头上的焦痂,停止使用时,手柄放在笔套内。(10)根据手术需要调节输出功率,不可盲目加大输出功率。(11)产生的烟雾和颗粒对人体有害,应及时吸净。(12)术毕,从边缘沿皮纹方向缓慢地将负极板整片水平自病人身体上揭除,揭除后观察负极板处皮肤情况。(13)仪器应定期检测及保养,以免漏电灼伤病人及医护人员。

30. 简述白内障超声乳化仪操作步骤?

(1)连接电源。(2)打开主机电源开关。(3)选择对应的操作模板。(4)检查模板内超声能量、流速等是否符合要求。(5)连接超声乳化手柄。(6)安装超声乳化管道。(7)确认连接正确。(8)打开进水管道开关。(9)进行机器自检。(10)仪器进入"PHACO"工作状态。

31. 手术过程中使用白内障超声乳化仪及术后处理有哪些注意事项?

(1)操作前确保外接电源电压与仪器的电源电压相符,防止突然断电对机器造成不必要的损伤。(2)灌注瓶的高度决定了术中相对灌注压和流速的大小,因此为保证术中眼内充盈,需要确保灌注流速大于流出流速,一般将灌注液调整至高于患者头部60~70cm距离,术中随时根据需求调整高度,密切关注灌注液余量,不可空滴。(3)操作过程中,超声乳化仪的连接线及所有管道应妥善固定,不应弯曲或打结。(4)手术结束仪器清洗前先关闭电源,用湿抹布擦拭机身和脚踏,超声乳化手柄和配件用蒸馏水冲洗,以免发生阻塞,禁用超声清洗设备清洗手柄。(5)术后将超声乳化手柄连接线保持自然弯曲。呈圈状保存,勿过分弯曲打折。(6)超声乳化手柄及乳化针头应有专人定期维护、保养并记录。

32.氩气刀的工作原理是什么?

高频氩气刀是近几年来在临床应用的新一代高频电刀。其工作原理是利用高频电刀提供的高频、高压电流,再利用氩气的特性达到一种完善的临床效果。

33.氩气具备哪些特点?

氩气是一种性能稳定、无毒无味、对人体无害的惰性气体,它在高频高压作用下,被电离成氩气离子,这种氩气离子具有极好的导电性,可连续传递电流。而氩气本身惰性,在手术中可降低创面温度,减少损伤组织的氧化、炭化(冒烟、焦痂)。

34.手术室所用恒温箱有哪些功能?

恒温箱的主要功能是为手术室液体恒温加温。如生理盐水、蒸馏水、碘伏等恒温保温,减低在手术过程中由于液体过热或过冷造成的手术风险。

35.使用恒温箱的注意事项有哪些?

(1)恒温箱内液体必须在当日内使用完毕,防止长期的保温导致液体变性。(2)恒温箱一般仅用于冲洗液体的加温,静脉使用的药液在无明确指征下不用于恒温箱加热,防止液体变性。(3)常用于软包装袋液体加热,如为玻璃制品的加热应注意加热温度不宜过高,防止瓶身爆裂。

36.何谓腹腔镜手术?

腹腔镜手术就是利用腹腔镜及其相关器械进行的手术。使用冷光源提供照明,将腹腔镜镜头插入腹腔内,运用数字摄像技术使腹腔镜镜头拍摄到的图像通过光导纤维传导至后级信号处理系统,并且实时显示在专用监视器上,然后医生通过监视器屏幕上所显示患者器官不同角度的图像,对病人的病情进行分析判断,并且运用特殊的腹腔镜器械进行手术。

37.腹腔镜手术与传统手术相比具有哪些优点?

(1)术后恢复快,住院时间短。术后次日可吃半流质食物,并能下床活动,一周后可恢复正常生活、工作。(2)传统手术疤痕较明显,腹腔镜手术切口隐蔽,不留明显疤痕,局部美观。(3)腹腔镜摄像头具有放大作用,能清楚显示体内组织的细微结构,与传统开腹手术相比,视野更清晰,因此手术更加准确、精细,有效避免了手术部位以外脏器受到不必要的干扰,且术中出血少,手术更安全。(4)手术创伤小,术后疼痛轻,一般病人术后不需止痛药,创口仅用创口贴即可,不需拆线。(5)术后早期即可随意翻身、活动,肠功能恢复快,大大减少了肠粘连的发生。

38.腹腔镜手术的禁忌证有哪些?

(1)严重的心、肺、肝、肾功能不全。(2)盆、腹腔巨大肿块,使手术操作空间受限,肿块妨碍视野,建立气腹或穿刺均可能引起肿块破裂。(3)腹部疝或横膈疝,人工气腹的压力可将腹腔内容物压入疝孔,引起腹部疝的嵌顿,腹腔内容物经膈疝进入胸腔,可影响心肺功能。(4)弥漫性腹膜炎伴肠梗阻,由于肠段明显扩张,气腹针或套管针穿刺时易造成肠穿孔的危险。(5)缺乏经验的手术者。(6)严重的盆腔粘连,多次手术如肠道手术,多发性子宫肌瘤剥除术等造成重要脏器或组织周围致密、广泛粘连如输尿管、肠曲的粘连,在分离粘连过程中造成重要脏器或组织的损伤。

39.腔镜手术洗手护士应在术前重点检查哪些内容?

洗手护士应仔细检查器械的完整性,发现密封帽、螺丝等配件缺少或器械绝缘部分损坏应及时更换;由于腔镜手术对器械要求极高,因此洗手护士应仔细检查器械的功能,尤其是操作钳的旋转功能、闭合功能以及带锁器械的开、解锁功能,发现器械功能不佳应及时更换。

40.腔镜手术洗手护士应如何做好术中管理?

洗手护士应妥善固定连接摄像头及操作器械的连接线及各种管道。术中根据手术进展和手术医生需要及时正确传递腔镜器械,并且及时收回,避免腔镜器械或腹腔镜镜头意外掉落。及时擦净器械头端的血渍及污物。由于腔镜器械普遍较长,在传递过程中洗手护士应确保无菌操作,避免在传递过程中将器械的两端污染。

41.腔镜器械应如何进行清洗?

腔镜器械的正确清洗应按以下步骤进行:(1)拆卸:将腔镜器械彻底拆卸至最小化。(2)初步清洗:用流动水冲洗腔镜器械表面明显的血渍和污渍。(3)浸泡:将初步清洗过的器械放多酶洗液内浸泡5min,多酶洗液浸泡可以快速分解器械上的蛋白及残留血渍、脂肪等有机物碎片。(4)冲洗和刷洗:用清水冲洗器械,将表面残留的多酶洗液冲净,使用高压水枪彻底冲洗腔镜管腔及各部件;同时器械的轴节部、弯曲部、管腔内用软毛刷上下抽动3次达到彻底清洗。(5)超声清

洗:用自动超声清洗器清洗5~10min。(6)水洗:再次将器械用流动水
彻底清洗。(7)干燥:清洗结束后先用气枪吹干,再用烘干设备将器械
进行烘干,适用于待用的器械,既可以在短时间内使器械各关节、管
腔干燥,又可以保证低温灭菌的效果。(8)腔镜镜头禁止用自动超声
清洗器清洗,防止损坏。

42.如何对腔镜镜头进行保养?

手术结束后使用蘸有多酶洗液或清水的湿纱布对镜头表面的血
渍和污渍进行擦拭,镜面之外部分使用吸水较强的软布擦干,镜面用
脱脂棉球或专用拭镜纸顺时针方向进行擦拭,避免用粗糙布巾擦拭,
造成镜面损坏。

43.神经刺激器在局部麻醉中应用的工作原理是什么?

神经刺激器的工作原理为通过电流刺激混和神经,引发相应的
肌肉收缩并以此作为定位的标志。神经刺激器通过将小电流脉冲经
外周神经阻滞针传导,进而确定针尖附近的神经位置,当带有电流的
针尖接近神经干时,该神经所支配的肌群即产生有节律的收缩运动,
在这种情况下,针尖无须接触到神经干,因而较少引起神经的损伤。

44.使用神经刺激器的优缺点有哪些?

通过神经刺激器定位来施行局部麻醉,与传统的盲探方法相比,
其优点在于:定位准确,成功率高,麻醉效果确切,安全性大,并发症
少,可为实施者提供反馈,便于教学。不足之处是神经刺激器费用较
高,不便在基层医院普及,不熟练者操作较为费时。

45.神经刺激器在局部麻醉中应用的适应证有哪些?

可用于各种神经阻滞,例如:(1)用于腰丛及坐骨神经联合阻滞

型下肢手术和术后镇痛。(2)用于腰肌间隙加坐骨神经阻滞行下肢手术和术后镇痛。(3)用于臂丛神经阻滞行上肢手术和术后镇痛。(4)用于颈丛神经阻滞行颈项部手术。(5)用于椎旁神经阻滞行胸壁或肩背部手术。(6)用于闭孔神经阻滞联合硬膜外麻醉行经尿道前列腺、膀胱电切术。

46.超声引导下行神经阻滞有哪些优缺点?

通过超声引导来施行神经阻滞麻醉,与传统的盲探方法相比,其优点在于:定位准确,实时监视引导穿刺针的进针方向和深度,避免损伤神经及周围组织;能及时了解局麻药物在预先设定组织区域内的分布及存留情况,减少药物剂量,减少局麻药毒性反应的发生;可通过穿刺针置入导管,开展"靶神经阻滞"等新技术;对解剖上有畸形或定位困难的患者以及幼儿,超声技术的辅助作用更为明显。不足之处是超声设备较为昂贵,不便普及;对位置较深且相邻复杂的神经组织实施则较为困难;对操作者要求较高,除需熟悉解剖结构外,关键是要具备正确的识读超声图像的知识和技术。

47.超声引导下的神经阻滞的适应证有哪些?

超声引导下的神经阻滞多用于位置较浅的肢体神经阻滞,例如:(1)各种径路的臂丛神经阻滞。(2)腰丛神经阻滞。(3)坐骨神经阻滞。(4)股神经阻滞。(5)三合一联合阻滞,即一次穿刺注药同时阻滞股神经、闭孔神经、股外侧皮神经。

48.装起搏器的患者手术可使用电刀吗? 有哪些注意事项?

电刀可能引起室性心律失常和/或室颤,也可能导致起搏器非同步运作或抑制。若必须使用电刀,请采取下列预防措施,以将并发症的危险降到最小:(1)术前详细了解病情,做好心理护理;(2)将起搏器程控为 VOO 模式,避免电刀与起搏器或电极的直接接触;(3)电极板应远离起搏器放置且保持回路电缆接触良好;(4)将地线盘放在适当位置,以使电流径路避开或远离起搏器系统;(5)术中注意保暖,预防寒战的发生,避免起搏器对肌电感知发生错误,而诱发心律失常;(6)尽量使用双极电刀系统;(7)必须使用单极电刀时,应使用时间短、有间歇、不规则脉冲,使用尽可能小的能量;(8)准备好临时起搏和除颤设备。

49.下排式高压蒸汽灭菌器消毒法的工作原理是什么?

这种方法,起杀菌作用的是穿透力强,温度高的蒸汽,它含有大量的潜伏热,因为高温蒸汽遇到较冷的物品时,释放出的热能,约占高压蒸汽柜中全部热能的80%,是杀死微生物最有利的武器,称为蒸汽潜伏热,由于蒸汽接触灭菌室从上而下,将冷空气由下排气道排出,故称下排式高压蒸汽灭菌器。是热力消毒中效果最可靠、经济、快速、较安全的一种消毒方法。重要的是如果没有使用冷空气从灭菌器中顺利排尽,可导致消毒失败。

50.下排式高压蒸汽灭菌器如何进行操作?

操作方法如下:将需要灭菌的物品放入消毒室内,紧闭器门,先使蒸汽进入夹套在达到所需的控制压力后,将冷凝水泄出器前面的冷凝阀旋开少许,再将总阀开放,使蒸汽进入消毒室。冷凝阀的开放使冷凝水和空气从消毒室内排出,以确保消毒室所需的温度。此时,可看到夹套的蒸汽压力下降,消毒室的蒸汽压力上升。在消毒室温度达到预定温度时,开始计算灭菌时间。灭菌时间结束后,让消毒室内的蒸汽自然冷却或予以排气。在消毒室压力表下降到“0”位1~2min后,将门打开,再等10~15min后取出已灭菌的物品。由于余热的作用和蒸发,包裹即能干燥,物品灭菌后可保留1周。

51. 使用下排式高压蒸汽灭菌器有哪些注意事项?

高压蒸汽灭菌器具有温度高,穿透力强,灭菌速度快,效果可靠的优点,但如果使用不当,亦可导致灭菌的失败,在使用中应注意。(1)正确认识压力与温度的关系:最易发生错误之一,就是将压力表上所指示的数字当做灭菌时间的主要指标,而不重视温度情况。压力本身是没有灭菌能力的,高压蒸汽灭菌所示的压力,只是表示温度的一种间接指示。蒸汽的压力与温度的关系,在理论上是恒定的,但在实际工作中,由于灭菌器的设计,维修或使用不当,往往有所出入,故应维护压力计,定期校正。灭菌器顶部的温度计指示的温度一般偏高,因热蒸汽多浮于顶部。(2)控制加热速度:灭菌时间是从柜内温度达到预定温度时开始计算的,如果加热太快,灭菌柜内温度很快达到了要求的温度,而灭菌物品内部还需要一定时间才能达到,所以必须控制加热速度,缓慢加热使柜内温度逐渐上升。(3)正确装柜及合理放置物品:需要灭菌的各种包裹不应过大、过紧,一般应小于55cm×33cm×22cm,放入的包裹,不要排的太密,以免妨碍蒸汽透入,影响灭菌效果。易燃和易爆物品如碘仿、苯类等,禁用高压蒸汽灭菌法;瓶装液体灭菌室,要用玻璃纸和纱布包扎瓶口,如用橡皮塞的,应插入针头排气。(4)注意安全操作:要有专人负责,每次灭菌前,应检查安全阀的性能是否良好,以防锅内压力过高,发生爆炸。

52. 预真空高压蒸汽灭菌器灭菌法的工作原理是什么?

这种灭菌器是一种先进的压力蒸汽灭菌器,其作用原理是在真空系统内将柜内的空气排至20mmHg(2.67kPa)以下的真空度。即相当于柜内98%的空气预先排除,以后再将蒸汽放入柜内,则蒸汽可以很快穿透物品,使柜内温度达到132℃~135℃,压力达到2.1kg/cm²,时间只需要4~6min,即可达到高效、高速、彻底的灭菌目的。

53.预真空高压蒸汽灭菌器如何进行操作?

(1)常规操作法:完成整个灭菌周期需要25min,步骤为先打开蒸汽管道阀门,首先将柜内夹层和管道内空气和积水排尽,使夹层内到达预定压力和温度(104℃~167℃)然后将灭菌物品放入柜内,关紧柜门,柜内抽负压达到2.1kg/cm²,温度为132℃。维持灭菌时间为4min,将柜内的蒸汽排出,待压力接近正常时,再次抽负压至60mmHg(8kPa)(绝对值)使灭菌的物品干燥。向柜内输入灭菌空气,待恢复到常压后,打开柜门,取出物品。(2)脉冲操作法:完成整个灭菌周期时间较常规操作法长,但空气排除较彻底,该方法目前分两种。①两次交替法:物品装入柜内,关紧柜门,做好准备。柜内抽负压至60mmHg(8kPa)(绝对值),向柜内输入蒸汽,当压力达到0.5kg/cm²,温度为106℃~112℃时,立即将蒸汽排除,待接近正常时,第二次抽负压到60mmHg(8kPa)(绝对值)向柜内第二次输入蒸汽,使蒸汽压力达到2.1kg/cm²,温度为132℃,维持4min,将锅内蒸汽排除,待接近常压时第三次抽负压到60mmHg(8kPa)(绝对值),以干燥灭菌物品。向柜内输入灭菌空气,待恢复常压后,打开柜门,取出物品。②多次交替法:按两次交替法步骤做好准备工作后,柜内首先输入蒸汽至规定压力和温度,然后排出蒸汽,并抽负压到80mmHg(10.7kPa)(绝对值),按此步骤反复3次给蒸汽和抽负压后,将柜室内蒸汽压力升到2.1kg/cm²,温度132℃,维持灭菌时间4~5min,将锅室的蒸汽排除后,反复两次抽负压,使灭菌后的物品干燥。

54.使用预真空高压灭菌器有哪些注意事项?

与下排式热蒸汽灭菌器相比,其优点是灭菌周期快,效率高,冷空气排除彻底,温度高,对物品受损的程度轻,对敷料包体积的大小、排放、容量要求较宽,置容器内的物品也能达到无菌效果。还节约人力、时间与能源。但也存在着不足之处,设备费用较高,对柜体的密封性要求严格,漏气量每分钟不得使负压超过1mmHg(0.1kPa)(绝对值);存在着"小装量效应",小装量效应的产生,是因为柜内残留空气容易集中渗入包裹周围而形成空气屏障,阻碍热传导而导致灭菌失败。使用脉冲方法灭菌时,对包裹的大小无严格要求。使用常规法灭菌时,若包裹体积太大,影响热穿透使灭菌失败,敷料包体积以30cm×30cm×40cm为宜。使用脉冲法灭菌时,真空绝对压只要不高于规定值,对柜内物品装填量无严格限制。单用常规方法灭菌,即使真空度采用20mmHg(2.7kPa)绝对压力,柜内的物品装放量也不能小于柜内容量的15%,否则容易产生小装量效应而影响效果。

专人管理,确保柜室和管道的良好密封性,严格遵守操作规程,定期维修、检查、保养、和更换个部零件。

第三章 麻醉知识

1.如何严格执行麻醉前禁食禁饮时间?

择期手术前应严格禁食禁饮,以避免围手术期间发生胃内容物的反流、呕吐或误吸,以及由此而导致的窒息和吸入性肺炎。近年来,术前禁食12h的传统观念已经改变,因为这种方式不能确保胃部排空,而且可能造成病人不必要的脱水和应激状态。目前推荐成人麻醉前禁食固体食物6~8h,禁饮4h,食用肉类、油煎制品等含脂肪较高的食物,术前禁食8h;若食用含脂肪较少的饮食,术前禁食6h。小儿不耐饥饿,推荐术前应禁食(奶)4~8h,禁水2~3h,6个月内的新生儿术前2h禁饮,术前4h禁食固体食物,包括牛奶;6~36个月的婴儿则为6h,3岁以上的儿童为8h。

2.对急症手术患者如何进行饱胃的处理?

对严重创伤病人、急腹症和产妇,禁食时间不足或虽距末餐进食已超过8h,由于其胃排空延迟,均应视作饱胃病人对待。在不耽误手术治疗的前提下应抓紧时间作较充分的准备,即使在部位麻醉下也有发生呼吸道阻塞的危险,不可掉以轻心。选用全麻时,一般可考虑采用"清醒气管内插管"的方法来主动地控制呼吸道。有利于避免或减少呕吐和误吸的发生,如考虑做快速诱导气管内插管,则需要助手的妥善配合,将环状软骨压向食管。此外,麻醉前留置胃管适当减少胃内容物,术前应用止吐药、抗酸药,准备透明面罩和吸引装置,体位调整等都是有效减轻饱胃病人误吸的准备措施。

3. 简述麻醉前用药的目的?

①镇静,消除病人对手术的恐惧、紧张、焦虑情绪,使病人情绪安定、合作,产生必要的遗忘。②镇痛,提高病人痛阈,增强麻醉效果,减少麻药用量,缓解术前和麻醉前操作引起的疼痛。③预防和减少某些麻醉药的副作用,如呼吸道分泌物增加,局麻药和毒性作用等。④降低基础代谢和神经反射的应激性,调整自主神经功能,消除和避免不利的神经反射活动,如不良迷走神经反射。总的目的是通过以上相应用药使麻醉过程平稳。

4. 麻醉前用药的注意事项有哪些?

①需酌减镇静安定药、催眠药、中枢性镇痛药等抑制性药物剂量者,一般情况差,年老体弱者,恶病质、休克、甲状腺功能低下等;一岁以下婴儿一般不用。②需酌增抑制性药物剂量者,年轻、体壮、情绪激动或紧张、甲状腺功能亢进等。③禁用或慎用中枢性镇痛药者,呼吸功能不全、呼吸道梗阻、颅内压增高等禁用。对临产妇最好不用,如必须用,应考虑胎儿的娩出时间,用哌替啶以在胎儿娩出前1h以内或4h以上为宜,吗啡禁用于临产妇。④抗胆碱药剂量宜较大者,施用硫喷妥钠、氯胺酮、羟丁酸钠等麻醉药或作椎管内麻醉(低位阻滞者不一定用),或原有心动过缓(用阿托品),或需借助于东莨菪碱的镇静作用。小儿腺体分泌旺盛,按体重计算其剂量,剂量较成人用量为大。⑤宜不用或少用抗胆碱药者,病人有心动过速,甲状腺功能亢进、高热等,气候炎热或室温过高。如必须用抗胆碱药,以用东莨菪碱或盐酸戊乙奎醚为宜。⑥多种麻醉前用药复合应用时,应根据药物的作用相应酌减剂量。⑦对于急症病人,必须时以经静脉小量用药为宜。

5. 全身麻醉的设备用具包括哪些?

①适用的麻醉机及相应气源;②气管和支气管内插管用具、听诊器;③口咽或鼻咽通气管;④吸引装置;⑤监测仪;⑥其他如各种输液用的液体,微量输液泵及不同粗细的动、静脉穿刺用的套管针。

6. 什么是"给氧去氮"?

在病人意识消失和呼吸肌麻痹之前的几分钟内持续吸入纯氧,能显著延长呼吸停止到出现低氧血症的时间,这是麻醉诱导和插管前不可省略的、最重要的步骤,称为"预充氧",预充氧使功能余气量中氧气/氮气比例增大,因此又称"给氧去氮"。

7. 插管完成后,如何确认导管进入气管?

确认的方法有:①直视下导管进入声门;②压胸部时,导管口有气流;③人工通气时,可见双侧胸廓对称起伏,听诊双肺可听到有清晰的肺泡呼吸音;④如用透明导管,吸气时管壁清亮,呼气时可见明显的"白雾"样变化;⑤病人如有自主呼吸,接麻醉机后可见呼吸囊随呼吸而张缩;⑥如能监测呼气末二氧化碳分压($P_{ET}CO_2$)则更易判断,$P_{ET}CO_2$ 显示有 CO_2 则可确认无误。

8. 清醒拔管的指征有哪些?

①病人完全清醒,呼之能应;②咽喉反射、吞咽反射、咳嗽反射已完全恢复;③潮气量和每分通气量恢复正常;④必要时让病人呼吸空气 20min 后,测定血气指标达到正常值;⑤估计拔管后无引起呼吸道梗阻的因素存在。

9. 气管插管即时并发症有哪些?

①牙齿及口腔软组织损伤;②高血压和心律失常;③颅内压升

高;④气管导管误入食管;⑤误吸。

10.留置气管内导管期间的并发症有哪些?

主要有:①气管导管梗阻;②导管脱出;③导管误入单侧支气管;④呛咳动作;⑤支气管痉挛;⑥吸痰操作不当。

11.拔管和拔管后并发症有哪些?

有喉痉挛、误吸和呼吸道梗阻、拔管后气管萎陷、咽喉痛、声带麻痹、杓状软骨脱位、喉水肿或声门下水肿、上颌窦炎、肺感染,其他包括声带溃疡或肉芽肿,喉或气管狭窄是更严重的并发症。

12.使用喉罩的优点及适应证有哪些?

喉罩置入的适应证:①需要气道保护而又不能行气管内插管的病人。②需要快速控制气道,尤其是在快速诱导期,而插管又有困难时。③面部或颈椎病的患者。④门诊手术的全麻病人。⑤紧急气道救援。⑥困难插管。⑦不稳定颈椎病人的全麻。⑧当气管插管有困难,有风险或不成功时,可以用作急救通道和光纤管道。⑨可用清醒或睡熟病人的支气管镜检,危重病人的MRI检查、CT检查和介入治疗的呼吸道管理。

喉罩的优点:①使用方便、迅速、气道维持更容易。②无需喉镜,与气管插管比较,初学人员放置LMA的难度小,成功率高。③对不需肌松的长时间手术,LMA取代了面罩的作用。④建立气道以便自主通气和控制通气。⑤LMA的位置即使不很理想,也多能维持气道通畅。⑥避免气管内黏膜损伤。⑦在浅麻醉状态下也能耐受,比气管内导管所需的麻醉药量少。⑧麻醉诱导和恢复期血液动力学稳定性提高,置管时眼内压增高程度减少,麻醉恢复期咳嗽减少,氧饱和度提高,成人手术后咽痛发生率降低。

13.使用喉罩的缺点及禁忌证有哪些?

喉罩置入的禁忌证:①未禁食的病人。②病态的肥胖病人阻塞性肺部疾病或异常性口咽病变。③张口度难于通过喉罩者。

喉罩的缺点:①密封效果不好,胃胀气发生率高,IPPV时会导致胃胀气。②LMA比面罩更容易出现食管反流,对未禁食的病人不能完全防止误吸。③标准的喉罩不宜进行过强的正压通气。④口腔分泌物增加,应用阿托品类药物可减少分泌物。

14.什么是全身麻醉?

全身麻醉是指麻醉药通过吸入、静脉、肌内注射或直肠灌注等方法进入病人体内,使中枢神经系统受到抑制,病人意识消失而无疼痛感觉的一种可逆性功能抑制状态。

15.全身麻醉深度如何进行分期?

Guedel 于1937年根据乙醚麻醉过程中病人的体征创立了全身麻醉深度分期,他将全身麻醉分为四期。第一期:遗忘期,从麻醉诱导开始至意识丧失和睫毛反射消失,在此期痛觉仍未消失。第二期:兴奋期,在此期可出现兴奋、躁动,此期的特征是:意识消失,但呼吸循环尚不稳定,神经反射仍处于高度敏感状态,不应于此期进行手术操作,适当的诱导可使此期迅速渡过。第三期:外科麻醉期,此期麻醉达到所需深度,眼球固定于中央,瞳孔缩小。如未用肌松药,呼吸平衡、规律,循环也平稳,疼痛刺激已不能引起躯体反射和有害的自主神经反射。进一步加深麻醉则对呼吸循环的抑制加重。第四期:延髓麻醉期,呼吸停止,瞳孔散大,血压剧降至循环衰竭。需绝对避免,如出现应尽快减浅麻醉。

16.静脉全身麻醉的优点有哪些?

①静脉麻醉起效快、效能强。②病人依从性好。③麻醉实施相对简单,对药物输注设备的要求不高。④药物种类较齐全,可以根据不同的病情和病人的身体状况选择合适的药物搭配。⑤无手术室污染和燃烧爆炸的潜在危险,有利于保证工作人员和病人的生命安全。⑥麻醉效应可以逆转。

17.氯胺酮麻醉的适应证有哪些?

①小儿麻醉。②配合使用肌肉松弛药实施气管内插管,适用于先天性心脏病有右向左分流者。③支气管哮喘病人的麻醉。④各种短小手术、体表手术和诊断性检查,如外伤缝合、脓肿切开引流、烧伤清创等。

18.氯胺酮麻醉的禁忌证有哪些?

①严重的高血压病人,有脑血管意外史者。②颅内压增高者,如颅内肿瘤、颅内动脉瘤等。③眼内压增高者,或眼球开放性损伤,手术需要眼球固定不动者。④甲状腺功能亢进,肾上腺嗜铬细胞瘤病人。⑤心功能代偿不全者,冠状动脉硬化性心脏病,心肌病或有心绞痛病史者。⑥咽喉口腔手术,气管内插管或气管镜检查时严禁单独使用此药。⑦癫痫和精神分裂症病人。

19.什么是局部麻醉?

局部麻醉简称局麻,是指用局部麻醉药暂时地阻断某些周围神经的传导功能,使受这些神经支配的相应区域产生麻醉作用。

20.常用的局麻方法有哪些?

包括表面麻醉、局部浸润麻醉、区域阻滞麻醉和神经阻滞麻醉。

21.局麻药按其化学结构的不同分为几类?

分为酯类和酰胺类两大类,常用的酯类局麻药有普鲁卡因、氯普鲁卡因和丁卡因;常用的酰胺类局麻药有利多卡因、罗哌卡因和布比卡因。

22.什么是局麻药的毒性反应?

血液中局麻药的浓度超过机体的耐受能力,引起中枢神经系统和心血管系统出现各种兴奋或抑制的临床症状,称为局麻药的毒性反应。

23.引起局麻药毒性反应的常见原因有哪些?

①一次用量超过限量;②药物误入血管;③注射部位对局麻药的吸收过快;④个体差异致对局麻药的耐受力下降。以上原因的最终结果是局麻药的血药浓度升高并超过引起毒性反应的阈值,从而导致毒性反应的发生。

24.局麻药毒性反应的临床表现有哪些?

可分为两种类型,既兴奋型和抑制型。兴奋型的表现以兴奋为主,轻度者表现为精神紧张、耳鸣、多语好动、口舌麻木、头晕、定向障碍、心率轻度增快;中度者病人心率增快,血压升高,烦躁不安,恐惧,主诉气促甚至有窒息感,但呼吸频率和幅度未见明显改变;重度者表现为呼吸频率和幅度都明显增加,缺氧症状明显,出现不同程度的发绀,心率和血压波动剧烈,肌张力增高,肌肉震颤甚至发生惊厥、抽搐,如不及时有效地进行抢救,随之可发生呼吸心跳停止。抑制型毒性反应的表现为中枢神经系统和心血管系统的进行性抑制,轻度者表现为神志淡漠、嗜睡甚至神志突然消失;中度者表现为呼吸浅而慢,有时出现呼吸暂停;重度者表现为脉搏徐缓,心率慢于50次/min,

心律失常,血压降低,最终发生心搏停止。

25.局麻药毒性反应发生时应如何处理?

局麻药毒性反应的处理应该是快速、连续、有效,处理原则为:①立即停止给药;②面罩给氧,保持呼吸道通畅,必要时行气管内插管和人工呼吸;③轻度兴奋者,可静脉注射咪达唑仑(咪唑安定)0.05~0.1mg/kg,或地西泮 0.1~0.2 mg/kg;④惊厥发生时应静脉注射丙泊酚 1~2 mg/kg,或硫喷妥钠 1~2 mg/kg,如果惊厥仍未控制,可静脉注射琥珀胆碱 1 mg/kg,但应备有复苏设备,如果缺乏相应药物或条件,也可用静脉注射地西泮或咪唑达仑制止惊厥;⑤出现循环抑制时,应快速有效地补充血容量,同时根据具体情况酌情使用血管活性药物以维持血流动力学的稳定;⑥发生呼吸心跳骤停者,应立即进行心肺脑复苏。

26.局麻药毒性反应的预防措施有哪些?

具体措施有:①严格限量,杜绝逾量,对复合应用局麻药的患者,应分别计算各自局麻药的剂量,不能以其中一种局麻药的用量来计算或简单地将其相加;②施行局部麻醉时,在每次注药前应习惯地回收注射器以免药物误入血管;③无禁忌证时,在局麻药中加入适量的肾上腺素以减缓局麻药的吸收,尤其是在血管丰富的部位;④对于那些体质较差、有严重并存症的患者,应减少局麻药的用量;⑤用苯二氮䓬类药(如地西泮、咪唑达仑)或巴比妥类药物作为麻醉前用药,可预防和减少局麻药毒性反应的发生;⑥积极纠正患者术前异常的病理生理状态,可提高机体对局麻药的耐受性;⑦如需使用混合局麻药,最好是长效药与短效药合用,这样可减少局麻药的毒性反应。

27.试述表面麻醉的概念及适应证?

将穿透力强的局麻药施用于黏膜表面,使其穿透黏膜作用与黏膜下神经末梢而产生局部麻醉作用,称为表面麻醉。表面麻醉适用于眼睛、耳鼻咽喉、气管、尿道等部位的浅表手术或内镜检查术。

28.常用的表面麻醉药及给药方法有哪些?

临床上常用的表面麻醉药有1%~2%丁卡因和2%~4%利多卡因。根据作用部位的不同,表面麻醉有多种给药方法,如眼部用滴入法,鼻腔用涂敷法,咽喉、气管用喷雾法,尿道用灌入法。

29.试述局部浸润麻醉的概念及适应证?

将局麻药注射于手术部位的组织内,分层阻滞组织中的神经末梢而产生麻醉作用,称为局部浸润麻醉。局部浸润麻醉主要用于体表短小手术、有创性的检查和治疗术。

30.常用于局部浸润麻醉的局麻药有哪些?

根据手术时间选用短时效(普鲁卡因)、中等时效(利多卡因)或长时效(罗哌卡因)的局麻药。利多卡因是局部浸润麻醉最常用的局麻药,一般使用浓度为0.25%~0.5%,加入1:200000肾上腺素后,作用持续时间120min,一次用量不应超过500mg;普鲁卡因常用浓度为0.25%~1%,成人一次最大用量为1.0g,加用1:200000肾上腺素后,作用持续时间45~60min;罗哌卡因的常用浓度为0.125%~0.15%,作用持续时间为240~360min,一次最大剂量为200mg,加用肾上腺素并不能延长运动神经阻滞的实效。对于普通卡因过敏的病人,可选用利多卡因或罗哌卡因。

31.如何进行局部浸润麻醉的操作?

先用24~25G皮内注射针刺入皮内,推注局麻药液形成橘皮样皮丘,然后用22G长10cm穿刺针经皮丘刺入皮下,分层注药。注射局麻药时应适当加压,使其在组织内形成张力性浸润,达到与神经末梢的广泛接触,从而提高麻醉效果。

32.局部浸润麻醉的注意事项有哪些?

①注入局麻药要逐层浸润,腹膜、肌膜下和骨膜等处神经末梢丰富,且有粗大神经通过,所需局麻药液量也大,必要时可提高局麻药的浓度。肌肉组织中痛觉神经末梢较少,只需少量局麻药即可。②穿刺针进针应缓慢,改变穿刺针方向时,应先退针至皮下以避免针干变曲或折断。③每次注药前应常规抽吸注射器,以防局麻药液注入血管内。④手术部位有感染及癌肿不宜使用局部浸润麻醉。

33.试述区域阻滞麻醉的概念及适应证?

围绕手术区四周和底部注射局麻药,阻滞进入手术区的神经纤维的传导,使该手术区产生麻醉作用称为区域阻滞麻醉。区域阻滞麻醉适用于短小手术,如局部肿物切除术、腹股沟疝修补术等。

34.什么是神经阻滞?

将局麻药注射至神经干、神经丛或神经旁节,暂时地阻断该神经的传导功能,使该神经支配的区域产生麻醉作用,称为神经阻滞。神经阻滞也称为传导阻滞或传导麻醉。可产生感觉神经的阻滞或感觉和运动神经共同阻滞。

35.神经阻滞的禁忌证有哪些?

穿刺部位有感染、肿瘤、严重畸形致解剖变异、有严重凝血功能障碍者以及对局麻药过敏者应视为神经阻滞的禁忌证。

36.什么是蛛网膜下腔阻滞麻醉?

将局麻药注入蛛网膜下隙,是脊神经前后根阻滞的麻醉方法,称为蛛网膜下隙阻滞,简称脊麻。

37.脊麻时发生恶心呕吐的原因有哪些?

①胃肠蠕动增强。②胆汁反流入胃。③低血压。④脑缺氧。⑤手术牵拉内脏等。

38.蛛网膜下隙阻滞的禁忌证有哪些?

①中枢神经系统疾病,包括脊髓或脊神经根病变,脊髓的慢性或退行性病变,疑有颅内高压病人等。②全身性严重感染,尤其注意穿刺部位有炎症或感染者,脊麻穿刺有可能使致病菌带入蛛网膜下隙引起急性脑脊膜炎。③高血压病人,如并从冠状动脉病变则应禁用脊麻。④休克病人,应绝对禁用脊麻,休克处于代偿期,其症状并不明显,但在脊麻发生作用后,可突然出现血压骤降,甚至心脏停搏。⑤慢性贫血病人,只要血容量无显著减少,仍可考虑施行低位脊麻,但禁用中位以上脊麻。⑥脊柱外伤或有严重腰背痛病史者,应禁用脊麻。脊柱畸形者,只要部位不在腰部,可考虑用脊麻,但用药剂量应慎重。⑦老年人,由于常并存心血管疾病,循环功能储备差,不能耐受血压波动,故仅可选用低位脊麻。⑧腹内压明显增高者,如腹腔巨大肿瘤、大量腹水,脊麻的阻滞平面不易调控,一旦腹压骤降,对循环影响剧烈,故应列为禁忌。⑨精神病,严重神经症以及小儿等不合作病人,除非术前已用基础麻醉,一般不采用脊麻。

39.蛛网膜下腔阻滞的并发症有哪些?

①头痛。②尿潴留。③神经并发症:包括脑神经受累、假性脑脊膜炎、粘连性蛛网膜炎、马尾神经综合征、骨髓炎。

40.发生马尾神经综合征的临床表现有哪些?

病人与脊麻后下肢感觉及运动功能长时间不恢复。神经系统检查发现骶尾神经受累,大便失禁及尿道括约肌麻痹,恢复异常缓慢。

41.什么是硬脊膜外阻滞?

将局部麻醉药注入硬脊膜外间隙,阻滞脊神经根部,使其支配的区域产生暂时性麻痹,称为硬脊膜外间隙阻滞麻醉,简称硬膜外阻滞。

42.根据脊神经阻滞部位不同,可将硬膜外阻滞分为几类?

分为四类。①高位硬膜外阻滞:于 C5 至 T6 之间进行穿刺,阻滞颈部及上胸段脊神经,适用于甲状腺、上肢或胸壁手术。②中位硬膜外阻滞:穿刺部位在 T6 至 T12 之间,常用于腹部手术。③低位硬膜外阻滞:穿刺部位在腰部各棘突间隙,用于下肢及盆腔手术。④骶管阻滞:经骶裂孔进行穿刺,阻滞骶神经,适用于肛门、会阴部手术。

43.硬脊膜外阻滞的并发症有哪些?

包括穿破硬膜、穿刺针或导管误入血管、空气栓塞、穿破胸膜、导管折断、全脊髓麻醉、异常广泛阻滞、脊神经根或脊髓损伤、硬膜外血肿、感染。

44.手术患者在围术期体温下降的原因有哪些?

①病人自身因素:早产儿,低体重新生儿,老年病人,危重病人,

皮肤的完整性受到损伤的病人如严重烧伤、剥脱性皮炎等,肾上腺功能不全等,均可降低产热。②环境因素:室温对病人的体温影响较大,当室温低于21℃时,病人散热明显增加。③麻醉因素:麻醉对体温调节机制有影响。④手术及输血输液等因素:术前外科手术区皮肤用冷消毒液擦洗,如裸露皮肤的面积大,时间长,通过皮肤的蒸发、辐射丢失热量。手术过程中用冷液体冲洗胸、腹腔,或胸、腹腔手术术野面积大且较长时间暴露使热量大量丧失。手术中的大量输血、输液未经加温处理导致体温下降,通常输入1L室温晶体液体或一个单位4℃库血可使体温下降0.25℃。当大量快速输血,以每分钟100ml的4℃库血连续输注20min,体温可降至32℃~34℃,对病人相当不利。再经尿道前列腺电切术时,需大量灌注液冲洗膀胱,如灌注液不加温也可使病人体温降低。

45.手术病人围术期具体的保温措施有哪些?

①术前评估和预热:术前根据病人的病情、年龄、手术种类、胸、腹腔内脏暴露的面积、手术时间,以及皮肤的完整性等来评估手术期间是否有体温下降的可能及其下降的程度,并制定保温措施,记录基础体温。寒冷天气病人从病房运送至手术室过程中,推车和被服应预热保持暖和,不让病人有寒冷感觉,更不能发生寒战。②体表加热:由于代谢产生的热量大部分是通过皮肤丢失,因此有效的体表保温方法可降低皮肤热量的丢失,包括红外线辐射器、变温毯、压力空气加热器。③输入液体加温:通常应用输液或输血加温器对液体进行40℃左右的加热。

46.围术期手术患者体温升高的原因有哪些?

①病人因素:病人自身的某些疾病或病理状态可引起手术期间的体温升高。如严重感染、败血、脱水等,甲状腺功能亢进病人术中

发生甲状腺危象、嗜铬细胞瘤急性发作等常常引起体温升高。②环境因素：手术室室温过高妨碍辐射、对流和传导散热，湿度高影响蒸发散热而导致病人体热潴留体温升高。手术无菌单覆盖过多，特别是在炎热的季节覆盖过多过厚的无菌单影响皮肤散热，同时长时间的手术灯光的照射也可使病人的体温升高。③麻醉因素：全麻状态下体温调节中枢功能减弱，体温调节中枢对高温反应的阈值上升约1℃，体温容易受到外界环境温度的影响。另外某些抗胆碱类药物阻滞节后胆碱能神经，抑制皮肤黏膜腺体分泌，减少散热。麻醉机呼吸活瓣失灵或钠石灰失效使二氧化碳在体内蓄积可导致体温升高。另外，极少数病人可因施行吸入麻醉而引起恶性高热。④手术因素：手术中骨水泥置入骨髓腔的过程中可引发化学反应致体温升高，脑外科手术在下丘脑附近的操作或室网膜脉络丛的烧灼可引起术中高热，手术中的输血输液可引起发热反应。⑤手术中保温措施不当可致病人体温升高。⑥恶性高热。

47.围术期患者体温升高的防治措施有哪些？

①连续监测体温，对于小儿、老年人、休克、危重病人等体温调节功能低下者以及术前高热、体外循环肝移植手术等监测体温能及早发现体温变化，及早处理。②术前根据病人的年龄、病情、麻醉方式和麻醉用药，正确选择抗胆碱能药物。③手术室合适的温度和湿度，维持手术室温度在23℃~25℃，相对湿度在60%~70%，以预防因室温升高而导致的体温过高。④麻醉诱导及维持力求平稳，维持正常的循环和呼吸功能，避免缺氧和二氧化碳蓄积。⑤手术中胸、腹腔的各种冲洗液、输血、输液以及吸入的气体加温应适度，避免医源性体温升高。⑥一旦发生高热可用冰袋放置于大血管处、头部冰帽降温以及75%乙醇擦浴等能有效地控制体温的升高。

48.低温时人体有何特点?

①耗氧量、代谢率随体温下降而下降;②心脏做功减少;③减少麻醉药用量;④抑制酶的活性和细菌的活力;⑤有抗凝作用,但不延长出血时间。

49.人工低温在临床麻醉中主要适应于哪些情况?

①心血管手术:低温广泛应用于心血管手术,耗氧量降低可延长循环暂停时间来进行心脏或血管手术,不致损害脑及其他脏器的功能。②神经外科手术:低温能降低脑的代谢率、耗氧量,减轻脑水肿,降低脑血流量和颅内压,有利于颅内手术施行。浅低温对脑组织有保护作用,适应于可能需要暂时阻断局部循环,控制出血的病人,如颅内一些血运丰富的肿瘤切除,血管畸形和动脉瘤手术。③肝和肾的手术:肝和肾是耐受缺氧较差的器官,在常温下一般阻断肝血流时间不得超过20min,阻断肾血流时间不得超过40min,特别是在肝、肾有严重疾病功能异常时,耐受缺血缺氧的能力更差,要延长阻断时间则需要采用低温。④创伤大、出血多的手术:低温增加病人对手术的耐受性,减少休克发生,如用于切除大动脉瘤或进行大血管移植等。⑤控制高温:适用于麻醉期间各种因素引起的体温升高,如甲亢危象、恶性高热、感染、创伤及环境或药物引起的高热。降低体温可降低代谢,保护重要器官的功能。⑥脑复苏:在心脏停搏后,采用浅低温(34℃左右或30℃~34℃)特别是选择性头部重点降温,可降低颅内压,减轻脑水肿,降低脑耗氧量,抑制氧自由基的产生及脂质过氧化等,有利于脑复苏。

50.低温的并发症有哪些?

①御寒反应;②心律失常;③组织损伤;④胃肠出血;⑤酸中毒。

51.低温期间的注意事项有哪些?

①施行低温时,要避免御寒反应。发生御寒反应时病人寒战,血压升高,心率增快,立毛肌收缩,皮肤血管收缩,皮肤呈灰白或棘皮现象,代谢增高,耗氧量增加,还增加体表和中心体温的温差,影响降温的效果。②冰水浸浴时,末梢部位如耳部、趾、指要露出水面,防止冻伤,心前区避免直接用冰覆盖。③体表复温时,复温用具内水温不宜超过45℃,以免烫伤。复温后可出现反应性高热,可使用小剂量氯丙嗪和体表大血管处置冰袋以控制体温。复温过程中因血管扩张,可致低血压和心律失常,要适当补充血容量。④应避免降温时身体各部位之间温差过大,而导致部分脏器缺氧和代谢性酸中毒,因此降温期间应防止血管收缩和降温过快。⑤体表、体腔降温最应注意的是防止室颤和脑损伤。对需要深低温或阻断循环时间较长的心脏手术,不宜采用体表、体腔降温,应选择体外循环血液降温,并严格掌握低温条件下阻断循环的时间。

52.何谓控制性降压?

术中控制性降压是指在全身麻醉下手术期间,在保证重要脏器氧供情况下,采用降压药物与技术,人为地将平均动脉血压减低至50~65mmHg,使手术野出血量随血压的降低而相应减少,不致有重要器官的缺血缺氧性损害,终止降压后血压可迅速恢回复至正常水平,不产生永久性器官损害。

53.围术期降低血压的主要目的是什么?

减少出血,改善术野的环境,减少输血,使手术期的安全性增加。

54.控制性降压的适应证有哪些?

①血供丰富区域的手术,如头颈部、盆腔手术。②血管手术,如

主动脉瘤、动脉导管未闭、颅内血管畸形。③创面较大且出血可能难以控制的手术,如癌症根治、髋关断段离成形、脊柱侧凸矫正、巨大脑膜瘤、颅颌面整形。④显微外科手术、区域狭小而要求术野清晰精细的手术,如不同类型的整形外科手术、中耳成形、腭咽成形。⑤麻醉期间血压,颅内压和眼内压过度升高,可能导致严重不良后果者。⑥大量输血有困难或有输血禁忌证的病人。⑦因宗教信仰而拒绝输血的病人。

55.控制性降压的禁忌证有哪些?

①重要脏器实质性病变者,严重呼吸功能不全、心功能不全、肾功能不全及肝功能不全的病人。②血管病变者,脑血管病、严重高血压、动脉硬化、外周血管性跛行及器官灌注不良。③低血容量或严重贫血。④麻醉医师对该技术不熟悉时应视为绝对禁忌。⑤对有明显机体、器官、组织氧运输降低的病人,应仔细衡量术中控制性低血压的利弊后再酌情使用。

56.控制性降压的并发症有哪些?

控制性降压的致命并发症只有0.055%,死亡者与麻醉和低血压有关。非致命并发症发生率为3.3%,通常与神经系统有关。常见并发症有:①脑血栓与脑缺氧;②冠状动脉供血不足、心肌梗死、心力衰竭甚至心搏骤停;③肾功能不全,无尿、少尿;④血管栓塞,可见于各部位血管栓塞;⑤降压后反应性出血,手术部位出血;⑥持续性低血压,休克;⑦嗜睡、苏醒延迟等。

57.何谓恶性高热?

恶性高热又称异常高热,它不是通常麻醉中发生的单纯体温升高,是指由某些麻醉药激发的全身肌肉强烈收缩,并发体温急剧上升及进行性循环衰竭的代谢亢进危象。

58. 恶性高热的诱发原因有哪些?

容易激发恶性高热的麻醉用药,有氟烷,甲氧氟烷,恩氟烷,琥珀胆碱,氯丙嗪,利多卡因及布比卡因等。

59. 恶性高热的临床表现有哪些?

①术前体温正常,吸入卤族麻醉药或静注去极化肌松药后,体温急剧上升,数分钟即升高1℃,体温可达43℃,皮肤斑状潮红发热。②全身肌肉强烈收缩,上肢屈曲挛缩,下肢僵硬挺直,直至角弓反张,肌松药不能使强直减轻,反而使强直加重。③急性循环衰竭多表现为严重低血压,室性心律失常及肺水肿。④血清肌酸磷酸激酶(CPK)极度升高,并有肌红蛋白尿。⑤将离体肌肉碎片放入氟烷、琥珀胆碱、氯化钾液中,呈收缩反应。⑥$PaCO_2$明显升高,pH及HCO_3^-降低。

60. 发生恶性高热应如何治疗?

①立即停止麻醉和手术,并以纯氧行过度通气。②迅速用物理降温法降温,直到体温38℃为止。③给$NaHCO_3$2~4mmol/kg纠正酸中毒及缓解高钾血症。④立即静注丹曲林2mg/kg,5~10min重复一次,总量可达10mg/kg,直到肌肉强烈收缩消失、高热下降为止。⑤将10U常规胰岛素置于50%葡萄糖液50ml中静脉推注,以缓解高钾血症。⑥静注甘露醇0.5g/kg或呋塞米1mg/kg,使尿量超过2ml/(kg·h),以防止肌红蛋白尿损伤肾脏。⑦静注药理剂量的皮质激素,有助于缓解肌强直及降低体温作用。⑧进ICU病室行进一步加强监测治疗。

61.剖胸对呼吸有什么影响?

正常情况下,左右两侧胸膜腔内负压及呼吸运动时的压力变化相等。当一侧胸腔剖开后,该侧胸内压为大气压,其肺内压亦与大气压相等。在吸气时对侧肺内压低于大气压,故剖胸侧肺内一部分气体随气管来的外界气体被吸入对侧肺内,该侧肺进一步缩小。呼气时则相反,对侧肺内压高于大气压,故其呼出气体中的一部分又进入剖胸侧肺内,如此则剖胸侧肺的膨胀与回缩运动与正常呼吸时完全相反,称为"反常呼吸"。往返于两侧肺之间的气体则称为"摆动气"。这部分摆动气是未能与大气进行交换的,相当于无效腔气体。摆动气的出现或增加也就增加了无效腔气量,可导致严重缺氧和二氧化碳蓄积。一侧剖胸对呼吸的另一影响为引起纵隔移动和摆动。当一侧胸腔剖开后,该侧胸膜腔内负压变为大气压,两侧胸膜腔内的压力失去平衡。大气压力除使剖胸侧肺萎陷外,并将压力传向纵隔及对侧肺使之受压而体积缩小,纵隔则在大气压力的作用下被推向对侧(健侧),造成纵隔移位。在此种情况下病人进行呼吸时,由于剖胸侧胸膜腔为无法改变的大气压,而健侧胸内压和肺内压均处于增高或降低的不断交替变化之中,此种双侧压力差的变化使纵隔随呼吸相的变动向健侧和剖胸侧来回摆动。在吸气时健侧的负压增大,纵隔移向健侧;在呼气时健侧肺内压为正压,胸内压的负压值也减小,纵隔又推向剖胸侧。如此左右来回摆动称为"纵隔摆动"。呼吸动作愈剧烈则纵隔摆动愈明显,对循环的影响也越大。

62.剖胸对循环的影响有哪些? 其主要原因是什么?

剖胸对循环的影响主要表现为心输出量降低。其原因包括:①剖胸侧胸腔内负压的消失在一定程度上减少了腔静脉的回心血量。②剖胸侧肺的萎陷使该侧肺血管阻力增加,可减少流向左心房的肺静脉血量。③纵隔摆动特别是剧烈的摆动时使上、下腔静脉随心脏的摆动而来回扭曲。致使其静脉间歇性地受阻,造成回心血量减少。此外,纵隔摆动时对纵隔部位神经的刺激也易引起反射性血流动力学改变,严重时可致心脏停搏。剖胸后通气功能的紊乱,通气/血流比值失调导致的 PaO_2 降低和 $PaCO_2$ 增高,均可诱发心律失常。

63. 侧卧位对呼吸生理的影响有哪些?

仰卧时血流分布到左肺和右肺的流量分别为45%和55%。从仰卧位改为侧卧位后,则卧侧(下侧)膈肌推向胸腔的幅度要比对侧胸膈肌为高,因此卧侧肺肺功能余气量的减少较上侧肺为多。但在侧卧位时卧侧膈肌之顶部较高,在吸气时可以形成较对侧胸膈肌更为有力的收缩,使卧侧肺的通气量大于对侧肺。而由于重力的影响肺血流也较多地分布于卧侧肺。一般情况是,如取右侧卧位,则右肺血流量和左肺血流量分别占总血流量的65%和35%。如系左侧卧位,则左肺血流量占55%,右肺血流量占45%。所以卧侧肺血流量平均为60%,对侧肺血流量平均为40%。与仰卧位时相比,侧卧位时的肺通气/血流比值基本上无明显变化。

64. 胸科手术麻醉的基本要求有哪些?

①消除或减轻纵隔摆动与反常呼吸;②避免肺内物质的扩散;③保持 PaO_2 和 $PaCO_2$ 于基本正常水平;④减轻循环障碍;⑤保持体热。

65. 什么是体外循环?

体外循环又称心肺转流术,其基本原理是将人体静脉血引出体外,经人工肺氧合并排出二氧化碳,再将氧合的血液经人工心脏泵入体内动脉系统。体外循环不仅维持心脏以外其他重要脏器的血液供应,而且保证了手术野干净、清晰,保证心脏大血管手术的安全实施。

66.体外循环基本装置有哪些?

体外循环基本装置包括:体外循环机、氧合器、微栓过滤器、体外循环管道、插管、变温水箱以及体外循环监测装置等。

67.体外循环常见的并发症有哪些?

①低心排综合征:通常指机体容量、阻力都正常或做了较大的代偿情况下,心脏做功仍然不能满足机体循环需要的状况。患者可表现为低血压,周围血管阻力升高,组织灌注不足。②肺并发症:包括肺不张、肺水肿、灌注肺等,是手术后较常见的并发症。③脑部并发症:主要由体外循环导致的脑缺血缺氧、脑栓塞及急性颅内出血引起。④出血:主要原因为止血不彻底、肝素化后凝血机制的变化、转流中血小板的消耗和功能的降低、凝血因子稀释及破坏、大量库血的使用等。⑤急性肾功能不全:心脏手术后发生急性肾功能不全是多种因素的综合作用,包括心功能不全、肾脏储备能力下降、糖尿病和周围血管疾病。

第四章　医院感染相关知识

1.医院感染管理相关的法律法规标准有哪些?

《中华人民共和国传染病防治法》、《医疗废物管理条例》、《医疗卫生机构医疗废物管理办法》、《艾滋病防治条例》、《消毒管理办法》、《医疗机构传染病预检分诊管理办法》、《医院感染管理办法》、《医院感染诊断标准(试行)》、《医疗废物分类目录》、《医疗废物专用包装物、容器标准和警示标识规定》、《抗菌药物临床应用指导原则》、内镜清洗消毒技术操作规范(2004年版)》、《医务人员艾滋病病毒职业暴露防护工作指导原则(试行)》、《医疗机构口腔诊疗器械消毒技术操作规范》、《卫生部办公厅关于加强多重耐药菌医院感染控制工作的通知》、《医院感染暴发报告及处置管理规范》、《医院消毒供应中心管理规范》、《医院消毒供应中心清洗消毒及灭菌技术操作规范》、《医院消毒供应中心清洗消毒及灭菌效果监测标准》、《医务人员手卫生规范》、《医院隔离技术规范》、《医院感染监测规范》、《医疗机构血液透析室管理规范》等等。

2.医院感染管理委员会由哪些人员组成?

医院感染管理委员会有医院感染管理部门、医务部门、护理部门、临床科室、消毒供应室、手术室、临床检验部门、药事管理部门、设备管理部门、后勤管理部门及其他有关部门的主要负责人组成,主任委员由医院院长或者主管医疗工作的副院长担任。

3.医院感染管理委员会的职责是什么?

(1)认真贯彻医院感染管理方面的法律法规及技术规范、标准,制定本医院预防和控制医院感染的规章制度、医院感染诊断标准并监督实施;(2)根据预防医院感染和卫生学要求,对本医院的建筑设计、重点科室建设的基本标准、基本设施和工作流程进行审查并提出意见;(3)研究并确定本医院的医院感染管理工作计划,并对计划的实施进行考核和评价;(4)研究并确定本医院的医院感染重点部门、重点环节、重点流程、危险因素以及采取的干预措施,明确各有关部门、人员在预防和控制医院感染工作中的责任;(5)研究并制定本医院发生医院感染暴发及出现不明原因传染性疾病或者特殊病原体感染病例等事件时的控制预案;(6)建立会议制度,定期研究协调和解决有关医院感染管理方面的问题;(7)根据本医院病原体特点和耐药性状,配合药事管理委员会提出合理使用抗菌药物的指导意见;(8)其他有关医院感染管理的重要事宜。

4.什么是医院感染?

指住院病人在入院48h后获得的感染,包括住院期间发生的感染和在医院内获得、出院后发生的感染。但不包括入院前已开始或入院时已处于潜伏期的感染。医院工作人员在医院内获得的感染也属于医院内感染。

5.哪些情况属于医院感染?

(1)无明确潜伏期的感染,规定入院48h后发生的感染为医院感染;有明确潜伏期的感染,自入院时起超过平均潜伏期后发生的感染为医院感染。(2)本次感染直接与上次住院有关。(3)在原有感染基础上出现其他部位新的感染(除外脓毒血症迁徙灶),或在原感染已知病原体基础上又分离出新的病原体(排除污染和原来的混合感染)的感染。(4)新生儿在分娩过程中和产后获得的感染。由于诊疗措施激活的潜在性感染,如疱疹病毒、结核杆菌等的感染。(5)医务人员在医院工作期间获得的感染。

6.哪些情况不属于医院感染?

(1)皮肤黏膜开放性伤口只有细菌定植而无炎症表现。(2)用于创伤或非生物性因子刺激而产生的炎症表现。(3)新生儿经胎盘获得(出生后48h内发病)的感染,如单纯疱疹、弓形体病、水痘等。(4)患者原有的慢性感染在医院内急性发作。

7.医院感染暴发流行时该如何处置?

(1)医院发生疑似医院感染暴发或者医院感染暴发,应当及时采取有效处理措施,控制感染源,切断传播途径,积极实施医疗救治,保障医疗安全。(2)医院发生疑似或者确诊医院感染暴发时,应当及时开展现场流行病学调查、环境卫生学检测以及有关的标本采集、病原学检查等工作。(3)按照有关规定及时上报。

8.医院感染的报告制度有哪些?

(1)散发医院感染病例诊断后在24h内报告院感科,出现暴发流行趋势应及时报告院感科。(2)发现以下情形时,应当与12h内向所在地县级卫生行政部门报告,并同时向所在地疾病预防控制机构报告。5例以上疑似医院感染暴发;3例以上医院感染暴发。(3)发生以下情形时,应当按照要求,在2h内向所在地县级卫生行政部门报告,并同时向所在地疾病预防控制机构报告10例以上的医院感染暴发;发生特殊病原体或者新发病原体的医院感染;可能造成重大公共影响或者严重后果的医院感染。

9.消毒灭菌的原则是什么?

进入人体组织或无菌器官的医疗用品必须达灭菌要求。各种注射、穿刺、采血器具应当一人一用一灭菌。凡接触皮肤、黏膜的器械和用品必须达到消毒要求。医疗卫生机构使用的一次性使用医疗用品用后应当及时进行无害化处理。

10.如何对不同传播途径的疾病进行隔离与预防?

(1)在标准预防的基础上,应根据疾病的传播途径(接触传播、飞沫传播、空气传播和其他途径的传播),结合实际情况,制定相应的隔离预防措施。(2)一种疾病可能有多种传播途径时,应在标准预防的基础上,采取相应传播途径的隔离与预防。(3)隔离病室应有隔离标志,并限制人员的出入。(4)传染病患者或可疑传染病患者应安置在单人隔离房间。(5)受条件限制的医院,同种病原体感染的患者可安置于一室。(6)建筑布局符合相关规定。

11.什么叫手卫生?

手卫生为医务人员洗手、卫生手消毒和外科手消毒的总称。

12.什么是洗手?

指用含或不含抗菌剂的皂液和流动水洗手的过程。有六部或七步洗手法,洗一双手用时1.5min。洗手能去除手部皮肤污垢、碎屑和部分致病菌。洗手也是切断接触传播的最简便及最有效的措施。

13.洗手与卫生手消毒的原则是什么?

每当手部有血液或其他体液等肉眼可见的污染时,应用肥皂,造业,和流动水洗手。手部没有肉眼可见物污染时,应使用速干手消毒剂消毒双手代替洗手。

14.哪些情况下医务人员应选择洗手或使用速干手消毒剂?

(1)直接接触每个患者前后,从同一患者身体的污染部位移动到清洁部位时。(2)接触患者后。(3)穿脱隔离衣前后,摘手套后。(4)进行无菌操作、接触清洁、无菌物品之前。(5)接触患者周围环境及物品后。(6)处理药物或配餐前。

15.医务人员在哪些情况时应先洗手,然后进行卫生手消毒?

(1)接触患者的血液、体液和分泌物以及被传染性致病微生物污染的物品后。(2)直接为传染病患者进行检查、治疗、护理或处理传染患者污物之后。

16.三级综合医院评审标准实施细则对医务人员手卫生依从性和正确率要求达到多少?

医务人员手卫生知晓率达100%,正确率达95%(重点科室达100%),依从性达95%(重点科室达100%)。

17.什么是标准预防?

针对医院所有患者和医务人员采取的一组预防感染措施。包括手卫生,根据预期可能的暴露选用手套、隔离衣、口罩、护目镜或防护面屏,以及安全注射。也包括穿戴合适的防护用品,处理患者环境中污染的物品与医疗器械。标准预防基于患者的血液、体液、分泌物(不包括汗液)、非完整皮肤和黏膜均可能含有感染性因子的原则。

18.医疗机构标准预防的要求包括哪些?

(1)配置洗手和洗眼设施;(2)使用适宜的个人防护用品;(3)合理安置病人;(4)制定并遵守环境操作规程,包括医疗废物处理、工作场所的清理清洁和被服清洁;(5)对锐器进行适当的处理和处置;(6)

制定适宜的职业安全卫生工作操作规程;(7)保障生物标本的处理与运送安全;(8)配备相应的医疗卫生设备并定期进行清洗,运输和维护。

19.外来医疗器械如何处理?

由中心供应室统一清洗、消毒、灭菌。

20.艾滋病病毒职业暴露分几级?

分为三级,分别为:一级暴露、二级暴露、三级暴露。

21.一旦被针刺伤时如何应急处理?

(1)镇静,迅速按常规脱去手套;(2)立即用流动水冲洗,从近心端向远心端轻轻挤压受伤部位,向伤口部位方向持续推挤,挤出伤口部位的污血,注意不要一挤一松,避免将污血倒吸入血循环,再用流动水进行冲洗;(3)碘伏或碘酒、酒精消毒伤口。(必要时进行包扎)

22.什么是艾滋病病毒职业暴露?

指医务人员从事诊疗、护理等工作过程中意外被艾滋病病毒感染者或者艾滋病病人的血液、体液污染了皮肤或者黏膜,或者被含有艾滋病病毒的血液、体液污染了的针头及其他锐器刺破皮肤,有可能被艾滋病病毒感染的情况。

23.预防医院感染的主要措施有哪些?

认真洗手、合理使用抗菌药物、严格执行无菌操作及消毒隔离。

24.医院感染发生的危险因素有哪些?

(1)滥用抗菌药物破坏正常菌群的生态平衡;(2)多次使用侵袭

性操作;(3)环境污染严重,包括医院中一切医疗用具、空气、医务人员的手,一切医疗器械的表面;(4)易感人群:婴儿、老人、大手术后、危重病人、慢性基础病、原发病严重者、应用免疫抑制剂、放疗或化疗者。

25.医院感染三级管理组织是哪些?

(1)医院感染管理委员会;(2)医院感染管理部门和专职人员;(3)临床科室医院感染管理小组。

26.使用一次性医疗用品前应注意哪些?

应检查小包装有无破损、过期失效、产品有无不洁或霉变等。

27.抽出的药液、开启的静脉输入用无菌液体须注明开启时间,超过多长时间不得使用?

超过2h不得使用。

28.开启的溶媒超过多少小时不得再使用?

开启的溶媒超过24h不得使用。

29.采用快速卡式压力蒸汽灭菌器灭菌器械,有效期不得超过多长时间?

不得超过4h。

30.怎样观察灭菌包内压力蒸汽灭菌化学指示卡?

打开灭菌包时,首先观察包内化学指示卡,凡变色达到标准色视为灭菌合格,可以使用,反之视为不合格。

31.内镜消毒效果监测采样的部位是哪里?

内镜清洗消毒技术操作规范中规定,内镜消毒效果监测采样的部位是内镜的内腔面。

32.哪些器械必须灭菌?

凡进入人体无菌组织、器官或经外科切口进入人体无菌腔室的内镜及其附件,如腹腔镜、关节镜、脑室镜、膀胱镜、宫腔镜等,必须灭菌。凡穿破黏膜的内镜附件,如活检钳、高频电刀等,也必须灭菌。

33.进入人体消化道、呼吸道等的内镜应达到什么消毒水平?

应达到高水平消毒。

34.压力蒸汽灭菌的包装层数不少于几层?

不少于2层。

35.压力蒸汽灭菌的压力为多少? 其温度为多少? 用于预真空蒸汽灭菌的物品包体积不得超过多少?

灭菌敷料包重量要在5kg以下,金属包的重量要在7kg以下,体积:下排气锅,敷料包不超过30cm×30cm×25cm,预真空锅不超过30cm×30cm×50cm。

36.无菌器械包及敷料包的有效期为多少天?

一般为14d天,梅雨季节为7d。以每年的10月1日和5月1日为界。

37.过氧化氢等离子灭菌优缺点是什么?

优点:工作时间短,毒性弱,对场地和气体排放的要求低。缺点:

穿透能力弱,对管腔类物品灭菌有要求,物品选择范围相对较窄,有一定的腐蚀性,灭菌监测手段还不是很完善,包装材料选择要求比较高,运行成本相对较高。

38.过氧化氢等离子对包装材料的要求是什么?

对包装材料要求高,用于等离子灭菌的器械盒必须是专门设计的,才能保障过氧化氢的扩散,不干扰等离子发生器工作,不吸收过氧化氢。严禁使用任何布类、纸类、纸塑包装袋,或任何可能使用纤维制造的包装材料。

39.过氧化氢等离子不适用于灭菌的范围是什么?

不适用于布类、纸类、水、油类、粉剂等材质的灭菌。特别是任何的带盲端管腔的器械,由纤维材料制成的物品(如棉布、纸、纱布等),液体,不能满足管腔长度和细度限制的器械,由纤维材料制成的器械盒,布垫,传统的带粘胶的标签,易氧化性的物品等的灭菌。

40.2%戊二醛用于浸泡消毒和灭菌的时间各是多少?

浸泡10~20min达消毒水平、浸泡10h可达灭菌水平。但原则上能高压灭菌的不浸泡。

41.无菌物品储存柜或架摆放要求有哪些?

无菌物品储存柜(包括药品柜、液体柜)距地面20cm。距天花板50cm以上。距墙壁5cm以上(不得将纸箱直接放置在地面上),并离开水槽、水管,以免受潮湿污染。

42.使用含氯消毒剂应注意哪些?

(1)按要求配置合适的浓度。(2)浓度应每日监测并有记录。(3)

应及时加盖减少挥发,定期更换。

43.医院感染分哪两类?

(1)外源性感染(交叉感染),可以预防;(2)内源性感染(自身感染),不可避免。

44.易感人群有哪些?

有新生儿、高龄、重症、糖尿病、肝硬化、慢性肾炎、肿瘤、烧伤、白细胞下降等免疫力低下患者等。

45.医院感染的三要素(感染链)是什么?

传染源、传播途径、易感人群。

46.什么是消毒?

杀灭或清除传播媒介上病原微生物,使其达到无害化的处理。

47.什么是灭菌?(新消毒技术规范定义)

杀灭或清除医疗器械、器具和物品上的一切微生物的处理。

48.什么叫有效氯?(新消毒技术规范定义)

与含氯消毒剂氧化能力相当的氯量。其含量用 mg/L 或 %(g/100ml)浓度表示。

49.什么是生物指示剂?

含有活微生物,对待定灭菌过程提供特定的抗力的测试系统。

50.什么叫菌落形成单位?

在活菌培养计数时,由单个菌体或聚集成团的多个菌体在固体培养基上生长繁殖所形成的集落称为菌落形成单位,一起表达活菌的数量。

51.各类环境医务人员手细菌菌落数标准是多少?

I类和II类环境均为5cfu/cm^3,III类环境为10cfu/cm^3。

52.外科手术预防应用抗生素的适应证有哪些? 应何时开始给药?

根据术野有否污染或污染可能,决定是否预防用抗菌药物。(1)清洁手术:手术野为人体无菌部位,局部无炎症、无损伤,也不涉及呼吸道、消化道、泌尿生殖道等人体与外界相通的器官。手术野无污染,通常不需预防用抗菌药,仅在下列情况时可考虑预防用药:手术范围大,时间长,污染机会增加;手术涉及重要脏器,一旦发生污染将造成严重后果者;异物植入手术;高龄或免疫缺陷等高危人群。(2)清洁—污染手术需预防用抗菌药。(3)污染手术需预防用抗菌药,接受清洁手术者,在术前0.5~2h内给药,或麻醉诱导期给药。

53.简述抗菌药物治疗性应用的基本原则?

(1)诊断为细菌性感染者,方有指征应用抗菌药物;(2)尽早查明感染病原、根据病原种类及细菌药物敏感试验结果选用抗菌药物;(3)按照药物的抗菌作用特点及其体内过程特点选择用药;(4)抗菌药物治疗方案应综合患者病情、病原菌种类及抗菌药物特点制订;(5)抗菌药物的联合应用要有明确指征。

54.什么是医疗废物?

指医疗卫生机构在医疗、预防、保健以及其他相关活动中产生的具有直接或者间接感染性、毒性以及其他危害性的废物。包括使用后医疗用品(如注射器、输液器、棉签、敷料、棉球、纱布、手套等)、使用后一次性医疗器械,各种传染病人用品等。

55.医院各科室交运医疗废物时是否需要进行登记?

各科室与医疗废物收集人员应当对交接的医疗废物进行登记,登记内容应当包括医疗废物的来源、种类、数量或者重量、交接时间、最终去向以及经办人签名等项目。登记资料至少保存3年。

56.医疗废物载运过程中应注意哪些?

(1)禁止任何单位和个人转让、买卖医疗废物。(2)禁止在运送过程中丢弃医疗废物;禁止在非贮存地点倾倒、堆放医疗废物或者将医疗废物混入其他废物和生活垃圾。(3)禁止邮寄医疗废物。(4)禁止通过铁路、航空运输医疗废物。(5)有陆路通道的,禁止通过水路运输医疗废物,没有陆路通道必须经水路运输医疗废物的,应当经设区的市级以上人民政府环境保护行政主管部门批准,并采取严格的环境保护措施后,方可通过水路运输。(6)禁止将医疗废物与旅客在同一运输工具上载运。(7)禁止在饮用水源保护区的水体上运输医疗废物。

57.医疗垃圾分为哪几类?

分为五类:包括感染性废物、病理性废物、化学性废物、损伤性废物、药物性废物。

58.对医疗卫生机构产生的污水有何要求?

医疗卫生机构产生的污水、传染病病人或者疑似传染病病人的排泄物,应当按照国家规定严格消毒;达到国家规定的排放标准后,方可排入污水处理系统。

59.盛装的医疗废物达到多少时应进行封口?

达到包装物或者容器的3/4,应当使用有效的封口方式,使包装物或者容器的封口紧实、严密。

60.包装物或者容器的外表面被感染性废物污染时应如何处理呢?

应当对被污染处进行消毒处理或者增加一层包装。

61.医疗卫生机构建立的医疗废物暂时储存设施、设备有什么要求?

(1)远离医疗区、食品加工区、人员活动区和生活垃圾存放场所,方便医疗废物运送人员及运送工具、车辆的出入;(2)有严密的封闭措施,设专(兼)职人员管理,防止非工作人员接触医疗废物;(3)有防暑、防蚊蝇、防蟑螂的安全措施;(4)防止渗漏和雨水冲刷;(5)易于清洁和消毒;(6)避免阳光直射;(7)设有明显的医疗废物警示标识和"禁止吸烟、饮食"的警示标识。

62.医疗废物流失、泄露、扩散和意外事故报告时限是多少?

在48h内向所在地的县级人民政府卫生行政主管部门、环境保护行政主管部门报告。因医疗废物管理不当导致1人以上死亡或者3人以上健康损害,应在12h内向所在地的县级人民政府卫生行政主管部门报告。因医疗废物管理不当,导致3人以上死亡或者10人以上健康损害,应当在2h内向所在地的县级人民政府卫生行政主管部门报告。

63.医疗垃圾流失该如何处理?

(1)确定流失、泄漏、扩散的医疗废物的类别、数量、发生时间、影响范围及严重程度;(2)组织有关人员尽快按照应急方案,对发生医疗废物泄露、扩散的现场进行处理;(3)对被医疗废物污染的区域进行处理时,应当尽可能减少对病人、医务人员、其他现场人员及环境的影响;(4)采取适当的安全处置措施,对泄漏物及受污染的区域、物品进行消毒或者其他无害化处置,必要时封锁污染区域,以防扩大污染。(5)对感染性废物污染区域进行消毒时,消毒工作从污染最轻区域向污染最严重区域进行,对可能被污染的所有使用过的工具也应当进行消毒;(6)工作人员应当做好卫生安全防护后进行工作。处理工作结束后,医疗卫生机构应当对事件的起因进行调查,并采取有效的防范措施预防类似事件的发生。

64.医疗卫生机构对医疗废物处置人员要做好哪些职业安全防护?

根据接触医疗废物种类及风险大小的不同,采取适宜、有效的职业卫生防护措施,为机构内从事医疗废物分类收集、运送、暂时储存和处置等工作的人员和管理人员配备必要的防护用品,定期进行健康检查,必要时,对有关人员进行免疫接种,防止其受到健康损害。

65.感染性废物包括哪些?

(1)被病人血液、体液、排泄物污染的物品,包括棉球、棉签、引流棉条、纱布及其他多种敷料;一次性使用卫生品、一次性使用医疗用品及一次性使用医疗器械;废弃的被服;其他被病人的血液、体液、排泄物污染的物品。(2)医疗机构收治的隔离传染病病人或者疑似传染病病人产生的生活垃圾。(3)病原体的培养基、标本和菌种,毒种保存液。(4)各种废弃的医学标本。(5)废弃的血液、血清。(6)使用后的一次性使用医疗用品及一次性医疗器械。

66.病理性废物包括哪些?

(1)手术及其他诊疗过程中产生的废弃的人体组织、器官等。(2)医学实验动物的组织、尸体。(3)病理切片后废弃的人体组织、病理蜡块等。

67.在日常医疗活动过程中产生的医疗废物应如何处理?

感染性废物、病理性废物,少量药物性废物以及使用过的一次性帽子、口罩、一次性防护服、鞋套等应投入黄色垃圾袋中。用后的医用针、缝合针、备皮刀、手术刀等锐器应投入黄色标志利器盒。不得将以上医疗废物置于生活垃圾袋内。

68.盛装医疗废物的包装物(袋)有何要求?

容器(袋)外表面应当有警示标识,在每个包装物、容器上印有中文标签,中文标签的内容应当包括:医疗废物产生单位、产生日期、类别及需要的特别说明等。

69.手术室(部)环境卫生学管理要求有哪些?

(1)手术间日常清洁工作:每日手术前用清水湿式擦拭各种设施、物体表面及地面。术毕对物体表面、地面先用消毒剂擦拭,再用清水擦拭,保持干燥;局部被患者血液、体液、分泌物、排泄物污染时,先清除污染物后再用合适的消毒剂消毒后清水擦拭。手术台床单一人一用一清洁消毒;辅助用房及走道每日湿式清扫两次。若有污染及时清洁消毒。未经清洁、消毒的手术间不得连续使用。(2)手术人员工作鞋、洗手衣一人一用一清洗。(3)接送患者的推车应每日进行清洁消毒,车上物品保持清洁干净,若有污染及时更换;接送隔离患者的推车用后及时清洁消毒并更换车上用品。(4)设立每周卫生日，对天花板、墙面、地面、物体表面进行全面清洁与消毒，尤其是通风系统(空调等)的出风口、进风口。(5)不同区域的清洁、消毒的墩布、抹布应分开使用，宜选择不易脱落纤维的织物或者材料。每个手术间清洁时更换清洁的墩布或抹布。(6)保持手术室良好的通风和新风的输入。重视消毒剂、麻醉剂、烧灼烟雾等对手术室环境的污染，尽量选择对环境和人体健康无害的消毒剂进行环境清洁消毒。(7)规范管理医疗废物，按照《医疗卫生机构医疗废物管理办法》进行分类与运送，生活垃圾放入黑色垃圾袋内，感染性医疗废物放入黄色垃圾袋内，锐器放入锐器盒内收集，垃圾袋或容器内医疗废物达到其容积的3/4时应密封，由专门人员回收。每个容器外贴上警示标识及标签。

70. 手术室(部)工作人员的医院感染管理要求有哪些?

(1)限制进入手术室人员的数量，无关人员不得进入。教学和观摩手术人员也应限制在一定范围。进入手术室人员需要适当的培训，接受手术室工作制度和感染控制要求，进入手术室后按规定着装，服从手术室管理人员的安排，在手术室内不串手术间。(2)手卫生与着装要求，进入手术室人员须换上手术室(部)专用鞋、帽、口罩、工作服，要求自己的衣服、头发与口鼻不能外露，指甲短于指尖且清洁，须从工作人员通道进入。参与手术者应按规定进行外科洗手与手消毒，穿无菌手术衣，戴无菌手套，其他手术室人员必须按照卫生洗手法及时进行清洁洗手。外科洗手后手臂即不能接触未消毒灭菌物品;穿无菌手术衣及戴好无菌手套后，双手应在胸前区域活动，不能触摸腋中线以后、腰部以下和肩部以上区域。外科洗手与手消毒应符和《医务人员手卫生规范》的要求。手消毒剂应获得卫生部颁布的消毒产品卫生许可批件。(3)遵守无菌操作技术，参加手术人员应遵守手术中无菌原则，限制进入手术间人，通常一般手术不超过8~10

人,特殊手术视情况而定,其他无关人员不准进入手术间。原则不安排人员参观手术,如需安排时每间手术室参观人员不宜超过2人,参观人员距术者及无菌区域30cm以上且不能站得过高,不可在室内频繁走动或说话。手术时门窗关闭,尽量减少人员出入和在室内走动。手术过程中保持安静,尽量避免咳嗽、打喷嚏,不得已时须将头转离无菌区。口罩若潮湿应及时更换。手术时手术人员不能触及手术台及无菌器械台边缘以下布单,不得使用下垂超过手术床、器械台边缘以下的器械、敷料等无菌物品。无菌区内的所有物品都必须是无菌的,若无菌包破损、潮湿、可疑污染时均应视为有菌,不得使用。无菌区域布单若被血液或水沾湿,应加盖无菌巾或更换,尽量缩短手术器械暴露时间,长时间手术时可根据需要分批上器械。取用无菌物品时必须使用无菌持物钳,并与无菌区保持一定距离,任何无菌包及容器的边缘均视为有菌,取用无菌物品时不可触及。手术中若手套破损或接触到有菌物品,应立即更换,前臂或肘部若受污染应立即更换手术衣或加套无菌袖套。(4)手术结束后,医务人员脱下的手术衣、手套等物品应当放入手术间的指定位置,洗手后方可离开手术室。

71.隔离手术的要求有哪些?

(1)甲类传染病和按甲类管理的乙类传染病患者,朊毒体感染患者、气性坏疽患者、耐万古霉素金黄色葡萄球菌、VRE、泛耐药革兰阴性杆菌感染患者,以及不明原因感染患者的手术,应当在隔离手术间或负压手术间内进行,手术通知单上应注明感染诊断。隔离手术间限置一张手术台,手术间外应有隔离标志,手术结束后,应对手术间的物体表面及环境物品、仪器、空气、地面等进行终末消毒。(2)凡参加手术人员进入手术间后不得随意外出,巡回护士应设内外两名,如需要从手术间外拿取物品时,应由手术室外巡回护士传递。此类手术应拒绝参观。(3)手术间用物应尽量准备齐全,手术用过的器械、敷料和各种用物应及时消毒处理,切除的组织如坏死的肢体等,应放入双层黄色垃圾袋内密封后送焚烧,手术人员出手术间时应将隔离衣裤、口罩、帽子、鞋(套)脱在手术间,并消毒双手后方可离去。(4)手术间空气的消毒,可以使用过氧乙酸加热熏蒸消毒($3g/m^3$用量,稀释成1%溶液,关闭门窗,保持相对湿度60%~80%),或甲醛加热熏蒸消毒,或其他具有相同作用水平的消毒剂熏蒸消毒3h,负压手术间进行负压持续运转15min,再用清水抹净,封闭24h,经细菌培养合格后方可使用。(5)手术间物体和环境表面清洁消毒,在手术间空气消毒后进行。

72. 手术器械的清洗消毒灭菌要求有哪些?

(1)手术器械(包括各种手术用内镜)属高度危险物品,必须灭菌处理。在灭菌处理前务必清洗干净。灭菌方法首选压力蒸汽灭菌,不能压力蒸汽灭菌的器械可选择过氧化氢低温等离子体或环氧乙烷灭菌,无此类设备时采用化学浸泡灭菌的方法灭菌。化学浸泡灭菌浸泡时间必须达到《消毒技术规范》对该种消毒剂的要求,使用前需用无菌水将残留灭菌剂冲洗干净。情况紧急采用快速压力蒸汽灭菌时应即灭菌即使用。(2)手术使用各种敷料必须灭菌。一次性使用医疗用品不得重复使用。(3)手术器械原则上送消毒供应中心清洗灭菌,不在手术室内处理。如在手术室处理也应该按消毒供应中心的要求进行处理。少量精密手术器械如(腔镜)可以由手术室负责清洗灭菌,但应符合消毒供应中心有关标准的要求。(4)麻醉机及用具应定期清洁、消毒,接触患者的用品应一人一用一消毒,不重复使用一次性医疗用品。(5)压力蒸汽(预真空或脉动真空)灭菌器、快速压力蒸汽灭菌器、环氧乙烷灭菌器或低温过氧化氢等离子体灭菌器等的灭菌效果的监测应遵循《医院消毒供应中心第三部分清洗消毒灭菌效果监测标准》的要求进行监测。所使用的消毒剂、灭菌剂的检测应符合国家的有关法规。(6)经常打开的无菌物品盒,每天更换,放置的器械或敷料定期清理、定期灭菌,注意更换灭菌标记,过期敷料或可疑污染的物品应重新灭菌。(7)医护人员使用无菌物品和器械时,应当检查外包装的完整性、包内化学指示卡和灭菌有效日期,包装不合格或者超过灭菌有效期限以及肉眼发现可见污垢的器械、敷料和物品不得使用。(8)新设备及外租设备器械的管理:灭菌物品外包装清洁、完整、干燥,化学指示卡(管)、胶带的性状或颜色均变至规定的条件,生物学检测灭菌合格;一次性使用无菌物品的包装必须有医院统一采购,包装符合要求,有灭菌方法、批号、有效期标识,必须去除外包装放置于无菌区内,不能与有菌物品混放;灭菌物品必须在有效期范围内。

73. 手术前预防性使用抗菌药物的原则有哪些?

手术前预防性使用抗菌药物是预防手术部位感染的有效方法,适应于少部分清洁手术(手术范围大、时间长、污染机会增加;手术涉及重要脏器,一旦发生感染将造成严重后果者,如头颅手术、心脏手术、眼内手术等;异物植入手术,如人工心瓣膜植入、永久性心脏起搏器放置、人工关节置换等;高龄或免疫缺陷者等高危人群)、清洁—污染手术和污染手术。预防用药目的在于预防手术部位感染。给药时间和方式为切皮前30~60min静脉给药(非要使用万古霉素时提前到切皮前120min给药,剖宫产时在取出新生儿结扎脐带后给药)。原则上选择一代头孢菌素如头孢唑林,涉及肠道与生殖道的手术或可能发生厌氧菌感染时可以选择二代头孢菌素如头孢呋辛或加用甲硝唑。手术超过3h或失血1500ml时可以重复给药一次,预防用药原则不超过24h,特殊情况不超过72h。

74.术野皮肤消毒原则中消毒的顺序如何操作？消毒的范围以切口为中心向外为多少厘米？

消毒原则中消毒的顺序是以手术切口为中心由内向外涂擦。如为感染性伤口、肛门部、结肠造瘘口等部位手术,则应自手术区域外周向切口部涂擦。已接触污染部位的消毒用纱布球,不要再返回清洁处涂擦。消毒的范围以切口为中心向外为15~20cm。

75.洁净手术室的净化分为几个级别？不同净化级别手术间的适用手术种类为哪些？

一般分为100级、1000级、10000级、100000级。特别洁净(100级):用于关节置换,器官移植,脑、心脏及眼科手术中的无菌手术;标准洁净(1000级):用于胸、整形、泌尿、肝胆胰、骨外及普外科的一类无菌手术;一般洁净(10000级):用于普外(除一类手术),妇产科等手术;准洁净(100000级):用于肛肠外科及污染类等手术。

76.手术室出入路线应该有几条？是怎样布局划分的？

手术室应设有3个出入口,即病人出入口、工作人员出入口、污物出口。

77.无菌操作台的铺巾为几层？无菌操作台四周敷料下垂多少厘米？

无菌操作台的铺巾4~6层,无菌操作台四周敷料下垂30cm。

78.手术区的环境怎样划分？

分为无菌区、清洁区、半清洁区、污染区。无菌区包括手术间、无菌物品储存间。清洁区包括刷手间、器械敷料准备间、麻醉准备间、麻醉恢复室。半清洁区包括病人等候室、办公室、护士站、休息室、更衣室等。污染区包括污物存放及杂物间、浴室、卫生间等。

79. 洁净手术部对人流的要求有哪些?

(1)严格控制进入洁净手术室的人员数量。(2)进入洁净手术室的人员均应完成相关培训,严格按三区管理要求更衣、更鞋。(3)进入洁净区的人员必须穿消毒的洗手衣裤,戴口罩、帽子。(4)手术及相关人员在洁净区内不得随意窜手术间,参观人员位置应相对固定。(5)手术病人应在穿洁净的病员服后,用平车运送至手术室,并通过交换车进入手术间。

80. 洁净手术部对物流的要求有哪些?

(1)进入洁净手术室的一次性物品,必须拆除外包装后方可进入。(2)消毒、灭菌后的物品,按指定的最短路线进入无菌物品存放间。(3)无菌器械、敷料,严格按灭菌有效期限的顺序摆放和使用。(4)外来器械或厂家器械进入手术室时必须进行登记,进行清洗、消毒灭菌。(5)术后医疗废弃物、器械、标本从专用通道进入处置间进行分类处置。

81. 普通手术间空气采样方法?

手术间处于静态,监测前手术间须清洁消毒(紫外线或空气消毒机)30min后进行,培养皿以对角线位置放置3个点。培养皿的盖打开时要扣在平皿的边沿上,操作时双手或手指不可跨越无菌区,放置时由里到外,收回时则由外到里。注明放置时间及手术间序号,采样5min后收回,立即送检验科进行培养,培养结果登记并上报感染科后保存备案。

82.洁净手术室空气采样方法?

(1)应在手术间清洁消毒后,空调净化系统按照不同的级别要求完成手术间自净时间(自净时间:百级15min、千级30min、万级45min)后,手术间处于静态时进行监测。(2)放置高度为0.8~1.5m,距墙面1m。监测时注意点:培养皿的盖打开时要扣在平皿的边沿上,操作时双手或手指不可跨越无菌区,放置时由里到外,收回时则由外到里。注明放置时间及手术间序号,采样30min后收回,立即送检验科进行培养,培养结果登记并上报感染科后保存备案。

83.洁净手术间空气采样时如何放置培养皿?

百级手术间放置培养皿13个,其中手术区放置5个点,均匀摆放,周边区放置8个点,均匀摆放于手术间的四边;千级、万级、十万级手术间放置培养皿共5个,手术区单对角线放置3个点,周边区放置1个点。

84.试述物体表面监测方法?

选择灭菌消毒后4h的物体进行表面采样,采样面积<100cm²取全部表面,采样面积≥100 cm²则取100 cm²。操作方法:用5cm×5cm的标准灭菌规格板,放在被检物体表面,用浸有无菌生理采样液的棉拭子一支在规格板内横竖往返各旋转涂抹5次,连续采样1~4个规格板面积,剪去手接触的部分,放入装有10ml采样液的试管中送检。门把手等小型物体则采用棉拭子直接涂抹物体表面的方法。监测结果应≤5cfu/cm²。

85.什么是外科手消毒?

外科手消毒是指外科手术前医务人员用皂液和流动水洗手,再用手消毒剂清除或者杀灭手部暂居菌和减少常居菌的过程。使用的手消毒剂常具有持续抗菌活性。

86.外科手消毒方法包括几种?

包括两种:免刷手消毒方法和刷手消毒方法。

87.简述免刷手消毒方法?

(1)先用流动水打湿双手、前臂、上臂。(2)取适量的手消毒剂揉搓至双手的每个部位、前臂和上臂下 1/3,并认真揉搓 2~6min,用流动水冲洗双手、前臂和上臂下 1/3,用无菌巾彻底擦干。流动水应达到GB5749 的规定。特殊情况水质达不到要求时,手术医生在戴手套前,应用醇类消毒剂再消毒双手后戴手套。

88.涂抹外科手消毒液的方法?

(1)取免冲洗手消毒剂于一侧手心,揉搓一侧指尖、手背、手腕,将剩余手消毒液环转揉搓至前臂、上臂下 1/3。(2)取免冲洗手消毒剂于另一侧手心,步骤同上。(3)最后取手消毒剂,按照六步洗手法揉搓双手至手腕部,揉搓至干燥。

89.简述刷手消毒方法?

(1)清洁洗手。(2)刷手:取无菌手刷,取适量洗手液或外科手消毒液,刷洗双手、前臂、至上臂下 1/3,时间约 3min。刷时稍用力,先刷甲缘、甲沟、指蹼,再由拇指桡侧开始,渐次到指背、尺侧、掌侧,依次刷完双手手指。然后再分段交替刷左右手掌、手背、前臂至肘上。刷手时要注意勿漏刷指间、腕部尺侧和肘窝部。用流动水自指尖至肘部冲洗,不要在水中来回移动手臂。用无菌巾从手至肘上依次擦干,不可再向手部回擦。拿无菌巾的手不要触碰已擦过皮肤的巾面。同时还要注意无菌巾不要擦拭未经刷过的皮肤。同法擦干另一手臂。

90.外科手消毒的注意事项有哪些?

(1)在整个过程中过程中双手应保持位于胸前并高于肘部,保持收件朝上,使水由指尖流向肘部,避免倒流;(2)手部皮肤应无破损;(3)冲洗双手时避免溅湿衣裤;(4)戴无菌手套前,避免污染双手;(5)摘除外科手套后应清洁洗手;(6)外科手消毒剂开启后应标明日期、时间,易挥发的醇类产品开瓶后的使用期不得超过30d,不易挥发的产品开瓶后使用期不得超过60d。

91.六步洗手法指那六步?

第一步:掌心相对,手指并拢,相互揉搓;第二步:手心对手背沿指缝相互揉搓,交换进行;第三步:掌心相对,双手交叉指缝相互揉搓;第四步:弯曲手指关节在另一手掌心旋转揉搓,交换进行;第五步:右手握住左手大拇指旋转揉搓,交换进行;第六步:将五个手指尖并拢放在另一手掌心旋转揉搓,交换进行。

92.穿手术衣后的无菌范围区域?

穿上无菌手术衣、戴上无菌手套后,肩部以下、腰部以上、腋前线前、双上肢为无菌区,若为全遮盖式手术衣,背部也可达无菌。

93.切口愈合等级怎样划分?

切口愈合分级:(1)甲级愈合,用"甲"代表,是指愈合优良,没有不良反应的初期愈合。(2)乙级愈合,用"乙"代表,是指愈合欠佳,愈合处有炎症反应,如红肿、硬结、血肿、积液等但未化脓。(3)丙级愈合,用"丙"代表,是指切口化脓,需切开引流。

94.各种手术伤口拆线日期为几天?

(1)无菌手术切口,局部及全身无异常表现,已到拆线时间,切口愈合良好者。面颈部4~5d拆线;下腹部、会阴部6~7d;胸部、上腹部、背部、臀部7~9d;四肢10~12d,近关节处可延长一些,减张缝线14d方可拆线。(2)伤口术后有红、肿、热、痛等明显感染者,应提前拆线。

95.根据手术无菌程度,将手术分为几类?

分为三类:(1)清洁手术:亦称无菌手术,施行手术部位,其组织和病变部分没有感染,手术全过程在无菌情况下进行。例如甲状腺次全切术、单纯疝修补术、各种体表良性肿瘤切除术等。(2)污染手术:在手术过程中的某一阶段,手术区有被细菌污染的可能,例如空腔脏器或腔隙被切开(胃肠道手术、胆道手术、肺叶切除、肾切除、口腔手术等),不可避免地带来手术野的污染。(3)感染手术:手术部位已有感染或化脓。例如各种脓肿的切开引流术、胃肠道穿孔并发腹膜炎的剖腹术、绞窄性疝手术、化脓性胆管炎胆总管探查引流术等。

96.什么是无菌技术?

指在医疗护理操作中,防止一切微生物侵入人体和防止无菌物品、无菌区域被污染的操作技术。

97.无菌技术操作原则包括哪些内容?

(1)进行无菌操作时,环境要清洁,操作区要宽敞,关门,严禁在人员走动频繁或尘土飞扬的环境中操作;(2)进行无菌操作前,戴好口罩帽子,认真洗手;(3)无菌物品必须放在无菌容器、无菌包或无菌区内。平时保持干燥,无菌包一旦潮湿不可使用;(4)无菌操作时未经消毒的手臂不可跨越无菌区;(5)无菌物品要用无菌持物钳夹取,无菌物品一经取出,不得再放回无菌容器内;(6)持取无菌物品时要面向无菌区,手臂必须保持在自己腰部水平或桌面以上,不可过低;(7)不可面向无菌区大声谈笑、咳嗽、打喷嚏。

98.手术中的无菌原则有哪些?

(1)手术人员洗手、穿无菌衣和戴手套之后,双手不得下垂、叉腰、夹在腋下或高举超过肩部,应放在胸前。等待手术时,可站立在手术台侧方,避开其他忙于工作的人员。(2)开始手术后,手术人员应紧接手术台,可正面对向手术台,不应完全侧身,更不应背对手术台。(3)传递器械,只可在胸前平递,不可过低或过高,更不可从背后传递。(4)台下人员向台上传递器械时,必须用无菌持物钳。持物钳持物时,应保持水平位,避免持物钳上可能有液体流下引起沾染。(5)一旦发现任何手术人员或物品受到沾染,必须立即重新消毒或更换。(6)台上手术人员如需要调换位置,应退离台边半步,转身移动,不接触周围人和物;也不应面对旁边的手术人员背部而直接换位。

99.含氯消毒剂的杀菌机制是什么?

含氯消毒剂的杀菌机制是通过溶于水后所产生的次氯酸及新生态氧,使菌体蛋白变性凝固氧化分解。

100.戊二醛的杀菌机制是什么?

戊二醛的杀菌机制是通过对微生物蛋白质的烷基化作用封闭细胞外层,灭活细胞酶。

101.手术室物体表面微生物监测合格标准是多少?

(1)Ⅰ、Ⅱ类区域:细菌总数≤5cfu/cm^2,并未检出致病菌为消毒合格。(2)Ⅲ类区域:细菌总数≤10cfu/cm^2,并未检出致病菌为消毒合格。(3)Ⅳ类区域:细菌总数≤15cfu/cm^2,并未检出致病菌为消毒合格。

102.油纱干热灭菌的温度、时间是多少? 厚度不超过多少厘米?

温度160℃,时间2h,厚度不超过1.3cm。

103.各种无菌物品有效时间?

无菌包打开后未被污染并重新包裹,有效期不超过24h。开瓶后未用完的无菌液体有效期不超过24h。手术室无菌持物钳的有效期,干缸持物钳每台手术一更换,手术过6h更换。铺好的无菌治疗方盘的有效时间应为4h。

104.无菌器械台推移的要求?

洗手护士移动无菌器械台时,应将双手放于无菌桌内侧,缓慢平移,防止水盆内的液体溅出。巡回护士移动无菌台时,应手握车腿,避开下垂包布的无菌面。

105.无菌术与无菌技术有什么区别?

(1)无菌技术:是指在执行医疗、护理技术过程中,防止一切微生物侵入机体和保持无菌物品及无菌区域不被污染的操作技术和管理方法。(2)无菌术:微生物普遍存在于人体和周围环境。在手术、穿刺、注射、插管、换药等过程中,如不采取一定措施,微生物即可通过直接接触、飞沫和空气进入伤口,引起感染。无菌术即是针对这些感染来源所采取的一种预防措施,由灭菌法、抗菌法和一定的操作规则及管理制度所组成。

106.临床常用置入物材料是什么?

置入物是指放置于外科操作造成的或者生理存在的体腔中,留存时间是30d或者以上的可置入型物品。临床常用置入物有钢板、螺钉、吻合钉、补片、心脏瓣膜、人造血管、关节假体等。而手术中留置的输尿管内支架管对尿液起内引流作用,在体内停留时间 < 30d,故此类物品不属于置入物,也不需要进行生物监测。

107.置入物包装类型有几种?

置入物包装类型分为:已灭菌和未灭菌两种。(1)已灭菌的置入物,不需进行生物监测,可直接接收使用。因为它们在出厂前已有生产厂家、生产批号、灭菌日期等,具备可追溯性,因此不必再行生物监测。只需提供灭菌包装物、产品标识条形码即可。但使用前必须严格检查包装的完整性,若包装破损或被怀疑可能遭到损坏时应视为未灭菌,应退回厂家重新消毒或做其他处理。(2)未灭菌置入物,接收后必须进行统一消毒灭菌处理。置入物应在生物监测合格后,方可发放使用。

108.如何加强置入器械及物品的灭菌管理?

根据2009年卫生部颁布有关规定,在遵循消毒灭菌管理原则的基础上,还必须对置入物、植入物器械、外来医疗器械实施严格管理。(1)所有置入物使用必须符合《医疗器械和药品准入制度》及相关规定,三证齐全。(2)外来器械必须重新清洗、包装、灭菌。(3)一般情况下快速灭菌。等离子灭菌均不能用于置入物灭菌。(4)紧急情况灭菌进行时,可在生物PCD中加用5类化学指示物,5类化学指示物合格可作为提前放行的标志。生物监测结果报告单,贴在相应的记录单上,记录应保证完全的可追溯性。在生物监测结果出来前使用置入物应视为特例,而不是常规。(5)置入物使用记录应可追溯到产品名称、型号、数量、生产厂商、供应商。以上资料一式两份,一份留病历,另一份保存于设备科或药械科。(6)若厂家提供的置入物已灭菌,应保留产品的灭菌标识条形码,供追溯。(7)有条件的手术室可存放1~2套已做好生物监测的钢板、螺钉,以备急诊手术用,使用后及时补充。

109.紫外线的作用原理是什么?

答:紫外线是一种低能量的电池辐射,波长范围为200~275nm,其中253.7nm波长的紫外线杀菌力最强,一般以253.7nm作为杀菌紫外线波长的代表。紫外线的灭菌作用是使微生物细胞内核酸、原浆蛋白和酶发生化学变化而死亡,主要用于空气和物体表面的消毒。紫外线具有广谱杀菌作用,能杀灭各种微生物,包括细菌、繁殖体、结合杆菌、病毒、芽孢和真菌。不同种类的微生物对紫外线的敏感性不同,革兰阴性菌最为敏感,其次是革兰阳性菌,再次是芽孢,真菌孢子抵抗力最强。

110.使用紫外线灯时的注意事项有哪些?

(1)紫外线灯用于空气消毒时应注意:在室内无人的条件下,可采用悬吊式或移动式直接照射法。紫外线消毒的适宜温度为20℃~40℃时速度,相对湿度应大于60%。采用悬吊紫外线灯消毒时,室内安装紫外线灯(30W紫外线灯,在1m处的强度 > 70Uw/cm^3)的数量为平均每立方米不少于1.5W,照射时间30~60min。(2)紫外线用于物表消毒时要注意:紫外线光波不能穿透物品,被照物品应使其两面均受到照射。表面消毒要求物体表面干净平滑,表面全部照到,杀菌才有效。紫外线消毒纸张、织物等粗糙表面及被有机物保护的微生物时要适当延长照射时间。灯管距照射物表面不应超过1.2~1.5m。紫外线新灯管30W不低于100Uw/cm^2,使用中的旧管在70Uw/cm^{2}以上才符合要求,低于50Uw/cm^{2}必须更换。灯管每天用酒精棉球擦净,开灯5~7min计时,照射1h,50~70Uw/cm^{2}延长照射。紫外线光对人体皮肤、角膜有损害,不能直接照射,紫外线放出臭氧,臭氧过多可使人中毒。在有人工作的环境中,臭氧的浓度不得超过0.3mg/m^3。

111. 使用无菌物品前应查看的内容是什么?

使用前查看无菌物品的灭菌日期,包装是否完整,有无潮湿,以及知识胶带与指示卡变色是否均匀一致,是否达到灭菌要求,否则不能使用。

112. 何谓手术部位感染?

卫生部下发的《医院感染诊断标准(试行)》中将手术部位感染分为表浅手术部位感染、深部手术切口感染、器官(或腔隙)感染三个层次。手术部位感染主要是临床定义。手术部位在术后1个月内出现脓性分泌物、脓肿或蜂窝组织炎,即被简单定义为手术部位感染。

113. 表浅手术切口感染的诊断标准是什么?

手术后30d内发生在皮肤或皮下组织的感染,且具以下任何一项者:(1)切口有脓性分泌物;(2)伤口内的分泌物或软组织培养出病原微生物;(3)伤口有感染的症状或体征(红、肿、热、痛),外科医生主动开放伤口但伤口内分泌物培养阴性者除外;(4)临床医生诊断为表浅切口手术部位感染。

114. 深部手术切口感染的诊断标准是什么?

无植入物术后30d内,有植入物术后1年内发生的与手术有关并涉及切口深部软组织(深筋膜和肌肉)的感染,并具以下任何一项者:(1)发热至38℃以上,局部疼痛和压痛,创口自发裂开或被外科医生开放,切口分泌物培养阴性除外;(2)出现局限性脓肿,脓性引流物或穿刺抽到的脓液来自深部切口而不是器官手术的腔隙;(3)再次手术探查时、进行病理组织学或放射学检查时发现脓肿或其他明显感染证据;(4)外科医生诊断为深部切口感染者。

115.器官或腔隙感染的诊断标准是什么?

无植入物术后30d、有植入物术后1年内发生的与手术有关(除皮肤、皮下、深筋膜和肌肉以外)的器官或腔隙感染,并具以下任何一项者:(1)从器官或腔隙内引流或穿刺有脓液;(2)组织或流出物培养分离出病原微生物;(3)再次手术探查时、进行病理组织学或放射学检查时发现脓肿或其他明显感染证据;(4)外科医生对器官或腔隙手术部位感染答诊断。

116.手术部位感染的来源途径有哪些?

感染答外源途径主要有手术室环境、手术室人员、所有医疗器械、外科医生和其他工作人员;内源途径主要有患者自身答皮肤或手术部位的菌丛,极少数是由手术时输血引起的。

117.什么是感染手术? 常见的感染手术有哪些?

感染手术主要是指手术部位已受到病原微生物感染或直接暴露于感染区中的手术。包括有急性感染灶的手术、各空腔脏器破裂和穿孔的手术以及有严重污染伤口答手术。手术过程中,患者的血液、引流液、组织液、排泄液、分泌物等对周围环境及手术者均可造成污染,如果处理不当,可引起交叉感染,甚至引起某一菌种所致疾病的暴发和流行。常见的感染手术有各部位脓肿切开或切除(皮肤、阑尾、膈下、胰及各体腔等),胃、肠、阑尾穿孔,皮肤蜂窝组织炎,感染性创伤,烧伤感染,炭疽,气性坏疽,破伤风等。

118.配合感染手术时,术中护理注意事项有哪些?

(1)严格限制手术间人数,感染手术一般不安排人员参观。(2)手术过程中手术间人员不能随意外出,如必须外出时需按术后处置方法经特殊处置后方可外出。(3)手术过程中需要临时借用其他手术间的物品、器械时,应由室外专人向室内人员传递,进入室内的器械、物品必须经相应处理后方可拿出。特殊感染手术(破伤风、气性坏疽、炭疽和艾滋病等),室内工作人员要戴手套、穿隔离衣。(4)手术者应穿双层手术衣。根据卫生部2004年6月1日起实施的《医务人员艾滋病病毒职业暴露工作指导原则》,在给艾滋病患者或艾滋病病毒携带者手术时,有可能发生血液、体液飞溅到医务人员的面部,医务人员应戴具有防渗透性能的口罩和防护眼罩,有可能发生血液、体液大面积飞溅和污染医务人员身体时,还应穿戴具有防渗透性能的隔离衣或者围裙;有皮肤破损者参加手术工作时,应带双层手套。(5)手术过程中要特别注意防止被针头、缝针、刀片等锐器刺伤。①使用持针器装卸刀片,禁止用手装卸刀片;②传递锐器时不能将锐利面直接放到术者手中;③禁止将使用过的针头重新戴上针头套;④禁止直接用手接触使用过的针头、刀片等锐器;⑤术中使用过的敷料、引流液、冲洗液、切除组织和脏器等,应集中放置于无渗漏的袋或容器中;⑥污染液体的抽取和放出动作均应轻柔,尽量减少对周围环境及工作人员的污染。

119. 手术野皮肤消毒方法及步骤?

(1)器械护士将盛浸蘸0.5%碘伏纱布的消毒弯盘与敷料钳递给消毒者。(2)第一遍消毒通常以手术切口为中心,向周围皮肤无遗漏地均匀涂抹碘伏,包括切口周围至少15cm的区域,如手术时有延长切口的可能,则应适当扩大消毒范围。如为感染伤口或会阴、肛门等处手术,应从外周向感染伤口或会阴、肛门处涂擦。(3)更换敷料钳,浸蘸0.5%碘伏纱布再次均匀涂抹一遍,完成消毒过程。(4)已经接触污染部位的消毒纱球或纱布不可再返擦清洁处,涂擦消毒液时要无遗漏地均匀涂抹。(5)消毒时手不可碰到手术区皮肤,消毒者持消毒钳的手应高于消毒纱布,防止消毒液返流到手上。(6)消毒腹部皮肤时,先在脐窝中滴数滴消毒溶液,待皮肤消毒完毕后再擦净。

120. 铺无菌单的注意事项有哪些?

(1)在铺巾前,应先确定切口部位。铺好4块治疗巾后,用巾钳固定,防止下滑。手术铺巾答顺序是先下后上、先对侧后本侧。(2)无菌巾铺好后,不可随意移动,如位置不准确,只能由手术区向外移,而不能向内移(以免污染手术区)。(3)消毒的手臂不能接触靠近手术区的灭菌敷料,铺单时,双手只接触手术单的边角部。(4)手术野四周及托盘上的无菌单为4~6层,手术野以外为2层以上,术中一经浸湿,即失去无菌隔离的作用,应重加盖无菌巾单。(5)无菌单的头端应盖过麻醉架,两侧和尾部应下垂超过手术台边缘30cm。(6)打开的无菌单与治疗巾,勿使其下缘接触无菌衣腰平面以下及其他有菌物品。铺无菌单时如被污染应当立即更换。(7)铺置第一层无菌单者不穿手术衣,不戴手套。双手只接触手术单的边角处,避免接触手术切口周围答无菌手术单部分。(8)放置剖腹单一般由手术者或其他助手穿戴好无菌手术衣和手套后进行,要手握单角向内卷遮住手背,以防手碰到周围有菌物品,如麻醉架、输液管等而被污染。(9)铺完第一层无菌单后,铺巾者要再次用消毒液涂擦手臂、穿无菌衣、戴无菌手套后方可铺其他层无菌单。(10)固定最外一层无菌单或固定皮管、电灼线等不得用巾钳,以防钳子移动造成污染,可用组织钳固定。(11)铺置一次性无菌手术薄膜前先用无菌纱布擦干手术野皮肤。

第五章　输血相关知识

1.什么是血液保护?

血液保护就是通过各种方法,保护和保存血液,防止丢失、破坏和传染,并有计划地管理好,利用好这一天然资源。

2.血液保护的方法有哪些?

(1)减少术中失血的方法:包括控制性降压,动脉阻断法,止凝血药物的应用。(2)自体输血:方式包括术前自体血储备、血液稀释和血液回收三种。

3.何谓血液稀释?

血液稀释指在手术前一边为病人采血并暂时把血液储存起来,另一边用晶体液或胶体液不断地给病人补充循环血容量,手术过程中利用稀释的血液维持循环功能,最大限度地降低血液浓度而减少血液红细胞的丢失,从而减少术中失血,待手术结束前有计划地将采集的血液回输给病人。

4.血液稀释的适应证有哪些?

(1)预计手术出血量 > 800ml;(2)稀有血型者需行重大手术;(3)因宗教信仰而拒绝输异体血者;(4)红细胞增多症包括真性红细胞增

多症和慢性缺氧造成的红细胞增多症。

5.血液稀释的禁忌证有哪些?

(1)贫血,Hct < 30%;(2)低蛋白血症,血浆白蛋白 < 25g/L;(3)凝血功能障碍;(4)老年人或小儿;(5)颅内压增高;(6)重要脏器功能不全,如心肌梗死、肺动脉高压、呼吸功能不全、肾功能不全等。

6.什么是血液回收? 分为几种方法?

血液回收是指使用血液回收装置将手术野的血液回收,经处理后再回输给病人的方法。按对回收血的处理方法不同,血液回收可分非洗涤式血液回收和洗涤式血液回收两种。

7.非洗涤式血液回收和洗涤式血液回收各有何优缺点?

非洗涤式血液回收直接将术中失血回收、抗凝、过滤后回输给病人,具有经济、简单、不废弃血液中的血浆成分等优点,但其不足之处是血液中混合有异物以及吸引过程中易造成红细胞的破坏,可引起以溶血为主的多种并发症。洗涤式血液回收指用洗血细胞机将手术野的血液吸引入储血器,经过滤、离心、洗涤后,收集浓缩的红细胞回输给病人。洗涤式血液回收还能把浸染在纱布块上的血液进行回收。洗涤式血液回收通常可回收60%~70%的失血。此法最大的优点是并发症少,缺点是废弃了血液中的血浆成分。

8.血液回收的禁忌证有哪些?

以下情况不应使用血液回收技术:(1)血液受胃肠道内容物、消化液或尿液污染者;(2)血液可能受肿瘤细胞污染者;(3)有脓毒症或菌血症者;(4)合并心、肺、肝、肾功能不全或原有贫血者;(5)胸腔、腹腔开放性损伤超过4h以上者;(6)凝血因子缺乏者等。

9.什么是成分输血?

就是把全血中的各种有效成分分离出来,分别制成高浓度的血液成分制品和血浆蛋白制品,然后根据不同病人的需要,输给相应的制品。

10.成分输血的优点有哪些?

(1)制剂容量小,浓度和纯度高,治疗效果好;(2)使用安全,不良反应少;(3)减少输血传播疾病的发生;(4)便于保存,使用方便;(5)综合利用,节约血液资源。

11.成分输血的种类有哪些?

包括:(1)红细胞制剂;(2)新鲜冰冻血浆;(3)血小板;(4)冷沉淀物。

12.成分输血有何特点?

(1)成分血中单一成分少而浓度高,除红细胞制品以每袋100ml为1单位外,其余制品,如白细胞、血小板、凝血因子等每袋规格均以25ml为1单位。(2)成分输血每次输入量为200~300ml,即需要8~12单位的成分血,这意味着一次给患者输入8~12位供血者的血液。

13.成分输血有什么注意事项?

(1)某些成分血,如白细胞、血小板等(红细胞除外),存活期短,为确保成分输血的效果,以新鲜血为宜,且必须在24h内输入体内(从采血开始计时)。(2)除血浆和清蛋白制剂外,其他各种成分血在输入前均需进行交叉配血试验。(3)成分输血时,由于一次输入多个供血者的成分血,因此在输血前应根据医嘱给予患者抗过敏药物,以减少过敏反应的发生。(4)由于一袋成分血只有25ml,几分钟即可输完,固成分输血时,护士应全程守护在患者身边,进行严密的监护,不能擅自离开患者,以免发生危险。(5)如患者在输成分血的同时,还需输全血,则应先输成分血,后输全血,以保证成分血能发挥最好的效果。

14.常见的输血反应有哪些?

常见的输血反应有发热反应、过敏反应、溶血反应、与大量输血有关的反应如循环负荷过重的反应、出血倾向及枸橼酸钠中毒等。

15.发生发热反应的原因有哪些?

(1)由致热原引起,如血液、保养液或输血用具被致热原污染。(2)多次输血后,受血者血液中产生白细胞和血小板抗体,当再次输血时,受血者体内产生的抗体与供血者的白细胞和血小板发生免疫反应,引起发热。(3)输血时没有严格遵守无菌操作原则,造成污染。

16.出现输血后发热反应的临床表现有什么及护理预防措施有哪些?

发热反应可发生在输血过程中或输血后1~2h内,患者先有发冷、寒战,继之出现高热,体温可达38℃~41℃,可伴有皮肤潮红、头痛、恶心、呕吐、肌肉酸痛等全身症状,一般不伴有血压下降。发热持续时间不等,轻者持续1~2h即可缓解,缓解后体温逐渐降至正常。预防发热的措施有:严格管理血库保养液和输血用具,有效预防致热原,严格执行无菌操作。

17.病人输血过程中发生放热反应应如何进行处理?

(1)反应轻者减慢输血速度,症状可以自行缓解;(2)反应重者应立即停止输血,密切观察生命体征,给予对症处理(发冷者注意保暖,高热者给予物理降温),并及时通知医生;(3)必要时遵医嘱给予解热镇痛药和抗过敏药,如异丙嗪或肾上腺皮质激素等;(4)将输血器、剩余血连同储血袋一并送检。

18.病人输血发生过敏反应的原因有哪些?

(1)患者为过敏体质,对某些物质易发生过敏反应。输入血液中的异体蛋白质与患者机体的蛋白质结合形成全抗原而使机体致敏。(2)输入的血液中含有致敏物质,如供血者在采血前服用过可致敏的药物或进食了可致敏的食物。(3)多次输血的患者,体内可产生过敏性抗体,当再次输血时,抗原抗体相互作用而发生输血反应。(4)供血者血液中的变态反应性抗体随血液传给受血者,一旦与相应的抗原接触,既可发生过敏反应。

19.发生输血后过敏反应的临床表现有哪些?

过敏反应大多发生在输血后期或即将结束输血时,其程度轻重不一,通常与症状出现的早晚有关。症状出现越早,反应越严重。(1)轻度反应:输血后出现皮肤瘙痒,局部或全身出现荨麻疹。(2)中度反应:出现血管神经性水肿,多见于颜面部,表现为眼睑、口唇高度水肿。也可发生喉头水肿,表现为呼吸困难,两肺可闻及哮鸣音。(3)重度反应:发生过敏性休克。

20.如何预防输血后过敏反应的发生? 一旦发生如何处理?

预防措施有:(1)正确管理血液和血制品;(2)选用无过敏史的供血者;(3)供血者在采血前4h内不宜吃高蛋白和高脂肪的食物,宜用清淡饮食或饮糖水,以免血中含有过敏物质;(4)对有过敏史的患者,输血前根据医嘱给予抗过敏药物。一旦发生过敏反应,应根据反应的程度给予对症处理:(1)轻度过敏反应,减慢输血速度,给予抗过敏药物,如苯海拉明、异丙嗪或地塞米松,用药后症状可缓解;(2)中、重度过敏反应,应立即停止输血,通知医生,根据医嘱皮下注射1:1000肾上腺素0.5~1ml或静脉滴注氢化可的松或地塞米松等抗过敏药物;(3)呼吸困难者给予氧气吸入,严重喉头水肿者行气管切开;(4)循环衰竭者给予抗休克治疗;(5)监测生命体征变化。

21.何谓溶血反应?分几种?各有什么原因引起?

溶血反应是受血者或供血者的红细胞发生异常破坏或溶解引起的一系列临床症状。溶血反应是最严重的输血反应,分为血管内溶血和血管外溶血。引起血管内溶血的原因有:(1)输入了异型血液:供血者和受血者血型不符而造成血管内溶血,反应发生快,一般输入10~15ml血液即可出现症状,后果严重。(2)输入了变质的血液:输血前红细胞已经被破坏溶解,如血液储存过久、保存温度过高、血液被剧烈震荡或被细菌污染、血液内加入高渗或低渗溶液或影响pH的药物等,均可导致红细胞破坏溶解。引起血管外溶血的原因:多有Rh系统内的抗体(抗D、抗C和抗E)引起。临床常见Rh系统血型反应中,绝大多数是有D抗原与其相应的抗体相互作用产生抗原抗体免疫反应所致。反应的结果使红细胞破坏溶解,释放出的游离血红蛋白转化为胆红素,经血液循环至肝脏后迅速分解,然后通过消化道排出体外。Rh阴性患者首次输入了Rh阳性血液时不发生溶血反应,但输血2~3周后体内即产生抗Rh因子的抗体。如再次接受Rh阳性的血液,既可发生溶血反应。

22.发生溶血反应的临床表现有哪些?

临床表现轻重不一,轻者与发热反应相似,重者在输入10~15ml血液时即可出现症状,死亡率高。通常可将溶血反应的临床表现分为以下三个阶段。第一阶段:受血者血清中的凝集素与输入血中红细胞表面的凝集原发生凝集反应,使红细胞凝集成团,阻塞部分小血管。患者出现头部胀痛,面部潮红,恶心、呕吐,心前区压迫感,四肢麻木,腰背部剧烈疼痛等反应。第二阶段:凝集的红细胞发生溶解,大量血红蛋白释放到血浆中出现黄疸和血红蛋白尿(尿呈酱油色),同时伴有寒战、高热、呼吸困难、发绀和血压下降等。第三阶段:一方面,大量血红蛋白从血浆进入肾小管,遇酸性物质后形成结晶,阻塞肾小管。另一方面,由于抗原、抗体的相互作用,又可引起肾小管内皮缺血、缺氧而坏死脱落,进一步加重了肾小管阻塞,导致急性肾衰竭,表现为少尿或无尿,管型尿和蛋白尿,高钾血症、酸中毒,严重者可致死亡。

23. 输血时如何预防溶血反应的发生?

(1)认真做好血型鉴定与交叉配血试验;(2)输血前认真查对,杜绝差错事故的发生;(3)严格遵守血液保存规则,不可使用变质血液。

24. 一旦发生溶血反应,应如何进行处理?

(1)立即停止输血,并通知医生。(2)给于氧气吸入,建立静脉通道,遵医嘱给予升压药或其他药物治疗。(3)将余血、患者血标本和尿标本送化验室进行检验。(4)双侧腰部封闭,并用热水袋热敷双侧肾区,解除肾小管痉挛,保护肾脏。(5)碱化尿液:静脉注射碳酸氢钠,增加血红蛋白在尿液中的溶解度,减少沉淀,避免阻塞肾小管。(6)严密观察生命体征和尿量,插入导尿管,检测每小时尿量,并做好记录。若发生肾衰竭,行腹膜透析或血液透析治疗。(7)若出现休克症状,应进行抗休克治疗。(8)心理护理:安慰患者,消除其紧张、恐惧心理。

25.枸橼酸钠中毒反应发生的原因、临床表现及护理措施有哪些?

枸橼酸钠中毒反应发生的原因:大量输血使枸橼酸钠大量进入体内,如果患者的肝功能受损,枸橼酸钠不能完全氧化和排出,而与血中的游离钙结合使血钙浓度下降。临床表现有:患者出现手足抽搐,血压下降,心率缓慢。心电图出现,Q-T间期延长,甚至心搏骤停。护理措施有:遵医嘱常规每输入库存血1000ml,静脉注射10%葡萄糖酸钙10ml,防止发生低血钙。

26.枸橼酸钠抗凝的作用机理是什么?

枸橼酸钠中的枸橼酸根离子可与血中的Ca^{2+}相结合,形成不易离解的可溶性络合物,使血液中Ca^{2+}浓度降低,而产生抗凝作用。

27.肝素钠抗凝的作用机理是什么?

由于肝素钠具有带强负电荷的理化特性,能干扰血凝过程的许多环节,在体内外都有抗凝血作用。其作用机制比较复杂,主要通过与抗凝血酶Ⅲ(AT-Ⅲ)结合,而增强后者对活化的Ⅱa、Ⅸa、Ⅹa、Ⅺa和Ⅻa凝血因子的抑制作用。其后果涉及阻止血小板凝集和破坏,妨碍凝血激活酶的形成;阻止凝血酶原变为凝血酶;抑制凝血酶,从而妨碍纤维蛋白原变成纤维蛋白。中和组织凝血活素(因子Ⅲ)。抑制血小板的聚集和释放。

28.输血时的注意事项有哪些?

包括六点:(1)在取血和输血过程中,要严格执行无菌操作及查对制度。在输血前,一定要由两名护士根据需查对的项目再次进行查对,避免差错事故的发生。(2)输血前后及两袋血之间需要滴注少量生理盐水,以防发生不良反应。(3)血液内不可随意加入其他药品,如钙剂、酸性及碱性药品、高渗或低渗液体,以防血液凝集或溶解。
(4)输血过程中,一定要加强巡视,观察有无输血反应的征象,并询问
患者有无任何不适反应。一旦出现输血反应,应立刻停止输血,并按
输血反应进行处理。(5)严格掌握输血速度,对年老体弱、严重贫血、
心衰患者应谨慎,滴速宜慢。(6)输完的血袋保留24h,以备患者在输
血后发生输血反应时检查、分析原因。

29.库血应如何加温?

(1)将血袋置于35℃~37℃水中,轻轻摇动血袋并不断测试水
温,15min左右取出备用。(2)加温的血液控制在32℃,不得超过33℃,
水温不得超过37℃。(3)加温后的血液要尽快输注,因故不能输注不
得再入冰箱内保存。

30.输注血小板时应注意什么?

(1)拿血小板时动作要轻,不宜过多震荡,以防血小板不可逆的
聚集或破坏。(2)领取后立即输注,输注速度宜快,每分钟80~100滴,
一次输注时间不超过30min。(3)因量小,需尽量滴净。(4)不能冷藏。

31.为什么血小板不能冷藏?

因任何低于20℃的温度都会对血小板造成不可逆转的形态和
功能损伤,4℃保存血小板24h就有明显破坏,主要原因是血小板遇
冷后在形态上发生变化,有盘状变成球状,容易聚集和破坏,输入体
内存活期短。

第六章 药理部分

1.普鲁卡因的药理作用是什么?

它能使细胞膜稳定,降低其对离子的通透性,使神经冲动达到时,钠、钾离子不能进出细胞膜产生去极化和动作电位,从而产生局麻作用。毒性较小,是常用的局麻药之一。本药属短效脂类局麻药,亲脂性低,对黏膜的穿透力弱。一般不用于表面麻醉,常局部注射用于浸润麻醉、传导麻醉、蛛网膜下腔麻醉和硬膜外麻醉。注射给药后1~3min起效,可维持30~45min,加用肾上腺素后维持时间可延长20%。普鲁卡因在血浆中能被酯酶水解,转变为对氨苯甲酸(PABA)和二乙氨基乙醇,前者能对抗磺胺类药物的抗菌作用,故应避免与磺胺类药物同时应用。普鲁卡因也可用于损伤部位的局部封闭。过量应用可引起中枢神经系统和心血管反应。有时可引起过敏反应,故用药前应做皮肤过敏试验,但皮试阴性者仍可发生过敏反应。对本药过敏者可用氯普鲁卡因和利多卡因代替。

2.普鲁卡因的常用量及用法?

局部注射:注射液浓度多为0.25%~0.5%,用量视病情需要而定,但每小时不可超过1.5g。其麻醉时间短可加入少量肾上腺素(1:1),以延长作用的时间。口腔科麻醉有时用2%~4%溶液浓度。

3.普鲁卡因的不良反应有哪些?

(1)高浓度误注入血管时,可引起不安、飘浮感、头晕、意识不清、口周感觉异常、耳鸣,以及面部及远端肢体震颤;随后可出现紧张性阵挛性抽搐。血浆浓度很高时,可抑制呼吸而出现呼吸停止和昏迷。(2)用量过大,可能引起恶心、出汗、脉速、呼吸困难、颜面潮红、谵妄、兴奋、惊厥,对惊厥可静注异戊巴比妥解救。(3)腰麻时,常出现血压下降,可在麻醉前肌注麻黄碱15~20mg以预防。(4)有时出现过敏性休克,故用药前应询问病人过敏史,对有过敏性体质的病人应作皮内试验(0.25%液0.1ml皮内注射)。(5)不宜与葡萄糖液配伍,因可使其局麻作用降低。

4.利多卡因的适应证有哪些?

利多卡因为局麻药及抗心律失常药。主要用于浸润麻醉、硬膜外麻醉、表面麻醉(包括在胸腔镜检查或腹腔手术时作黏膜麻醉用)及神经传导阻滞。本品也可用于急性心肌梗死后室性早搏和室性心动过速,亦可用于洋地黄类中毒、心脏外科手术及心导管引起的室性心律失常。

5.利多卡因的药理作用原理是什么?

利多卡因的药理作用在低剂量时,促进心肌细胞内K^+外流,降低心肌传导纤维的自律性,而具有抗室性心律失常作用。用于室性心动过速和室早。

6.利多卡因的不良反应有哪些?

(1)本品可作用于中枢神经系统,引起嗜睡、感觉异常、肌肉震颤、惊厥昏迷及呼吸抑制等不良反应。(2)可引起低血压及心动过缓。血药浓度过高,可引起心房传导速度减慢、房室传导阻滞以及抑制心肌收缩力和心输出量下降。

7.利多卡因的禁忌证有哪些?

(1)对局部麻醉药过敏者禁用。(2)阿-斯氏综合征(急性心源性脑缺血综合征)、预激综合征、严重心传导阻滞(包括窦房、房室及心室内传导阻滞)患者静脉禁用。

8.使用利多卡因时的注意事项有哪些?

(1)防止误入血管,注意局麻药中毒症状的诊治。(2)肝肾功能障碍、肝血流量减低、充血性心力衰竭、严重心肌受损、低血容量及休克等患者慎用。(3)对其他局麻药过敏者,可能对本品也过敏,但利多卡因与普鲁卡因胺、奎尼汀间尚无交叉过敏反应的报道。(4)本品严格掌握浓度和用药总量,超量可引起惊厥及心搏骤停。(5)其体内代谢较普鲁卡因慢,有蓄积作用,可引起中毒而发生惊厥。(6)某些疾病如急性心肌梗死病人常伴有α_1-酸性蛋白及蛋白率增加,利多卡因蛋白结合也增加而降低了游离血药浓度。(7)用药期间应注意检查血压、监测心电图,并备有抢救设备;心电图P-R间期延长或QRS波增宽,出现其他心律失常或原有心律失常加重者应立即停药。

9.盐酸布比卡因的药理作用是什么?

它是酰胺类长效局部麻醉药,其麻醉时间比盐酸利多卡因长2~3倍,弥散度与盐酸利多卡因相仿。对循环和呼吸的影响较小,对组织无刺激性,不产生高铁血红蛋白,常用量对心血管功能无影响,用量大时可致血压下降,心率减慢。对受体有明显的阻断作用。无明显的快速耐受性。母体的药物血浓度为胎儿药物血浓度的4倍。

10. 盐酸布比卡因的适应证有哪些?

用于局部浸润麻醉、外周神经阻滞和椎管内阻滞。

11. 盐酸布比卡因的不良反应有哪些?

(1)少数患者可出现头痛、恶心、呕吐、尿潴留及心率减慢等。如果出现严重副反应,可静脉注射麻黄碱或阿托品。(2)过量或误入血管可产生严重的毒性反应,一旦发生心肌毒性几无复苏希望。

12. 注射用盐酸丁卡因的适应证?

主要用于硬膜外阻滞、蛛网膜下腔阻滞、神经传导阻滞、黏膜表面麻醉。

13. 盐酸丁卡因的不良反应有哪些?

(1)毒性反应:本品药效强度为普鲁卡因的10倍,毒性也比普鲁卡因高10倍,毒性反应发生率也比普鲁卡因高,常由于剂量大、吸收快或操作不当引起,如误注入血管使血药浓度过高等。用药过量的中毒症状表现为:头昏、目眩,继之寒战、震颤、恐慌,最后可致惊厥和昏迷,并出现呼吸衰竭和血压下降,需及时抢救。(2)变态反应:对过敏患者可引起猝死,即使表面麻醉时也需注意。(3)可产生皮疹或荨麻疹,颜面、口或(和)舌咽区水肿等

14. 盐酸丁卡因的注意事项有哪些?

(1)本品为酯类局麻药,与普鲁卡因可能有交叉过敏反应,故对普鲁卡因或具有对氨基苯甲酸结构的药物过敏者慎用。(2)与其他局麻药合用时,本品应减量。(3)大剂量可致心脏传导系统和中枢神经系统出现抑制。(4)本品可与肾上腺素合用,一般浓度为1:200000,即20ml药液中加0.1%肾上腺素0.1ml。其作用使血管收缩、血流量减

少、药物吸收减慢、作用持续时间延长等。但这种合用不适用于心脏病、高血压、甲亢、外周血管病等患者。(5)药液不得注入血管内,注射时需反复抽吸,不可有回血。(6)注射部位不能遇碘,以防引起本品。

15. 枸橼酸芬太尼注射液的适应证?

本品为强效镇痛药,适用于麻醉前、中、后的镇静与镇痛,是目前复合全麻中常用的药物。

16. 枸橼酸芬太尼注射液的不良反应有哪些?

(1)一般不良反应为眩晕、视物模糊、恶心、呕吐、低血压、胆道括约肌痉挛、喉痉挛及出汗等。偶有肌肉抽搐。(2)严重副反应为呼吸抑制、窒息、肌肉僵直及心动过缓,如不及时治疗,可发生呼吸停止、循环抑制及心脏停搏等。(3)本品有成瘾性,但较哌替啶轻。

17. 枸橼酸芬太尼注射液的禁忌证有哪些?

支气管哮喘,呼吸抑制、对本品特别敏感的病人以及重症肌无力病人禁用。禁止与单胺氧化酶抑制剂(如苯乙肼、帕吉林等)合用。

18. 枸橼酸舒芬太尼注射液适应证是什么?

本品为强效镇痛药,适用于麻醉前、中、后的镇静与镇痛,是目前复合全麻中常用的药物。(1)用于麻醉前给药及诱导麻醉,并作为辅助用药与全麻及局麻药合用于各种手术。与氟哌利多2.5mg和本品0.05mg的混合液,麻醉前给药,能使病人安静,对外界环境漠不关心,但仍能合作。(2)用于手术前、后级术中等各种剧烈疼痛。

19. 枸橼酸舒芬太尼注射液的不良反应有哪些?

典型的阿片样症状,如呼吸抑制、呼吸暂停、骨骼肌强直(胸肌强直）、肌阵挛、低血压、心动过缓、恶心、呕吐和眩晕、缩瞳和尿潴留。在注射部位偶有瘙痒和疼痛。其他较少见的不良反应有：(1)咽部痉挛。(2)过敏反应和心搏停止，因在麻醉时使用其他药物，很难确定这些反应是否与舒芬太尼有关。偶尔可能出现术后恢复期的呼吸再抑制。

20.枸橼酸舒芬太尼注射液的禁忌证是什么？

(1)对舒芬太尼或其他阿片类药物过敏者禁用。(2)分娩期间，或实施剖腹产手术期间婴儿剪断脐带之前，静脉内禁用本品，这是因为舒芬太尼可以引起新生儿的呼吸抑制。(3)本品禁用于新生儿、妊娠期和哺乳期的妇女。如果哺乳期妇女必须使用舒芬太尼，则应在用药后24h方能再次哺乳婴儿。(4)禁与单胺氧化酶抑制剂同时使用。在使用舒芬太尼前14d内用过单胺氧化酶抑制剂者，禁用本品。(5)急性肝卟啉症禁用。(6)因用其他药物而存在呼吸抑制者禁用。(7)患有呼吸抑制疾病的患者禁用。(8)低血容量症，低血压患者禁用。(9)重症肌无力患者禁用。

21.枸橼酸舒芬太尼注射液注意事项有哪些？

本品按麻醉药品管理，只能由受过训练的麻醉医师，在医院和其他具有气管插管和人工呼吸设施的条件下进行。(1)每次给药之后，都应对患者进行足够时间的监测。(2)在颅脑创伤和颅内压增高的患者中需要注意。避免对有脑血流量减少的患者应用快速的静脉推注方法给予阿片类药物，如本品。在这类患者中，其平均动脉压降低会偶尔伴有短期的脑灌流量减少。(3)深度麻醉的呼吸抑制，可持续至术后或复发。所以应对这类病人做适当的监测观察，复苏器物与药物(包括拮抗剂)应准备到位。呼吸抑制往往是和剂量相关的，可用特异性拮抗剂(如纳洛酮)使其完全逆转。由于呼吸抑制持续的时间可能长于其拮抗剂的效应,有可能需要重复使用拮抗剂,麻醉期间的过度换气可能减少呼吸中枢对CO_2的反应,也会影响术后呼吸的恢复。(4)舒芬太尼可以导致肌肉僵直,包括胸壁肌肉的僵直,可以通过缓慢地静脉注射本品加以预防(通常在使用低剂量时可以奏效),或同时使用苯二氮䓬类药物及肌松药。(5)如果术前所用的抗胆碱药物剂量不足,或本品与非迷走神经抑制的肌肉松弛药合并使用,可能导致心动过缓甚至心搏停止,心动过缓可用阿托品治疗。(6)对甲状腺功能低下、肺病疾患、肝和/或肾功能不全、老年人、肥胖、酒精中毒和使用过其他已知对中枢神经系统有抑制作用的药物的患者,在使用本品时均需特别注意。建议对这些患者做较长时间的术后观察。(7)对驾车和操作机器能力的影响,使用本品后,患者不能驾车与操作机械,直到得到医师的允许,病人应该在家里受到护理并不能饮用含酒精饮料。(8)药品使用和处理中的特殊注意事项:①剩余药液应该丢弃。②使用前应对容器及溶液进行仔细检查。正常溶液为清澈、无颗粒、无色状。破损容器内药品应丢弃。(9)运动员慎用。

22.盐酸瑞芬太尼的药理作用是什么?

瑞芬太尼主要用于全麻诱导和全麻中维持镇痛。本品为麻醉镇痛药,是由非特异性血液及组织酯酶代谢的强效、超短效阿片样受体激动剂。选择性地作用于μ受体,表现出典型的阿片样药理效应,包括镇痛、呼吸抑制、镇静、肌张力增强和心动过缓。作用特点是起效迅速、消失极快,与用药量及时间无关,且阿片样作用不需要药物逆转。故能克服许多应用芬太尼和阿芬太尼而产生的术后恢复期呼吸抑制等不良反应。本品的相对效价为芬太尼的50~100倍,阿芬太尼的20~50倍。

23.盐酸瑞芬太尼的不良反应是什么?

(1)心血管系统:低血压和心动过缓具有剂量依赖性,有引起严重心血管抑制、心脏停搏的报道。(2)中枢神经系统:有引起典型阿片样中枢神经系统效应的报道,包括欣快、镇静、眩晕、疲劳、头痛,大剂量时还有语言障碍。也有激动不安的报道。(3)呼吸系统:可引起剂量相关性呼吸抑制,可引起窒息和缺氧。(4)肌肉骨骼系统:用药后可发生肌强直(发生率与阿芬太尼相似),与用量和给药速度有关。(5)胃肠道:术后恶心和呕吐。(6)皮肤:罕见注射部位烧灼感,偶有皮疹和(或)瘙痒。(7)眼:停药后有引起视觉改变、大剂量时引起眼颤的报道。(8)其他:给药后可出现温暖感,寒战和发热,过敏反应(如休克);连续低剂量静滴本品,不会引起急性阿片耐受。

24.盐酸瑞芬太尼的禁忌证有哪些?

(1)对本品或其他芬太尼衍生物过敏者禁用。(2)重症肌无力患者禁用。(3)支气管哮喘患者禁用。(4)2岁以下儿童尚没有临床用药资料,故不推荐使用。(5)本品可通过胎盘屏障,产妇应用可能引起新生儿呼吸抑制,故孕妇不推荐使用。(6)本品可经母乳分泌,故不推荐哺乳期妇女使用。(7)本品禁止硬膜外或鞘内给药。

25.肝素钠注射液的适应证是什么?

用于防治血栓形成或栓塞性疾病(如心肌梗死、血栓性静脉炎、肺栓塞等);各种原因引起的弥漫性血管内凝血(DIC);也用于血液透析、体外循环、导管术、微血管手术等操作中及某些血液标本或器械的抗凝处理。

26.肝素钠注射液的不良反应有哪些?

毒性较低,主要不良反应是用药过多可致自发性出血,故每次注射前应测定凝血时间。如注射后引起严重出血,可静注硫酸鱼精蛋白进行急救(1mg硫酸鱼精蛋白可中和150U肝素)。偶可引起过敏反应及血小板减少常发生在用药初5~9d,故开始治疗1个月内应定期检测血小板计数。偶见一次性脱发和腹泻。尚可引起骨质疏松和自发性骨折。肝功能不良者长期使用可引起抗凝血酶耗竭而血栓形成倾向。

27.肝素钠注射液的禁忌是什么?

对肝素过敏、有自发出血倾向/血液凝固迟缓者(如血友病、紫癜、血小板减少)、溃疡病、创伤、产后出血者及严重肝功能不全者禁用。

28.肝素钠注射液的注意事项是什么?

用药期间应定时测定凝血时间。

29.鱼精蛋白的药理作用?

硫酸鱼精蛋白是一种强碱,能与强酸性肝素钠或肝素钙形成稳定的盐而使肝素失去抗凝作用。本品作用迅速,静脉给药5min内即发生中和肝素的作用。但部分肝素可从复合物中再次解离。中和1U不同来源的肝素所需鱼精蛋白量略有不同,1mg本品可中和90U自牛肺制备的肝素钠或115U自猪肠黏膜制备的肝素钠,或100U自猪肠制备的肝素钙。鱼精蛋白-肝素复合物在体内代谢转化过程尚未被阐明。鱼精蛋白也是一种弱抗凝剂,过量可引起凝血时间指标短暂轻度延长。

30.鱼精蛋白的不良反应有哪些?

(1)本品快速静脉注射可引起低血压、心动过缓、肺动脉高压、呼吸困难、短暂面部潮红及温热感。缓慢静脉注入,10min 内不超过 50mg,可避免上述反应。(2)对鱼过敏,过去曾接受过本品或含鱼精蛋白的胰岛素(如中性鱼精蛋白胰岛素)者,易发生抗鱼精蛋白 IgE 介导的高敏或过敏反应。(3)男性不育症或输精管切除者中某些人易发生对鱼精蛋白高敏反应。在输注本品前给这类患者应用皮质激素或抗组胺药,可防止过敏。(4)足量鱼精蛋白中和肝素后 8~9h,个别在 18h 后,部分患者可发生肝素反跳和出血。

31.鱼精蛋白的用法及用量?

抗肝素过量:静注,用量与最后一次肝素的用量及间隔时间有关。每 1mg 鱼精蛋白可拮抗 100U 肝素。由于肝素在体内降解迅速,在注射肝素后 30min,每 100U 肝素,只需用鱼精蛋白 0.5mg;每次用量不超过 50mg,需要时可重复给予。抗自发性出血:静滴,5~8(mg/kg·d),分 2 次,间隔 6h,每次以 300~500ml 生理盐水稀释后使用,3d 后改为半量。

32.鱼精蛋白的禁忌证有哪些?

本品仅供静注,应缓慢给药。给药后即需作凝血功能检查。(1)对鱼过敏者慎用本品。(2)静注速度过快可致心动过缓、低血压、胸闷、呼吸困难、颜面潮红等。(3)妊娠及哺乳妇女应用本药必须有明确指征。至于本品对生殖能力的影响,是否有致畸、致癌作用,是否经乳汁分泌等问题,均缺乏动物实验资料。本品宜单独给药,与某些抗生素(如青霉素、头孢菌素等)理化性质不相容。

33.盐酸氯胺酮注射液的适应证是什么?

本品适用于各种表浅、短小手术麻醉、不合作小儿的诊断性检查麻醉及全身复合麻醉。

34. 盐酸氯胺酮注射液的不良反应是什么?

(1)麻醉恢复期可出现幻觉、躁动不安、恶梦及谵语等,且青壮年多且严重。(2)术中常有泪液、唾液分泌增多,血压、颅内压及眼压升高。不能自控的肌肉收缩偶见。(3)偶有呼吸抑制或暂停、喉痉挛及气管痉挛,多半是在用量较大、分泌物增多时发生。

35. 盐酸氯胺酮注射液的禁忌是什么?

顽固、难治性高血压、严重的心血管疾病及甲亢病人禁用。

36. 盐酸氯胺酮注射液的注意事项有哪些?

(1)颅内压增高、脑出血、青光眼患者不宜单独使用。(2)静脉注射切忌过快,否则易致一过性呼吸暂停。(3)苏醒期间可出现恶梦幻觉,预先应用镇静药,如苯二氮䓬类,可减少此反应。(4)完全清醒后心理恢复正常需一定时间,24h内不得驾车和操作精密性工作。(5)失代偿的休克病人或心功能不全病人可引起血压剧降,甚至心搏骤停。

37. 地佐辛注射液的适应证是什么?

需要使用阿片类镇痛药治疗的各种疼痛。

38. 地佐辛注射液的不良反应是什么?

国外临床研究中发生不良反应为:(1)恶心、呕吐、镇静及注射部位反应发生率为3%~9%。(2)头晕发生率在1%~3%。③出汗、寒战、脸红、血红蛋白低、水肿、高血压、低血压、心率不齐、胸痛、苍白、血栓性静脉炎、嘴干、便秘、腹泻、腹痛/紧张、焦虑、神志不清、叫喊、错觉、睡眠不好、头痛、谵语、抑郁、呼吸抑制、呼吸系统症状、肺不张、复视、语言含糊、视力模糊、尿频、尿等待、尿潴留、瘙痒、红斑、等发生率<1%。未明确因果关系的不良事件有:碱性磷酸酶及血清谷丙转氨酶

升高、打呃、耳充血、耳鸣。国内临床研究中发生不良反应为：单次用药组：轻度恶心发生率为1.4%。一周用药组：轻至中度的呕吐、恶心和头晕发生率29.4%。

39.地佐辛注射液的禁忌是什么?

对阿片类镇痛药过敏的病人禁用。

40.地佐辛注射液的注意事项有哪些?

（1）本品含有焦亚硫酸钠,硫酸盐对于某些易感者可能引起致命性过敏反应和严重哮喘。（2）本品具有阿片拮抗剂的性质,对麻醉药有身体依赖性的病人不推荐使用。（3）本品为强效阿片类镇痛药,应在医院内使用,以便及时发现呼吸抑制和进行适当治疗。（4）对于脑损伤、颅内损伤或颅内压高的病人,使用本品产生呼吸抑制可能会升高脑脊液压力。对此类患者仅在必要时使用,要尤为注意。（5）本品可引起呼吸抑制,患有呼吸抑制、支气管哮喘、呼吸梗阻的病人使用本品要减量。（6）本品经过肝脏代谢和肾脏排泄,肝、肾功能不全者应用本品应低剂量。（7）胆囊手术者慎用本品。（8）使用本品的患者在药物作用存在时,不应开车或操作危险的机器。（9）阿片类镇痛药、普通麻醉剂、镇静药、催眠药或其他中枢神经系统抑制剂（包括酒精）与本品同用会产生添加作用。因此,联合治疗时,一种或全部药物的剂量都应减少。（10）本品与酒精和/或其他中枢神经系统抑制剂合用可能对病人产生危害,不在医疗环境控制下,酒精成瘾或服用这类药物的病人慎用本品。本品溶液变色或有沉淀则停止使用。地佐辛在动物滥用倾向性试验中已替代吗啡,在滥用倾向试验中有经验的药物滥用者认为地佐辛为麻醉品,但在药物的进展中,未发现临床滥用的迹象。地佐辛是混合的阿片激动-拮抗剂,比吗啡、度冷丁这种纯阿片类药物滥用倾向低。但所有这类药物对某些人均有滥用倾向,尤其是那些曾经滥用阿片类药物或依赖者。在动物试验中,地佐辛诱导身体依赖的能力有限,在临床使用中未见本品耐受性和依赖性增强。

41.依托咪酯脂肪乳注射液适应证有哪些?

适用于全身麻醉诱导,也可用于短时手术麻醉。

42.试述依托咪酯脂肪乳注射液的用法与用量?

缓慢静脉注射,一次每千克体重 0.15~0.3mg,相当于每千克体重 0.075~0.15 ml 的依托咪酯脂肪乳注射液,于 30~60s 内注射完毕。

43.依托咪酯脂肪乳注射液的不良反应有哪些?

依托咪酯单次剂量可使肾上腺皮质对刺激的反应明显减慢 4~6h。依托咪酯给药后可有恶心、呕吐及注药后不自主的肌肉活动,有时会出现咳嗽、呃逆和寒战。注射部位疼痛发生率较低。

44.依托咪酯脂肪乳注射液有哪些禁忌证?

本品不可用于对依托咪酯或脂肪乳过敏的病人,重症糖尿病、高钾血症患者禁用,6 个月以内的新生儿和婴幼儿,哺乳妇女禁用。

45.依托咪酯脂肪乳注射液使用时有哪些注意事项?

(1)本品不宜稀释使用。(2)中毒性休克、多发性创伤或肾上腺皮质功能低下者,应同时给予适量氢化可的松。(3)本品不具止痛作用,如果用于短期麻醉,强止痛剂如芬太尼需在本品使用之前或同时给药。

46.咪唑达仑注射液的适应证有哪些?

(1)麻醉前给药。(2)全麻醉诱导和维持。(3)椎管内麻醉及局部麻醉时辅助用药。(4)诊断或治疗性操作(如心血管造影、心律转复、支气管镜检查、消化道内镜检查等)时病人镇静。(5)ICU病人镇静。

47.咪唑达仑注射液的不良反应有哪些?

(1)较常见的不良反应为嗜睡、镇静过度、头痛、幻觉、共济失调、呃逆和喉痉挛。(2)静脉注射还可发生呼吸抑制及血压下降,极少数可发生呼吸暂停、停止或心跳骤停。有时可发生血栓性静脉炎;(3)直肠给药,一些病人可有欣快感。

48.咪唑达仑注射液有哪些注意事项?

(1)用作全麻诱导术后常有较长时间再睡眠现象,应注意保持病人气道通畅。(2)本品不能用6%葡聚糖注射液或碱性注射液稀释或混合。(3)长期静脉注射咪达唑仑,突然撤药可引起戒断综合征,推荐逐渐减少剂量。(4)肌内或静脉注射咪达唑仑后至少3个小时不能离开医院或诊室,之后应有人伴随才能离开。至少12个小时内不得开车或操作机器等。(5)慎用于体质衰弱者或慢性病、肺阻塞性疾病、慢性肾衰、肝功能损害或充血性心衰病人,若使用咪达唑仑应减小剂量并进行生命体征的监测。(6)本品只能一次性用于一个病人,用后剩余本品必须弃去。

49.甲磺酸罗哌卡因注射液有哪些适应证?

适用于外科手术麻醉;硬膜外麻醉(包括剖宫产术硬膜外麻醉);局部浸润麻醉。急性疼痛控制:用于术后或分娩镇痛,可采用持续硬膜外输注,也可间歇性用药;局部浸润麻醉。

50.甲磺酸罗哌卡因注射液禁忌证有哪些?

(1)对酰胺类局麻药过敏者禁用。(2)严重肝病患者慎用。(3)低血压和心动过缓患者慎用。(4)慢性肾功能不全伴有酸中毒及低血浆蛋白患者慎用。(5)年老或伴其他严重疾患即需施用区域麻醉的患者,在施行麻醉前应尽力改善患者状况,并适当调整剂量。

51.甲磺酸罗哌卡因注射液有哪些注意事项?

区域麻醉的实施必须在人员和设备完善的基础上进行。用于监测和紧急复苏的药物和设备应随手可得。在实施较大麻醉前应先给病人建立静脉通路。有关临床医务人员应进行适当的培训并能熟悉副作用、全身毒性和其他并发症的诊断和治疗。有些局部麻醉如头颈部的注射,严重不良反应的发生率较高,而与所有的局麻药无关。对于年老或伴有其他严重疾患而需施用区域麻醉的病人,应特别注意。为降低严重不良反应的潜在危险,在施行麻醉前,应尽力改善病人的状况,药物剂量也应随之调整。由于罗哌卡因在肝脏代谢,所以严重肝病患者应慎用,由于药物排泄延迟,重复用药时需减少剂量。通常情况下肾功能不全病人如用单一剂量或短期治疗不需调整用药剂量。慢性肾功能不全患者伴有酸中毒及低蛋白血症,发生全身性中毒的可能性增大。硬膜外麻醉会产生低血压和心动过缓,如预先输液扩容或使用血管性增压药物,可减少这一副作用的发生,低血压一旦发生可以用5~10mg麻黄素静脉注射治疗,必要时可重复用药。对驾驶及操作机械的影响:即使没有明显的中枢神经系统毒性,局部麻醉会轻微的影响精神状况及共济协调,还会暂时损害运动和灵活性,这些作用与剂量有关。药品未加防腐剂只能一次性使用,任何残留在打开容器中的液体必须抛弃。

52.丙泊酚注射液的适应证有哪些?

本品是适用于诱导和维持全身麻醉的短效静脉麻醉药,也用于加强监护病人接受机械通气时的镇静,也可用于麻醉下实行无痛人工流产手术。

53.丙泊酚注射液不良反应有哪些?

(1)全身副作用:麻醉诱导通常是平稳的,极少出现兴奋。在麻醉诱导期间,由于剂量、使用的术前用药和其他药物,可能会发生低血压和短暂性呼吸暂停。为纠正低血压有时需要静脉输液和降低维持麻醉期间双异丙酚注射液输注的速率。在麻醉诱导、维持、复苏期间其他副作用少见。(2)局部副作用:在双异丙酚注射液麻醉诱导期可能出现局部疼痛。可通过合用利多卡因或通过使用前臂较粗的静脉及肘前窝的方法来减轻。血栓形成和静脉炎罕见。(3)用药过量:意外性用药过量,可能引起心脏和呼吸抑制。应该使用输氧气来处理呼吸抑制。对于心血管抑制的治疗,要求把病人的头部降低,如果抑制严重,应该使用血浆增容剂和升压药。

54.丙泊酚注射液有哪些注意事项?

(1)丙泊酚注射液应该由受过训练的麻醉医师或加强监护病房医生来给药。用药期间应保持呼吸道畅通,备有人工通气和供氧设备。丙泊酚注射液不应由外科医师或诊断性手术医师给药。病人全身麻醉后必须保证完全苏醒后方能出院。(2)癫痫病人使用丙泊酚可能有惊厥的危险。(3)对于心脏、呼吸道或循环血流量减少及衰弱的病人,使用丙酚注射液与其他麻醉药一样应该谨慎。(4)丙泊酚注射液若与其他可能会引起心动过缓的药物合用时应该考虑静脉给予抗胆碱能药物。(5)脂肪代谢紊乱或必须谨慎使用脂肪乳剂的病人使用丙泊酚注射液应谨慎。(6)妊娠期间不应使用丙泊酚注射液,但在终止妊娠时,可以使用。(7)产妇及哺乳期妇女不宜使用丙泊酚注射液。(8)使用丙泊酚注射液前应该摇匀。输注过程不得使用串联有终端过滤器的输液装置。一次使用后的丙泊酚,注射液所余无论多少,均应该丢弃。不得留作下次重用。

55.左布比卡因注射液的药理作用是什么?

左布比卡因是酰胺类局部麻醉药。局部麻醉药通过增加神经电刺激的阈值、减慢神经刺激的传播和减少动作电位的升高率来阻滞神经刺激的产生和传导。

56.左布比卡因注射液的不良反应有哪些?

低血压、恶心、术后疼痛、发热、呕吐、贫血、瘙痒、疼痛、头痛、便秘、眩晕、胎儿窘迫等,偶见哮喘、水肿、少动症,不随意肌收缩,痉挛、震颤、晕厥、心率失常、期外收缩、房颤、心搏停止、肠梗阻、胆红素升高、意识模糊、窒息、支气管痉挛、呼吸困难、肺水肿、呼吸功能不全、多汗、皮肤变色等。

57.左布比卡因注射液的禁忌证有哪些?

(1)肝、肾功能严重不全、低蛋白血症、对本品过敏患者或对酰胺类局麻药过敏者禁用。(2)若本品与盐酸肾上腺素混合使用时,禁用于毒性甲状腺肿,严重心脏病或服用三环抗抑郁药等患者。(3)本品不用于蛛网膜下腔阻滞,因迄今无临床应用资料。(4)本品不用于12岁以下小儿,其安全性有待证实。

58.左布比卡因注射液的注意事项有哪些?

(1)使用时不得过量,过量可导致低血压、抽搐、心搏骤停、呼吸抑制及惊厥。(2)如果出现严重低血压或心动过缓,可静脉注射麻黄碱或阿托品。(3)如出现肌肉震颤、痉挛可给予巴比妥类药。(4)给予局部麻醉注射液后须密切观察心血管、呼吸的变化和病人的意识状态,病人出现下列症状可能是中毒迹象:躁动不安、焦虑、语无伦次、口唇麻木与麻刺感,金属异味、耳鸣、头晕、视力模糊、肌肉震颤、抑郁或嗜睡。(5)酰胺类局部麻醉药,如本品是由肝脏代谢,因此,给予这类药物特别是多剂量给药时,对有肝脏疾病病人须谨慎。(6)本品不宜静脉内注射用药,所以在注射给药中,回抽吸血液以确认不是血管内注射是必须的。(7)左布比卡因注射液的溶液不用于产科子宫旁组织的阻滞麻醉。因为迄今没有资料支持这种用法并且有使胎儿心动过缓或致死的危险。

59.试述盐酸达克罗宁胶浆的适应证、不良反应及注意事项?

盐酸达克罗宁胶浆为局部麻醉药,用于上消化道内窥镜检查时的喉头麻醉和润滑,同时祛除腔道内泡沫,使视野清晰。不良反应:在使用过程中,因病人对本品耐受力的差异,偶见轻度头痛、焦虑、冷热感觉、麻木等不良反应。注意事项:急性病患者及消化道黏膜严重损伤患者应酌情减少剂量。

60.钠石灰的用途是什么?

钠石灰是氢氧化钙与氢氧化钠或氢氧化钾的混合物白色粉状物或颗粒,极易吸收水分和二氧化碳,常用作干燥剂和二氧化碳吸收剂等。

61.注射用苯磺顺阿曲库铵的适应证?

注射用苯磺顺阿曲库铵主要用于手术和其他操作以及重症监护治疗。作为全麻的辅助用药或在重症监护房(ICU)起镇静作用,它可以松弛骨骼肌,使气管插管和机械通气易于进行。

62.注射用苯磺顺阿曲库铵的不良反应有哪些?

本品的不良反应主要有皮肤潮红或皮疹、心动过缓、低血压和支气管痉挛。使用神经肌肉阻滞剂后可观察到不同程度的过敏反应。极少数情况下,当本品与一种或多种麻醉药合用时,有严重过敏反应的报道。有报道在重症监护病房的严重疾患病人在过长时间使用肌肉松弛剂后出现肌无力和/或肌病。大部分病人同时接受类固醇制剂,上述情况在使用本品后偶有报告,但其因果关系尚未确定。

63. 盐酸右美托咪定注射液的适应证?

用于行全身麻醉的手术患者气管插管和机械通气时的镇静。

64. 盐酸右美托咪定注射液的不良反应有哪些?

本品只能由专业人士在具备医疗监护设备的条件下使用。由于本品的已知药理作用,患者输注本品时应该进行连续监测。(1)低血压、心动过缓和窦性停搏。有报道迷走神经张力高的或不同给药方式(如快速静脉注射或推注)的健康青年志愿者给予本品后发生临床明显的心动过缓和窦性停搏。有报道血压过低和心动过缓与本品灌输有关。如果需要医药救治,治疗可能包括减少或停止本品输注,增加静脉液体的流速,抬高下肢,以及使用升高血压的药物。因为本品有可能加剧迷走神经刺激引起的心动过缓,临床医生应该做好干预的准备。应该考虑静脉给予抗胆碱能药物(例如格隆溴铵、阿托品)来减轻迷走神经的紧张性。在临床试验中,阿托品或格隆溴铵在治疗本品引起的大多数心动过缓事件中有效。然而,在一些有明显的心血管功能不良的患者中,要求更进一步的急救手段。当对有晚期心脏传导阻滞和/或严重的心室功能不全的患者给予本品时应该小心谨慎。因为本品降低了交感神经系统活性,在血容量过低、糖尿病或慢性高血压以及老年患者中可能预期会发生更多的血压过低和/或心动过缓。当给予其他血管扩张剂或负性频率作用药物时,同时给予本品可能有附加的药效影响,应该谨慎给药。(2)暂时性高血压。出现暂时性高血压主要在负荷剂量期间观察到,与本品的外围血管收缩作用有关。暂时性高血压通常不需要治疗,然而降低负荷输注速度可能是理想的。(3)觉醒力。一些给予本品的患者当受到刺激时可观察到是觉醒的和警觉的。在没有其他临床体征和症状的情况下,仅此一项不应该被认为是缺乏疗效的证据。(4)停药症状。重症监护室的镇静:如果本品给药超过24h并且突然停止,可能导致与报道的另一种α₂肾上腺素药可乐定相似的停药症状。这些症状包括紧张、激动和头疼,伴随或跟随着血压迅速的升高和血浆中儿茶酚胺浓度的升高。 程序镇静:短期输注本品(<6h)停药后未出现停药症状。(5)肝脏损伤。由于右美托咪定的清除率随着肝脏损伤的严重程度下降,对于肝脏功能损伤的患者应该考虑降低剂量。(6)依赖性。右美托咪定在人体中的潜在依赖性还没有研究。然而,由于在啮齿动物和灵长类动物中的研究已经证明右美托咪定与可乐定具有相似的药理学作用,突然中止本品可能产生可乐定样的停药症状。

65.氯化琥珀胆碱的适应证?

去极化型骨骼肌松弛药。可用于全身麻醉时气管插管和术中维持肌松。

66.氯化琥珀胆碱的用法及用量?

本品必须在具备辅助或控制呼吸的条件下使用:(1)气管插管时,1~1.5mg/kg,最高2mg/kg;小儿1~2mg/kg,用0.9%氯化钠注射液稀释到每毫升含10mg,静脉或深部肌内注射,肌内注射一次不可超过150mg。(2)维持肌松:一次150~300mg溶于500ml 5%~10%葡萄糖注射液或1%盐酸普鲁卡因注射液混合溶液中静脉滴注。

67.氯化琥珀胆碱的不良反应有哪些?

(1)高血钾症:本品引起肌纤维去极化时使细胞内K^+迅速流至细胞外。正常人血钾上升$0.2~0.5mmol/L$;严重烧伤、软组织损伤、腹腔内感染、破伤风、截瘫及偏瘫等,在本品作用下引起异常的大量K^+外流致高血钾症,产生严重室性心律失常甚至心搏停止。(2)心脏作用:本品的拟乙酰胆碱作用可引起心动过缓、结性心律失常和心搏骤停,尤其是重复大剂量给药最易发生。(3)眼内压升高:本品对眼外肌引起痉挛性收缩以致眼压升高。(4)胃内压升高:最高可达$40cmH_2O$,并可引起饱胃病人胃内容反流误吸。(5)恶性高热:多见于本品与氟烷合用的病人;也多发生于小儿。(6)术后肌痛:给药后卧床休息者肌痛轻而少,$1~2d$内即起床活动者肌痛剧而多。(7)可能导致肌张力增强:以胸大肌最为明显,其次是腹肌,严重时波及肱二头肌和股四头肌等。这时不仅机体总的氧耗量加大,足以引起胃内压甚至颅内压升高。

68.氯化琥珀胆碱的禁忌证有哪些?

脑出血、青光眼、视网膜剥离、白内障摘除术、低血浆胆碱酯酶、严重创伤大面积烧伤、上运动神经元损伤的病人及高钾血症患者禁用。

69.恩氟烷的适应证?

恩氟烷适用于全身麻醉的诱导和维持。也适用于剖腹产,但没有足够数据支持本品在其他产科手术中的应用。

70.恩氟烷的用法与用量?

恩氟烷应使用专用的有准确刻度的挥发罐。术前用药:术前用药应根据患者的具体情况而定,需考虑到使用恩氟烷后患者分泌物会轻度增加,心脏节律仍保持稳定。抗胆碱药物的使用没有禁忌。诱导:通过吸入恩氟烷和纯氧,或恩氟烷与氧气/笑气混合物进行诱导。为使患者丧失意识也可合用催眠剂量的短效巴比妥类。建议使用恩氟烷诱导的初始剂量为0.5%,在呼吸抑制后逐渐增加0.5%,直至达到手术所需的麻醉深度。此时恩氟烷的浓度应小于4.0%。维持:浓度0.5%~2.0%的恩氟烷可维持一定的麻醉深度。该浓度恩氟烷下,肌松剂作用增强。为维持$PaCO_2$于35~45mmHg水平,易采用正常通气而非过度或过低通气,以便降低S.N.C.的发生率。在没有其他并发症的情况下,患者的动脉压与恩氟烷的浓度呈负相关。动脉压过低(低血容量除外)可能是由于麻醉过深,可通过降低麻醉深度来纠正。苏醒:手术操作快结束时可将恩氟烷浓度降低至0.5%,也可在开始缝合切口时停药。停药后可用纯氧"清洗"患者的呼吸通路数次,直至患者完全清醒。

71.使用恩氟烷的不良反应有哪些?

使用恩氟烷麻醉过深时,尤其伴有过度通气时,可引起以肌张力过高为特点的强直性肌痉挛。以恩氟烷进行诱导时,报道过有低血压和呼吸抑制的发生,在开始手术刺激后自行消失。清醒时恶心呕吐的发生率与恩氟烷之间的相关性比与其他大多数麻醉药的相关性均弱。偶见呃逆和呕吐的发生。极少病例出现一过性心律失常。有些患者在使用恩氟烷后偶见血糖轻度增高,所以将恩氟烷用于糖尿病患者应慎重。有报道患者使用恩氟烷后白细胞数目增加,但尚未明确白细胞数目的增加时与使用恩氟烷有关还是与手术刺激有关。

72.恩氟烷的禁忌证有哪些?

恩氟烷禁用于对氟烷类麻醉药高敏或在使用氟烷类麻醉药或化学结构类似的物质后产生不明原因的发热症状者。孕妇、哺乳期妇女和有惊厥史的患者一般禁止使用恩氟烷。

73. 七氟烷的适应证?

七氟烷适用于成人和儿科患者的院内手术及门诊手术的全身麻醉的诱导和维持。

74. 七氟烷的用法及用量?

七氟烷应通过经特殊校准过的挥发器来使用,以便能准确地控制七氟烷的浓度。七氟烷的MAC随着年龄和氧化亚氮的增加而减少。诱导:剂量须个体化,并须依据患者的年龄和临床状况的要求来调整。吸入七氟烷后可立即给予巴比妥类或其他静脉诱导剂。七氟烷可与纯氧或氧-氧化亚氮同时使用以达到麻醉诱导作用。成人,七氟烷吸入浓度至5%,2min内通常可达到外科麻醉效果;儿童,七氟烷吸入浓度至7%,2min内即可达到外科麻醉效果。作为术前没有用药的患者的麻醉诱导,七氟烷吸入浓度为8%。维持:七氟烷伴或不伴氧化亚氮维持外科水平麻醉的浓度为0.5%~3%。老年患者:同其他吸入性麻醉剂一样,通常较低的七氟烷浓度即可维持外科麻醉。苏醒:七氟烷麻醉的苏醒期通常较短。因此,患者会较早要求减轻手术疼痛。

75. 七氟烷的注意事项有哪些?

七氟烷只能由接受过麻醉科培训的人员使用。维持呼吸道通畅、人工通气、氧气供给和循环再生的设备必须准备好以便随时使用。七氟烷应通过经特殊校准过的专用挥发器来使用,以便能准确地控制七氟烷的浓度。麻醉加深时会加重血压过低和呼吸功能低下。麻醉维持过程中,增加七氟烷的浓度可造成血压剂量依赖性降低。麻醉过深可导致血压过分降低,这种情况可通过降低吸入七氟烷的浓度来调整。在离开恢复室之前应仔细评估其全身麻醉的恢复情况。 对于某些敏感患者,吸入麻醉剂可能诱发骨骼肌代谢急性异常增加,氧需求增高而引发恶性高热的临床症状。其治疗方法包括停用诱发剂(如七氟烷)、静脉给予丹曲林钠和常规支持疗法。对于后期可能出现的肾衰应尽可能地监测并维持尿量。 对于有颅压升高危险的患者应慎用七氟烷,并联合应用降低颅压的方法,如过度换气。七氟烷与二氧化碳吸收剂直接接触可产生少量的化合物A(五氟异丙烯甲氟醚PIFE)和痕迹量的化合物B(五氟甲氧基异丙烯甲氟醚PMFE)。化合物A浓度随罐内温度、麻醉剂浓度的增加而增加;随气体流速的减小而增加;与氢氧化钡石灰反应比与钠石灰反应增加更明显。 已证实有些卤化麻醉剂和干燥的二氧化碳吸收剂反应会产生一氧化碳。至今,没有证据证明七氟烷会发生这样的反应。然而,为了减少在再呼吸循环过程中产生一氧化碳的危险和碳氧血红蛋白浓度增加的可能,二氧化碳吸收剂不能是干燥的。

76.手术室抢救药常说的"心三联"和"呼三联"指什么药?

"心三联"指利多卡因、阿托品、肾上腺素。"呼三联"指洛贝林、回苏灵、可拉明。

77."老三联针"和"新三联针"分别指什么药?

"老三联针"指肾上腺素、去甲肾上腺素、异丙肾上腺素。"新三联针"指肾上腺素、阿托品、利多卡因。

78.传统的中枢神经兴奋药有哪些?

主要有尼可刹米(可拉明)和山梗菜碱(洛贝林)。

79.简述尼可刹米(可拉明)的药理作用、用法及注意事项。

尼可刹米的药理作用是直接兴奋延髓呼吸中枢,使呼吸加深加快。对血管运动中枢也有微弱兴奋作用。用于中枢性呼吸抑制及循环衰竭、麻醉药及其他中枢抑制药的中毒。常用量:肌注或静注,0.25~0.5g/次,必要时1~2h重复。极量:1.25g/次。注意大剂量可引起血压升高、心悸、出汗、呕吐、心律失常、震颤及惊厥。

80.简述山梗菜碱(洛贝林)的药理作用、用法及注意事项。

山梗菜碱的药理作用是兴奋颈动脉体化学感受器而反射性兴奋呼吸中枢。用于新生儿窒息、吸入麻醉药及其他中枢抑制药的中毒,一氧化碳中毒以及肺炎引起的呼吸衰竭。常用量:肌注或静注,3mg/次,必要时半小时重复。极量20mg/d。注意不良反应有恶心、呕吐、腹泻、头痛、眩晕;大剂量可引起心动过速、呼吸抑制、血压下降、甚至惊厥。

81.抗休克血管活性药主要有哪些?

主要有多巴胺、肾上腺素、间羟胺等。

82.简述多巴胺的药理作用、用法及注意事项。

多巴胺的药理作用是直接激动 α 和 β 受体,也激动多巴胺受体,对不同受体的作用与剂量有关:小剂量[$2\sim5\mu g/(kg\cdot min)$]低速滴注时,兴奋多巴胺受体,使肾、肠系膜、冠状动脉及脑血管扩张,增加血流量及尿量。同时激动心脏的 β_1 受体,也通过释放去甲肾上腺素产生中等程序的正性肌力作用;中等剂量[$5\sim10\mu g/(kg\cdot min)$]时,可明显激动 β_1 受体而兴奋心脏,加强心肌收缩力。同时也激动 α 受体,使皮肤、黏膜等外周血管收缩。大剂量[$>10\mu g/(kg\cdot min)$]时,正性肌力和血管收缩作用更明显,肾血管扩张作用消失。在中、小剂量的抗休克治疗中正性肌力和肾血管扩张作用占优势。用于各种类型休克,特别对伴有肾功能不全、心排出量降低、周围血管阻力增高而已补足血容量的患者更有意义。常用量:静滴,20mg/次加入5%葡萄糖250ml中,开始20滴/min,根据需要调整滴速,最大不超过0.5mg/分。注意事项:(1)不良反应有恶心、呕吐、头痛、中枢神经系统兴奋等;大剂量或过量时可使呼吸加速、快速型心律失常。(2)高血压、心梗、甲亢、糖尿病患者禁用。(3)使用前应补充血容量及纠正酸中毒。(4)输注时不能外溢。

83. 简述肾上腺素(副肾素)的药理作用、用法及注意事项。

肾上腺素的药理作用是它可兴奋α、β两种受体。兴奋心脏β_1-受体,使心肌收缩力增强,心率加快,心肌耗氧量增加;兴奋α-受体,可收缩皮肤、黏膜血管及内脏小血管,使血压升高;兴奋β_2-受体可松弛支气管平滑肌,解除支气管痉挛。用于过敏性休克、心脏骤停、支气管哮喘、黏膜或齿龈的局部止血等。用法:(1)抢救过敏性休克:肌注0.5~1mg/次,或以0.9%盐水稀释到10ml缓慢静注。如疗效不好,可改用2~4mg溶于5%葡萄糖液250~500ml中静滴。(2)抢救心脏骤停:1mg静注,每3~5min可加大剂量递增(1~5mg)重复。(3)与局麻药合用:加少量[1:(200000~500000)]于局麻药内(<300μg)。注意事项:(1)不良反应有心悸、头痛、血压升高,用量过大或皮下注射时误入血管后,可引起血压突然上升、心律失常,严重可致室颤而致死。(2)高血压、器质性心脏病、糖尿病、甲亢、洋地黄中毒、低血容量性休克、心源性哮喘等慎用。

84. 简述西地兰(去乙酰毛花甙)的药理作用、用法及注意事项。

其药理作用为增强心肌收缩力,并反射性兴奋迷走神经,降低窦房结及心房的自律性,减慢心率与传导,使心搏量增加。用于充血性心衰、房颤和阵发性室上性心动过速。 常用量:初次量0.4mg,必要时2~4h再注半量。饱和量1~1.2mg。(1)不良反应有恶心、呕吐、食欲不振、腹泻、头痛、幻觉、绿黄视,心律失常及房室传导阻滞。(2)急性心肌炎,心梗患者禁用;并禁与钙剂同用。

85. 简述心律平(普罗帕酮)的药理作用、用法及注意事项。

心律平的药理作用为延长动作电位的时间及有效不应期,减少心肌的自发兴奋性,降低自律性,减慢传导速度。此外亦阻断β受体及L-型钙通道,具有轻度负性肌力作用。用于室上性及室性心动过速和早搏,及预激综合征伴发心动过速或房颤患者。 用法:首次70mg稀释后3~5min内静注,无效20min后重复1次;或1次静注后继以(20~40mg/h)维持静滴。24h总量<350mg。(1)不良反应有恶心、呕吐、便秘、味觉改变、头痛、眩晕等,严重时可致心律失常,如传导阻滞、窦房结功能障碍。(2)病窦综合征、低血压、心衰、严重慢阻肺患者慎用。

86. 简述利血平的药理作用、用法及注意事项。

利血平的药理作用为能使去甲肾上腺素的贮存排空,阻滞交感神经冲动的传递,因而使血管舒张,血压下降。特点为缓慢、温和而持久;并有镇静和减慢心率作用。适用于轻度、中度高血压患者(精神紧张病人疗效尤好)。 常用量:肌注或静注,1mg/次,无效6h后重复1次。(1)不良反应常见有鼻塞、乏力、嗜睡、腹泻等。大剂量可引起震颤性麻痹。长期应用则能引起精神抑郁症。(2)胃及十二指肠溃疡病人忌用。

87.简述硫酸镁的药理作用、用法及注意事项。

硫酸镁的药理作用为注射后,过量镁离子舒张周围血管平滑肌,引起交感神经冲动传递障碍,从而使血管扩张,血压下降,特点为降压作用快而强。用于惊厥、妊高征、子痫、破伤风、高血压病、急性肾性高血压危象等。 常用量:25%硫酸镁10ml/次,深部肌肉注射(缓慢)。(1)注射速度过快或用量过大,可引起急剧低血压、中枢神经抑制、呼吸抑制等(钙剂解救);(2)月经期应用洋地黄者慎用。

88.简述硝酸甘油的药理作用、用法及注意事项。

硝酸甘油的药理作用为具有松弛平滑肌的作用,舒张全身静脉和动脉,对舒张毛细血管后静脉(容量血管)比小动脉明显。对冠状血管也有明显舒张作用,降低外周阻力,减轻心脏负荷。用于冠心病心绞痛的治疗及预防,也可用于降低血压或治疗充血性心衰。 用法:用5%葡萄糖或氯化钠液稀释后静滴,开始剂量为$5\mu g/min$,最好用输液泵恒速输入。患者对本药的个体差异很大,静脉滴注无固定适合剂量,应根据个体的血压、心率和其他血流动力学参数来调整用量。(1)不良反应常见有头痛、眩晕、面部潮红、心悸、体位性低血压、晕厥等。(2)禁用于有严重低血压及心动过速时的心梗早期以及严重贫血、青光眼、颅内压增高患者。

89.简述速尿(呋喃苯胺酸)的药理作用、用法及注意事项。

速尿(呋喃苯胺酸)的药理作用为抑制髓祥升支的髓质部对钠、氯的重吸收,促进钠、氯、钾的排泄和影响肾髓质高渗透压的形成,从而干扰尿的浓缩过程,利尿作用强。用于各种水肿,降低颅内压,药物中毒的排泄以及高血压危象的辅助治疗。 用法:肌注或静注:20mg~80mg/d,隔日或每日1~2次,从小剂量开始。 注意事项:长期用药有水电解质紊乱(低血钾、低血钠、低血氯)而引起恶心、呕吐、腹泻、口渴、头晕、肌痉挛等;偶有皮疹、瘙痒、视力模糊;有时可产生体位性低血压、听力障碍、白细胞减少及血小板减少等。

90. 简述甘露醇的药理作用、用法及注意事项。

甘露醇的药理作用为在肾小管造成高渗透压而利尿,同时增加血液渗透压,可使组织脱水,而降低颅内压。用于治疗脑水肿及青光眼,亦用于早期肾衰及防止急性少尿症。用法:静滴:20%溶液250~500ml/次,滴速10ml/min。(1)不良反应有水电解质失调。其他尚有头痛、视力模糊、眩晕、大剂量久用可引起肾小管损害。(2)心功能不全、脑出血、因脱水而尿少的患者慎用。

91. 简述安定(地西泮)的药理作用、用法及注意事项。

安定(地西泮)的药理作用:具有镇静催眠、抗焦虑、抗惊厥和骨骼肌松弛作用。用于焦虑症及各种神经官能症、失眠和抗癫痫,缓解炎症引起的反射性肌肉痉挛等。用法:常用量:10mg/次,以后按需每隔3~4h加5~10mg。24h总量以40~50mg为限。(1)不良反应有嗜睡、眩晕、运动失调等,偶有呼吸抑制和低血压。(2)慎用于急性酒精中毒、重症肌无力、青光眼、低蛋白血症、慢阻肺患者。

92. 简述度冷丁(哌替啶)的药理作用、用法及注意事项。

度冷丁(哌替啶)作用于中枢神经系统的阿片受体产生镇静、镇痛作用。用于各种剧痛,心源性哮喘,麻醉前给药。常用量:肌注25~100mg/次,100~400mg/d。极量:150mg/次,600mg/d。两次用药间隔不宜少于4h。注意事项:本品具有依赖性。不良反应有恶心、呕吐、头昏、头痛、出汗、口干等。过量可致瞳孔散大、血压下降、心动过速、呼吸抑制、幻觉、惊厥、昏迷等。

93.简述氨茶碱的药理作用、用法及注意事项。

氨茶碱的药理作用为对支气管平滑肌有舒张作用,间断抑制组织胺等过敏物质的释放,缓解气管黏膜的充血水肿。还能松弛胆道平滑肌、扩张冠状动脉及轻度利尿、强心和中枢兴奋作用。用于支气管哮喘,也可用于心源性哮喘、胆绞痛等。 常用量:静注,静滴。0.25~0.5g/次,用5%葡萄糖稀释后使用。极量0.5g/次,1g/d。注意事项:静注过快或浓度过高可有恶心、呕吐、心悸、血压下降和惊厥。急性心梗、低血压、严重冠状动脉硬化患者忌用。

94.简述胃复安(甲氧氯普胺)的药理作用、用法及注意事项。

胃复安(甲氧氯普胺)的药理作用为具有阻断多巴胺受体,抑制延脑的催吐化学感受器而发挥止吐作用,并促进胃蠕动,加快胃内容物的排空。用于尿毒症、肿瘤化疗放疗引起的呕吐及慢性功能性消化不良引起的胃肠运动障碍。 常用量:肌注,10mg~20mg/次,每日不超过0.5mg/kg。(1)不良反应有体位性低血压、便秘等,大剂量可致锥体外系反应,也可引起高泌乳血症。(2)禁用于嗜铬细胞瘤、癫痫、进行放射性治疗或化疗的乳癌患者。

95.简述6-氨基己酸(氨甲环酸)的药理作用、用法及注意事项。

6-氨基己酸(氨甲环酸)的药理作用为通过抑制纤维蛋白溶解而起止血目的。用于纤维蛋白溶酶活性升高所致的出血,如产后出血,前列腺、肝、胰、肺等内脏术后出血。 常用量:静滴,初用量为4~6g,稀释后静滴,维持量1g/h。(1)不良反应有恶心、腹泻、头晕、皮疹、肌肉痛等,静注过快可引起低血压、心动过缓。过量可发生血栓。(2)有血栓形成倾向或有血栓性血管疾病病史者禁用。肾功能不全者减量或慎用。

96.简述地塞米松(氟美松)的药理作用、用法及注意事项。

地塞米松(氟美松)的药理作用为抗炎、抗毒、抗过敏、抗休克及免疫抑制作用。用于各类炎症及变态反应的治疗。用法:肌注,静滴。2~20mg/次。不良反应:诱发或加重感染、骨质疏松、肌肉萎缩、伤口愈合迟缓等;大量使用时,易引起类柯兴综合征(满月脸、水牛背、向心性肥胖、皮肤变薄、低钾、高血压、尿糖等);长期使用时,易引起精神症状(失眠、激动、欣快感)及精神病。有癫病史及精神病史者忌用。溃疡病、血栓性静脉炎、活动性肺结核、肠吻合术后病人慎用。

97.简述碳酸氢钠的药理作用、用法及注意事项。

碳酸氢钠的药理作用能增加机体碱贮备。用于防治和纠正代谢性酸中毒、感染性休克等。用法:代谢性酸中毒:1.4% 20ml/(kg·次),静滴。感染性休克酸中毒:5% 5ml/(kg·次),静注。以上均可提高CO_2结合力10%(V),分次纠正,至症状消失。注意事项:短时间大量静注可致代谢性碱中毒、低钾血症、低钙血症。慎用于充血性心衰、肾功能不全患者。

98.简述苯海拉明(可他敏)的药理作用、用法及注意事项。

苯海拉明(可他敏)的药理作用为H_1受体拮抗剂。可与组织中释放出来的组胺竞争效应细胞上的H_1受体,从而消除过敏症状;并有镇静催眠等中枢神经系统抑制作用;也有镇吐、局麻和抗M-胆碱样作用。用于治疗变态反应性疾病、晕动病及呕吐。常用量:肌注,20mg/次,1~2次/d。(1)不良反应有疲乏、头晕、嗜睡、口干、恶心等。偶可引起皮疹、粒细胞减少。(2)青光眼、前列腺肥大、幽门梗阻及肠梗阻患者忌用。

99.氯化钾为什么不能静脉推注?

因为高浓度的氯化钾从静脉推注,使血液中钾离子突然升高,引起高钾血症,从而抑制心肌,甚至引起心搏骤停,所以氯化钾必须加入液体中缓慢滴入静脉。

100.手术中大量输入库存血之后为什么要补充钙剂?

在采血时,要加入枸橼酸钠抗凝剂,枸橼酸钠中的枸橼酸根离子,能与血液中的钙离子结合形成可溶性络合物,使血液中游离的钙离子减少,故应补充钙剂。

101.手术中哪些情况下局麻药中不能加入肾上腺素?

病人有高血压、冠心病、肝肾功能不全、休克、恶病质、甲亢等情况时,局麻药不能加入肾上腺素。

第七章　基础护理知识

1.术中手术器械传递时应注意什么?

(1)传递器械前、后应检查器械的完整性,防止缺失部分遗留在手术部位。(2)传递器械应做到稳、准、轻、快,用力适度以达到提醒术者注意力为限。(3)传递器械的方式应准确,术者接过器械后不需要调整方向即可使用。(4)传递拉钩前应用盐水浸湿。(5)洗手护士要及时收回切口周围器械,避免堆积,防止掉地。(6)安装、拆卸刀片时应注意避开人员,尖端向下,对向无菌器械台面。(7)传递锐利器械时,建议采用无触式传递,预防职业暴露。(8)向对侧或跨越式传递器械,禁止从医生背后传递。

2.术中手术敷料传递中应注意什么?

(1)速度要快、方法准确、物品要对,不带碎屑、杂物。(2)洗手护士要及时更换切口敷料,避免堆积,防止掉地。(3)纱布类敷料应打开、浸湿,固定带或纱布应留有一端在切口外,尽量不要全部塞入体腔内,以免遗留在组织中。(4)要求使用可透视X线的纱布、纱布垫。

3.锐利器械传递方法?

(1)手术刀安装、拆卸及传递方法:安装刀片时,用持针器夹持刀片前段背侧,轻轻用力将刀片与刀柄槽相对合;拆卸刀片时,用持针器夹住刀片的尾端背侧,向上轻抬,推出刀柄槽。传递手术刀时采用弯盘进行无触式传递方法,水平传递给术者,防止职业暴露。(2)剪刀传递方法:洗手护士右手握住剪刀的中部,利用手腕部运动,适力将柄环部拍打在术者掌心上。(3)持针器夹针及传递方法:右手拿持针器,用持针器开口处的前1/3夹住缝针的后1/3;缝针卡入持针器的前1/3。传递持针器时,洗手护士右手捏住持针器的中部,针尖端向手心,针弧朝背,缝线搭在手背上或握在手心中,利用手腕部适当力度将柄环部拍打在术者掌心上。

4.铺置无菌器械台的目的?

使用无菌单建立无菌区域、建立无菌屏障,防止无菌手术器械及敷料再污染,最大限度地减少微生物由非无菌区域转移至无菌区域;同时可以加强手术器械管理。

5.铺置无菌器械台的方法?

(1)规范更衣,戴帽子、口罩。(2)根据手术的性质及范围,选择适宜的器械车,备齐所需无菌物品。(3)选择近手术区较宽敞区域铺置无菌器械台。(4)将无菌包放置于器械车中央,检查无菌包名称、灭菌日期和包外化学指示物,包装是否完整、干燥,有无破损。(5)打开无菌包及无菌物品。方法一:打开无菌包外层包布后,洗手护士进行外科手消毒,由巡回护士用无菌持物钳打开内层无菌单,顺序为先打开近侧,检查包内灭菌化学指示物合格后再走到对侧打开对侧,无菌器械台的铺巾保证4~6层,四周无菌单垂于车缘下30cm以上,并保证无菌单下缘在回风口以上。协助洗手护士穿无菌手术衣、戴无菌手套。再由巡回护士与洗手护士一对一打开无菌敷料、无菌物品。方法二:打开无菌包外层包布后,洗手护士用无菌持物钳打开内层无菌单,并自行使用无菌持物钳将无菌物品打至无菌器械台内,再将无菌器械台置于无人走动的位置后进行外科手消毒,巡回护士协助洗手护士穿无菌手术衣,无接触式戴无菌手套。(6)将无菌器械台面按器械物品使用顺序、频率、分类进行摆放,方便拿取物品。

6.铺置无菌器械台的注意事项有哪些?

(1)洗手护士穿无菌手术衣、戴无菌手套后,方可进行器械台整理。未穿无菌手术衣及未戴无菌手套者,手不得跨越无菌区及接触无菌台内的一切物品。(2)铺置好的无菌器械台原则上不应进行覆盖。(3)无菌器械台的台面为无菌区,无菌单应下垂台缘下30cm以上,手术器械、物品不可超出台缘。(4)保持无菌器械台及手术区整洁、干燥。无菌巾如果浸湿,应及时更换或重新加盖无菌单。(5)移动无菌器械台时,洗手护士不能接触台缘平面以下区域。巡回护士不可触及下垂的手术布单。(6)洁净手术室建议使用一次性无菌敷料,防止污染洁净系统。(7)无菌包的规格、尺寸应遵循《医疗机构消毒技术规范》(WS/T367—2012)C.1.4.5的规定。

7.什么是无瘤技术?

指在恶性肿瘤的手术操作中为减少和防止癌细胞的脱落、种植和播散而采取的一系列措施,其原则是防止肿瘤细胞扩散和局部种植。

8.肿瘤手术体腔探查的注意事项有哪些?

手术者打开腹腔,探查腹腔时应按照由远及近的顺序,先探查肝、脾、盆腔、腹主动脉、周围淋巴结及肿瘤两端,最后再探查原发肿瘤及受累脏器。探查时动作要轻柔,以避免挤压肿瘤组织向腹腔内脱落,发生腹腔种植。

9.切除肿瘤后用温蒸馏水冲洗的意义是什么?

43℃的蒸馏水用于肿瘤细胞3min即可有效使肿瘤细胞破损。其主要原理为:蒸馏水是一种不含电解质和有形成分的低渗性液体,其渗透压接近0,而人体组织细胞的渗透压为280~310mmol/L,由于渗透压的差异,蒸馏水可以使肿瘤细胞肿胀,裂解肿瘤细胞膜,从而使肿瘤细胞失去活性。因此蒸馏水作为冲洗液,能有效避免肿瘤细胞的种植和播散。

10.使用高频电刀的注意事项有哪些?

(1)避开可燃环境。不要在可燃物密集的环境中进行电外科手术。(2)手术前和手术中确认所有的氧气管路均无泄露。(3)使用中,不要将潮湿的电刀笔连接到主机上。(4)不要随意裁剪回路电极板/负极贴。(5)不要将电刀工作声音调至静音。便于仪器发生故障时,能及时发现。(6)不要将其他设备及敷料放在电刀主机上,影响主机散热。(7)患者术中改变体位前后,检查电极板/负极贴,确保粘贴牢固、平整。(8)不要过度弯曲、拉伸或挤压电缆。(9)手术开始前,确认电刀功率。功率尽可能小,使用时间尽可能短。(10)通过止血钳止血时,术者应将止血钳尖端以外的部分轻轻提起,以免灼伤患者。(11)使用双极电凝器,不需要粘贴回路负极板。(12)尽可能靠近手术部位(但不小于15cm),使手术部位与回路负极板之间有直接的电流通路。

11.休克病人为什么要观察尿量?

休克病人单位时间尿量多少直接反应休克的程度。保持每小时30ml尿量是休克缓解的可靠指标。准确的记录尿量,以便采取积极的治疗措施。

12.肠大部分切除后为什么会出现出血倾向?

正常情况下肠道菌群可产生大量维生素 K,而维生素 K 是机体凝血过程中重要的凝血因子,肠大部切除术后,造成维生素 K 大量缺乏,机体凝血功能障碍而有出血倾向。

13.局麻药中毒的临床表现?

(1)轻度中毒出现兴奋、激动多语、头痛、头晕、舌唇麻木、恶心呕吐、颜面潮红、肌肉抽动、呼吸加快、血压下降等。(2)严重时出现惊厥或由兴奋转为抑制状态。表现有精神淡漠、呼吸减慢、血压下降、全身肌肉抽动直至意识丧失、休克、呼吸困难、面色苍白、出冷汗等。(3)局麻药最突出的毒性反应是惊厥。

14.局麻药中毒发生如何抢救?

(1)发生惊厥时要注意控制躁动保护患者,避免发生意外损伤。(2)吸氧,并进行辅助或控制呼吸。(3)开放静脉输液,维持血液动力学的稳定。(4)镇静解痉:①静注硫喷妥钠 50~100mg(2.5%溶液 2~4ml)或其他快速巴比妥类药物,但勿过量避免发生呼吸抑制。②静脉注射地西泮 2.5~5.0mg。③静脉注射短效的肌松药如琥珀胆碱(1mg/kg),即可停止肌肉痉挛性收缩。(如果患者在应用巴比妥类或地西泮后仍继续惊厥,则是应用肌松药的适应证)

15.如何预防局麻药毒性反应?

(1)应用局麻药的安全剂量。(2)在局麻药溶液中加用肾上腺素,以减慢吸收和延长麻醉时效。(3)防止局麻药误注入血管内,必须细心抽吸有无血液回流,在注入全剂量前,可先注试剂量以观察反应。(4)警惕毒性反应的先驱症状,如惊恐、突然入睡、多语和肌肉抽动。此时就应停止注射,采用过度通气以提高大脑惊厥阈。若惊厥继续进展,则需行控制呼吸,以保持心脏和大脑的充分氧合。(5)一般习惯应用非抑制量的巴比妥药物(1~2mg/kg)作为麻醉前用药,以期达到预防反应的目的。

16.术中病人发生低体温的常见原因有哪些?

(1)手术室温度过低,导致病人过度散热。(2)手术野皮肤消毒,导致身体过度暴露,使用易挥发消毒液(如乙醇),使机体蒸发散热增加。(3)大量静脉输注低温的血液和液体。(4)开放体腔手术(如开腹手术)切口大、暴露时间长、创伤重,使体内热量进一步蒸发和丢失。(5)体腔冲洗液未加温,带走大量热量。(6)全身麻醉对体温调节中枢的抑制作用。(7)组织灌注不足等。

17.低体温对患者有什么危害?

(1)增加手术切口的感染率:有研究表明,轻度体温降低可直接损害骨髓免疫功能,尤其是抑制中性粒细胞的氧化释放作用,减少多核白细胞向感染部位移动,减少皮肤血流量,抑制组织对氧的摄取,增加伤口感染率。(2)对凝血机制的影响:轻度低体温可使血小板功能降低,凝聚功能受损,抑制凝血级联反应,降低凝血物质活性,血液黏滞度增加,降低凝血酶的活性,明显增加术中失血量和对同种输血的需求,而大量库血的输入可以使"冷稀释"效应更为明显。(3)对心血管的影响:轻度低温时交感神经兴奋,心率加快,心肌收缩力增强,心输出量增加,外周血管收缩。外周阻力增加和血液黏稠度升高,会增加心脏做功,可能导致心肌缺血和心律失常。(4)代谢紊乱:低温可降低代谢率和氧的供给,体温每降低1℃,约降低机体需氧量7%。低温会使麻醉药在体内的代谢减慢,导致术后清醒时间明显延长。当氧传送不足,甚至不能满足低温时低氧化代谢的需求,可引起乳酸性酸中毒。(5)对中枢神经系统的影响:低温对中枢神经系统的影响极其明显,体温每下降1℃,脑血流量减少6%~7%,出现意识障碍、判断力损害和模糊。

18.预防术中低体温的护理措施有哪些?

(1)术前预保温。接送病人车床面及盖被采取预先加温的方式。(2)调节适宜的室温。病人进手术间前1h室温应调至24℃~26℃,术中手术间温度保持在22℃~24℃。(3)术中尽可能减少病人的暴露,非手术部位注意覆盖保暖,并保持体表覆盖物的干燥,包括手术铺巾及衣物。(4)输注液及冲洗液宜加温至34℃~37℃。(5)正确使用安全有效地保温仪器设备。(6)术毕用温水垫擦拭伤口周围的血迹及污迹,及时给病人穿衣及盖被。(7)维持复苏室环境温度适当。

19.常用液体加温的方法与特点?

临床上常用的液体加温方法有水浴加热、温箱加热、输液管加热等。(1)水浴加热:容器内盛37℃左右的温水,将液体浸泡其中。优点是方便快速,经济成本低。缺点事保温效果差,加热不均匀。(2)恒温箱加热:输液放置恒温箱温度升至38℃左右。优点是加热过程中无气泡产生。缺点是加热速度慢,耗时,不适用于紧急输液;被加热液体温度无准确显示,温度控制不精确;静止液体加热不均匀,可能造成药物理化性质改变;保温效果差,输液过程中热散失多,输液过程中常常是先热后凉。使用中,保持恒温箱性能稳定,温度适中,液体加热不能超过39℃,否则注射后容易引起溶血反应;恒温箱内液体应按入箱时间先后使用,一次放入箱内液体不要太多,以免在高温下存放时间太久,最好勿超过6h。(3)输液管加热:输液时采用输液加温仪对液体进行持续加温输入。将输液管缠绕在加温仪上,通过与其中流动者着的液体进行持续热量交换,间接提升输液管内液体温度,可根据需要设定液体温度在37℃~41℃范围内。优点是加热速度快,通电30s即可持续使用;被加热液体有准确显示;流动液体加热,加热均匀;加热不受液体初始温度制约。缺点是加热过程中输液管内会产生大量气泡,存在一定的危险;加温仪加温用的一次性加温输液管道成本较高,会增加病人费用。

20.液体加温输注的几个问题?

(1)常规输液不加温,大量输液或输注库存血应该加温。用于库血血浆及血浆制品加温器,温度调节不能高于37℃。(2)结合输液的成分综合考虑是否适合加温。虽有报道表面液体温度可获得安全、可靠、舒适的效果,且对药物成分无影响。但并非所有液体都适合加温。如青霉素、维生素C不可加温,因为青霉素水溶液在室温不稳定,20U/ml青霉素溶液30℃放置24h效价下降56%,青霉烯酸含量增加200倍;维生素C属于酸性,具有较强的还原性,加热或在溶液中易氧化分解,在碱性条件下更易被氧化为已糖衍生物,影响药效或发生药物相互作用反应。(3)代血浆不加温输入,胶体液在常温下或25℃保存,加温超过25℃会发生性质改变。如血定安、贺斯等代血浆产品,不予加温。(4)采血输液管加热时,加热仪的温度可设定为<40℃。因为输液管和加热器之间传热有一个温度梯度,液体从加热器流出而还未进入人体时,热量会有少量散失。(5)对出血性疾病和高热病人应慎用加热液体,防止加重病情。

21.空腔器官与非空腔器官手术配合的区别有哪些?

(1)物品清点次数不同:关闭空腔器官时要清点手术用物,比非空腔器官的物品清点多一次。(2)沾染手术的隔离技术不同:胃肠道、呼吸道或宫颈等沾染手术时,切开空腔脏器前,先用纱布垫保护周围组织,并随时吸出外流的内容物;被污染的器械和其他物品应放在专放污染器械的盆子内,避免与其他器械接触,污染的缝针及持针器应放在含碘消毒液浸泡后才可使用;完成全部沾染步骤后,应将污染器械置于一边,不再使用于其他部位。同时手术人员应更换无菌手套,尽量减少污染的机会。

22.吻合器与切割缝合器的使用注意事项有哪些?

(1)使用吻合器与切割缝合器时:轻拿轻放,防止掉落,取出后检查保险开关是否关上,防止误击发。(2)给吻合器涂石蜡油时:只能外周涂一圈,石蜡油不能接触吻合钉,以免吻合钉脱落。(3)使用管状吻合器时:应先逆时针旋转手柄取出蘑菇头,顺时针旋转手柄把吻合器内心收起至未用状态。(4)使用切割缝合器时:要在使用前才能把护钉板取下,防钉脱落。取下护钉板时应用右手大拇指轻顶护钉板的翼,使护钉板翼与钉仓稍分离后,再把护钉板顺时针掀开,不用拔出以免连针拔出。

23.什么是标准手术体位?

标准手术体位是由手术医生、麻醉医生、手术室护士共同确认和执行,根据生理学和解剖学知识,选择正确的体位设备和用品,充分暴露手术野,确保患者安全与舒适。标准手术体位包括仰卧位、侧卧位、俯卧位,其他手术体位都在标准体位基础上演变而来。

24.安置手术体位的原则有哪些?

(1)保证患者安全、舒适、充分暴露手术野。(2)不影响患者呼吸和血液循环。(3)不压迫患者外周神经,不过度牵拉肌肉骨骼,确保眼部、神经、血管、肌肉及骨隆突处不受伤害,避免发生体位并发症。(4)尽量避免隐私部位暴露。

25.体位改变对机体的不良影响有哪些?

(1)对心血管系统的不良影响:①有效循环血量减少、低血压,发生于突然改变体位、移动患者;②急性肺水肿、低血压综合征,发生于截石位或腹腔内有巨大肿瘤、产妇仰卧位时;③肺动脉栓塞,是坐位或头高脚低位的最危险的并发症。(2)对呼吸系统的不良影响:主要来自两个方面,重力作用引起器官组织的移位和体液再分布,导致胸腔及肺容量的变化;机械性障碍对人体施加的外来压力对器官功能的影响。表现在以下四个方面:①肺通气不足,常发生于任何压迫或限制胸廓运动或膈肌收缩的体位;②肺不张,常发生于开胸手术;③上呼吸道梗阻,常发生于侧卧、俯卧、坐位,头颈前屈过度容易导致呼吸道梗阻,另外气管插管折曲也会造成梗阻;④误吸、窒息,常发生于术前禁食不严格、上消化道出血。(3)对神经系统的不良影响:①对中枢神经系统的影响,主要取决于平均动脉压和脑血管阻力的变化,发生于除仰卧位以外的其他任何使颅内压升高的体位;②对周围神经系统的影响,引起周围神经损伤的主要原因是牵拉、压迫、缺血、机体代谢功能紊乱和外科手术损伤。

26.各种常见手术体位的摆放方法及原则?

(1)仰卧位:远端关节高于近端关节,手臂在身体前面,压腿带固定于患者膝关节上3~5cm,上肢外展小于90°。膝关节下及足跟部垫软垫。(2)侧卧位:双下肢屈髋屈膝70°,呈跑步状,头、颈、胸下方放置整体侧卧防压体位垫,双上肢置于可调节托手架上,外展不超过90°,双手臂呈抱球状,骨盆处前后加防压垫用挡板固定。(3)俯卧位:双髋双膝关节屈曲20°,上下肢远端关节低于近端关节,膝关节及小腿下垫软垫,头部置于有槽软垫上,踝部背曲,足趾悬空,胸腹部用模块式俯卧位垫支撑,双手臂置于有软垫的调节托手架上,肩肘呈90°。男性患者注意悬空会阴部,避免压迫阴囊。(4)截石位:双下肢搁于支腿架上,支腿架不应过高,两腿分开不宜太大,外展夹角呈90°,束腿带固定。腘窝部用棉垫垫好以减少腘窝受压,防止腓总神经损伤。(5)微创手术:上肢输液时外展不可超过90°度,手术者及助手不能倚靠在外展答手臂上,否则可拉伤臂丛神经。置头低足高位时,在重力作用下患者随床位倾斜易向头侧滑动而损伤臂丛神经及尺桡神经,需以锁骨为支点双侧用肩托顶住锁骨并加防压垫固定。下肢膝关节约束带不可捆绑过紧,以免压迫腘窝处的血管和神经而引起静脉血栓腓总神经损伤。

27.摆放体位时预防神经损伤的措施有哪些?

(1)防止尺桡神经、臂丛神经损伤,上肢外展不超过90°,取前臂稍屈曲并内旋,侧卧位胸下方垫软垫。仰卧位时可将双臂伸直贴于体侧,加垫保护,用布单固定。(2)预防颈丛神经损伤,取头高脚低位,角度要适度,足底放置挡脚板,避免身体下滑。(3)截石位托腿架应与大腿的高度相等,膝关节约束带力量要适中,以可容一指为宜。侧卧位分散体压,减轻下侧肢体压力可加厚手术床垫、两膝之间垫软垫、上侧下肢全长垫软垫,有助于改善局部血液回流和防止腓总神经损伤。

28.何谓仰卧位低血压综合征?

指妊娠晚期孕妇仰卧位时,出现头晕、恶心、呕吐、胸闷、面色苍白、出冷汗、心跳加速及不同程度血压下降,当转为侧卧位后,上述症状即减轻或消失的一组综合征。

29.发生仰卧位低血压综合征的机理?

此征系妊娠晚期孕妇仰卧时,胀大的妊娠子宫压迫下腔静脉甚至腹主动脉,引起回心血量骤减,致使心排出量下降所造成,故又称下腔静脉综合征。也有人认为此系子宫压迫横膈,引起迷走神经兴奋,致下肢血管扩张造成。

30.何谓压疮?

压疮是身体局部组织长期受压、血液循环障碍、组织营养缺乏使皮肤失去正常生理功能,而引起的组织破损和坏死。

31.压疮的分期及临床表现?

(1)瘀血红润期:受压的局部皮肤出现红、肿、热、麻木或有触痛但皮肤表面无破损。(2)炎性浸润期:红肿部位继续受压,血液循环仍旧得不到改善,静脉回流受阻,受压皮肤表面转为紫红,皮下产生硬结,表皮有水疱形成。水疱极易破溃,显露出潮湿红润的创面,病人感觉疼痛。(3)溃疡期:①浅度溃疡期:轻者浅层组织感染,脓液流出,溃疡形成。②坏死溃疡期:坏死组织发黑,脓性分泌物增多,有臭味。

32.术中压疮的临床特点?

受压部位在术后1~2d内出现红斑,常被误认为皮肤烫伤。这种红斑迅速转变为瘀斑,酷似皮肤青紫或深色皮肤变色。组织损伤发展至Ⅱ期,可出现皮肤水泡或皮肤剥脱。组织坏死发生在初期组织损伤后2~6d,好发部位与手术体位有关。

33.术中压疮的危险因素有哪些?

(1)内源性危险因素:①年龄:大于70岁的老人术后发生压疮的危险增加2倍;②伴发病:糖尿病、贫血、肿瘤等;③营养状况与体型:血清白蛋白<35g/L的患者、年老或年幼、营养状况差或消瘦、缺乏皮下脂肪。(2)外源性危险因素:压力、摩擦力、剪切力。(3)手术室特异性因素:手术时间>2.5h是压疮的危险指数,>4h每延长30min会使压疮危险性增加33%;术中加温增加机体耗氧量;皮肤潮湿、术中血管活性药物应用;血液动力学改变;手术体位、定位器、牵引器;手术床垫及其填塞物。

34.术中压疮的预防措施有哪些?

(1)保护患者皮肤,避免局部不良刺激。(2)保持床单平整、干燥,合理摆放体位,妥善放置衬垫。(3)保护骨隆突等受压部位皮肤,预先涂抹凡士林。(4)在不影响手术操作的前提下,对受压部位进行减压按摩。(5)对已有压疮的部位按照压疮处理流程规范进行处理。

35.常用体位设备与用品包括哪些?

体位设备包括手术床、手术床配件,如托手板、腿架、各式固定挡板、肩托、头托及上下肢约束带等。体位用品主要指用于保护压力点的一系列不同尺寸、外形的衬垫,如头枕、膝枕、肩垫、胸垫、足跟垫等。

36.平车运送病人的注意事项?

(1)护士应站在病人头侧,以利于观察病情。(2)平车上下坡时,病人头部应在高处。(3)运送骨折病人,应注意固定好骨折部位。(4)患者头部卧于大轮端。(5)保持输液管、引流管通畅。(6)不可用车撞门。

37.对手术对接转运推车的要求有哪些?

(1)长约200cm.宽约56cm。(2)可升降,对接方便安全。(3)车轮要求:小轮带刹车。(4)两边带护栏,配输液架。(5)下层有储物筐。(6)整车重量轻,要求两车均采用先进的中控刹车系统,在运动对接时稳定可靠。

38.高龄患者术中护理注意事项有哪些?

(1)要做好心里护理,态度和蔼、关心体贴病人。(2)老年人皮肤弹性差,易形成压疮,摆放、转动体位时应轻巧,骨隆突部加用凝胶垫保护。(3)四肢不能过度外展或牵引,以免引起骨折和关节脱位。(4)老年人基础疾病较多,通常主要疾病被基础疫病掩盖,且病情变化快,必须严密观察病情。(5)术中要注意保暖。

39.骨科关节置换术手术配合的特殊要求?

(1)止血带充气每60min放气1次,每次10~15min,根据止血带的使用说明,调节安全范围内压力。(2)取下的骨块用无菌湿纱布包裹备用,以防丢失。(3)安放假体之前用生理盐水彻底冲洗关节面及植入床并擦干,以免影响骨水泥的粘固程度。(4)调配骨水泥要把握时间,以防干结,先备好粉剂,使用时再倒入水剂,边倒入水剂边搅拌,快速搅拌均匀。(5)膝关节置换手术,骨水泥要涂于髌骨、股骨髁、胫骨假体上,多余的骨水泥要去除,以免影响关节面的磨合。(6)递送假体时,用无菌干纱布包裹假体以防滑落以及避免不必要的接触。(7)避免假体被碰撞。(8)髋关节置换手术时应注意髓腔挫与髓腔扩大器要从小到大依次更换,以准确确定人工假体的型号。

40.怎样防止将手术器械、纱布遗留在病人体内?

(1)手术开始前,洗手护士与巡回护士必须共同清点器械、纱布、纱布垫、缝针等手术台上所有用物,并记录。同时还需检查器械上的螺丝是否齐全、有无松动,有齿镊齿是否齐全。(2)手术进行中,洗手护士应及时收回暂时不用的器械。(3)术中所增添的器械、纱布等,巡回护士应及时记录在清点单上。(4)洗手护士要牢记,在胸、腹腔或深部组织填入的纱布垫或留置止血钳,并要提醒术者注意置于手术野深处的纱布,防止遗留。(5)手术台上掉下的器械及纱布等,应及时捡起放在器械车下层,任何人不得带出室外。(6)在关闭胸、腹腔前,洗手护士与巡回护士应核对器械、纱布、缝针等手术台上所有用物,相符合后方可关腹。(7)在缝皮前再次清点无误后,在清点单子上记录并签字。

41.抢救物品管理要求做到"五定"的具体内容?

定数量品种、定点放置、定人保管、定期消毒灭菌、定期检查维修。

42.预防枸橼酸钠中毒的措施有什么?

每输入库血1000ml时,遵医嘱给予10%葡萄糖酸钙或氯化钙10ml,以补充钙离子。

43.什么是心肺复苏?

心肺复苏(CPR)是针对心脏、呼吸骤停者所采取的急救措施,以挽救其生命。即胸外按压形成暂时的人工循环,电击除颤转复心室颤动,促使心脏恢复自主搏动,人工呼吸纠正缺氧,并努力恢复自主呼吸。

44.判断心跳停止的基本指标是什么?

意识丧失、呼吸停止、大动脉搏动消失。

45.胸外心脏按压的有效指征是什么?

(1)能扪及大动脉搏动、血压收缩压维持在60mmHg以上;(2)末梢循环改善,口唇、颜面、皮肤、指端由苍白发绀转为红润,肢体转温;(3)瞳孔缩小,并出现对光反射;(4)自主呼吸恢复;(5)昏迷变浅,出现反射、挣扎或躁动。

46.左心衰最严重的表现是什么?

是肺水肿。

47.右心衰竭的主要临床表现是什么?

是体循环静脉瘀血及水肿

48.试述休克患者观察的要点?

(1)意识和表情:反映脑组织灌流答情况。(2)皮肤色泽、温度、湿度:反映体表灌流的情况。(3)尿量:反映肾脏功能,同时也反映其他组织器官血液灌流的情况。(4)血压及脉压差。(5)脉搏:休克时脉率加快,脉搏快而细弱表示休克加重。(6)呼吸:呼吸增速、变浅、不规则。呼吸增至30次/min以上或降至8次/min以下,均表示病情加重。

49.外科感染分为几类?

分为两大类:(1)非特异性感染:又称化脓性感染或一般感染,如疖、痈、但度、急性乳腺炎、急性阑尾炎等;(2)特异性感染:如结核、破伤风、气性坏疽等。

50.什么是标准预防?

标准预防是指认定患者的血液、体液、分泌物、排泄物均具有传染性,须进行隔离,不论是否有明显的血迹污染或是否接触非完整性的皮肤与黏膜,凡接触上述物质者,必须采取防护措施。其基本特点为:(1)既要防止血源性疾病的传播,也要防止非血源性疾病的传播;(2)强调双向防护,既防止疾病从患者传至医务人员,又要防止疾病从医务人员传至患者;(3)根据疾病的主要传播途径采取相应的隔离措施,包括接触隔离、空气隔离和微粒隔离。

51. 何谓DIC?

即弥散性血管内凝血,是一种发生在很多疾病基础上,由致病因素激活凝血系统,导致全身微血栓形成,凝血因子被大量消耗并激发纤溶亢进,引起全身出血的综合征。

52. 术中断针的处理和预防?

发生断针的处理:最终目标是必须找到断针并确认其完整性。(1)根据当时具体情况立即对合核查断针的完整性,初步确定断针的位置,缝针无论断于手术台上或手术台下,洗手护士应立即告知手术医生并请巡回护士共同寻找。(2)若断针在手术台上找到,洗手护士应将缝针对合与巡回护士共同核对检查确认其完整性后,用无菌袋装好,妥善放置,以备术后清点核查。(3)若断针在手术台下找到,巡回护士将缝针对合与洗手护士共同核对检查确认其完整性后,袋装好后妥善放置,以备术后清点。(4)若在手术台上或台下都未找到,行X线拍片寻找。断针的预防:(1)选择适应的持针器夹持缝针,即粗持针器夹持粗大缝针,细持针器夹持细小缝针,血管吻合持针器夹持血管吻合针的原则。(2)选择合适的缝针,即缝合软硬不同的组织时,选择合适的缝针,如:缝合深筋膜、肌腱和肥胖病人的皮下组织时,尽量选择3/8或1/2圆的9×28的大圆针,缝合甲状腺组织等一些比较薄的组织时,可以选择3/8圆的7×28的圆针等。(3)在手术中若发现缝针已经变形,禁止使用,严禁用持针器进行矫正,以防人为将缝针折断。(4)严禁用粗持针器夹持血管吻合针,夹持吻合针时持针器不能扣得太紧,原则上只扣一扣即可,防止因用力过猛将缝针折断。(5)洗手护士要认真管理手术缝针,随时清点缝针去向并妥善固定。

53. 中心静脉压的正常值是多少?

是0.59~1.18kPa(6~12cmH$_2$O)。

54.测定中心静脉压在临床上有何意义?

中心静脉压在一定程度上反映测压当时病人的有效血容量、心功能和血管张力等综合状况。因此,连续测定中心静脉压的改变,可动态地了解血容量的变化及判断心脏对补液的耐受能力,是调节输液治疗的一个重要参考指标:(1)低血压,$CVP < 0.49$ kPa($5cmH_2O$),提示有效血容量不足,可快速补液或补血浆。(2)低血压,$CVP < 0.98kPa$($10cmH_2O$),应考虑有心功能不全的可能。需采用增加心肌收缩力的药物如西地兰或多巴酚丁胺,并严格控制水入量。(3)$CVP > 1.47 \sim 1.96$ kPa($15 \sim 20cmH_2O$),提示有明显的右心心力衰竭,且有发生肺水肿可能,需采用快速利尿剂与洋地黄制剂。(4)CVP低亦可见于败血症,高热所致的血管扩张。

55.中心静脉压的变化受哪些因素的影响?

(1)血容量。(2)静脉回心血量。(3)右心室舒张期压力。(4)肺循环阻力。(5)胸内压(或腹内压)等,其中以血容量及右心室排血功能最为重要。

56.环甲膜穿刺的目的是什么?

通过穿刺建立一个新的呼吸通道,缓解病人呼吸困难或窒息。

57.环甲膜穿刺有哪些适应证?

(1)急性喉阻塞,尤其是声门区阻塞,严重呼吸困难,来不及行普通气管切开时。(2)需行气管切开,但缺乏必要器械时,可先行环甲膜穿刺。

58.环甲膜的位置如何确定?

甲状软骨下缘与环状软骨上缘之间即环甲膜。

59.胸腔插管后为什么要接水封瓶,插在液面下的玻管长度以多少为宜?

正常情况下胸膜腔压力随呼吸而改变,一般呼气时压力为-0.294~-0.490 kPa(-3~-5cmH_2O),吸气时压力为-0.782~-0.978kPa(-8~-10cmH_2O)左右。为了防止胸膜腔内的负压将空气吸入胸腔,造成肺萎陷,所以应接水封瓶。插在液面下玻管长度以2~3cm为宜,过深时,胸内空气不易逸出。

60.胸腔插管引流后,水封瓶内液柱无波动或波动微弱,可能的原因是什么?

可能的原因有:(1)引流管扭曲。(2)血块或脓块堵塞。(3)胸壁切口狭窄压迫引流管。(4)肺膨胀或膈肌上升将引流管口封闭。(5)包扎创口时折压引流管。

61.如何确定股静脉穿刺注射的部位?

股静脉位于股三角区骨鞘内。穿刺点位于仅靠股动脉内侧0.5cm处。

62.颈内静脉穿刺时应注意的事项?

(1)严格执行无菌技术操作规程。(2)准确选择穿刺点,掌握好穿刺针的方向,避免发生并发症,如气胸、血胸、血肿、气栓、神经损伤、感染等。(3)防止误伤颈总动脉。万一误伤,应立即拔针,并压迫止血。(4)颈部下段穿刺易损伤颈前静脉及穿破胸膜,故少用为妥。(5)插管术后,应观察有无渗液、渗血,可将导管稍稍移出一些,以免导管回旋于血管内引起液体反流。用消毒敷料压迫局部3~5min以防局部血肿。穿刺部位每日更换敷料1次。每次输液结束后,将导管末端针头用无菌纱布包裹扎紧,防止空气进入,固定好备用。对凝血机制障碍、肺气肿、剧烈咳嗽者,不宜行颈静脉穿刺。

63.动脉穿刺时,操作者应注意哪些事项?

(1)穿刺点应选动脉搏动最明显处,消毒面积较静脉穿刺广。(2)做血气分析时,空针内绝不能进入空气。(3)操作完毕,局部必须加压5min,直至无出血为止。

64.伤口愈合分哪几级?

(1)甲级愈合:是指愈合优良,没有不良反应的初期愈合。(2)乙级愈合:是指愈合欠佳,愈合处有炎性反应,如红肿、硬结、血肿、积液等,但未化脓。(3)丙级愈合:是指切口化脓,需要做切开引流。

65.胸外心脏按压的机制是什么?

按压主要是引起胸内压力普遍性增高,胸内动脉、静脉,以及胸腔外的动脉压亦相应增高。但周围静脉压力仍然是低的,从而形成周围的动静脉的压力梯度,使血液自动脉(高压)流向静脉(低压)。放松时,胸腔内压力下降,静脉血回流至右心,而动脉血因主动脉瓣关闭,反流量甚少。实验室及临床观察证明,按压时胸腔内压力升高与血压和颈动脉搏动强度呈正相关。此称之为胸腔泵的机制。

66.胸外心脏按压常见的错误有哪些?

(1)按压除掌根部贴近胸骨外,手指也压在胸壁上,易引起肋骨骨折。(2)定位不当,若按压部位偏下,易使剑突受压折断而致肝破裂。(3)按压用力不垂直,尤其是摇摆式按压不仅无效,更易出现肋软骨骨折等严重并发症。(4)按压时,抢救者肘部弯曲用力不当,致使按压深度不够。(5)放松时如手掌根离开胸骨定位点未能充分松弛,胸部仍承受足够的压力,致使血液难以回到心脏。

67.什么是甲状腺手术体位综合征?

在颈部极度后仰的情况下使椎间孔周围韧带变形、内凸压迫颈神经根及椎动脉,而引起的一系列临床症状:表现为术中不适、烦躁不安,甚至呼吸困难,术后头痛、头晕、恶心、呕吐等症状。

68.什么是耦合效应?

指两个或两个以上的电路原件或电网络的输入与输出之间存在紧密配合与相互影响,并通过相互作用从一侧向另一侧传输能量的现象。在电外科应用中表现为工作电缆(电刀笔或电钩)向相邻近(靠近)的电缆或金属器械传输能量的现象。

69.手术缝合线如何分类?

手术缝线可分为两大类:(1)不可吸收缝线:指不能被组织酶消化的缝线,如丝线、金属线、尼龙线等。丝线是手术时最常用的缝线和结扎线,特点是组织反应小,质软不滑,拉力好,打结牢,价廉易得。因白色丝线染血后不易辨认,故一般用黑色丝线。使用前先浸湿,以增加张力便于缝合。(2)可吸收缝线:指在伤口愈合过程中,因体内酶的消化而被组织吸收的缝线,包括天然和合成两种。天然缝线有肠线和胶原线。肠线常用于胃肠、胆、膀胱等黏膜基层的吻合,分为普通肠线和铬制肠线两种。普通肠线由羊肠或牛肠黏膜下层组织制作,一般6~12d可被吸收;铬制肠线经过铬盐处理,经10~20d被吸收。近年来出现的合成缝线,如聚乳酸羟基乙酸线、聚二氧杂环己酮线等,比铬制肠线更易吸收,组织反应较轻。

70.手术患者发生坠床的应急预案?

(1)患者不慎坠床或跌倒时,护士应立即通知医生,测血压、心率、呼吸,检查患者全身情况和局部受伤情况,初步判断有无危及生命的症状、骨折或肌肉、韧带损伤等情况。(2)根据伤情采取必要的急救措施,严密观察病情变化。(3)向上级领导汇报,及时、准确记录病情及事件经过。(4)查找摔伤的原因,及时采取保护措施,向患者做好宣教指导。

71.手术患者呼吸、心搏骤停的应急预案?

(1)手术患者进入手术室,在手术开始前发生呼吸、心搏骤停时,应立即行胸外心脏按压、人工呼吸、气管插管、快速建立静脉通道,根据医嘱用药。同时呼叫其他医务人员帮助抢救。必要时准备开胸器械,行胸内心脏按压术,在抢救过程中应注意心、肺、脑复苏。必要时开放两条静脉通道。(2)术中患者出现呼吸、心搏骤停时,先行胸外心脏按压术,未行气管插管的患者,应立即行气管插管辅助呼吸,必要时再开放一条静脉通道。(3)参加抢救人员应相互密切配合,有条不紊,严格查对,及时作好记录,并保留各种药品安瓿及药瓶,做到如实准确地记录抢救过程。(4)护理值班人员要严格遵守科室各规章制度,坚守岗位,术中密切观察病情,以便及时发现病情变化,尽快采取抢救措施。(5)急救物品做到"四定位",班班清点完好率达100%,保证应急使用。(6)护理人员熟练掌握心肺复苏流程及各种仪器的使用方法及注意事项。程序:立即抢救—胸外按压—气管插管—快速输液—遵医嘱用药—密切配合—对症处理—及时记录。

72.手术室应对地震的应急预案?

(1)建立地震现场应急指挥小组,组长为麻醉主任和手术室护士长,成员包括手术室护士、工人等。(2)立即关闭水源、电源、热源、气源。(3)地震时指挥职工、患者及其家属等所有人员就近避震,利用有利地形、地物保护自己,保护主要设施和个人安全,以减少伤亡和经济损失。(4)照顾好疏散出来的患者。(5)服从指挥中心的调遣。(6)清点患者及伤员数目,并向现指挥组报告。

73.辐射的危害有哪些?

辐射所致的危害不是即刻就发生的,而是经过长时间的剂量累积所致的。长时间在手术室工作的医务人员就有机会出现辐射危害症状。X射线对腺体、生殖器、内脏敏感,对骨髓造血系统敏感,对人体组织有致癌作用,对胚胎染色体有致畸致突变作用。

74.手术室射线的安全使用与防护措施有哪些?

(1)术中如果需要使用X射线照射,术前预先穿铅衣和铅颈围,并准备流动铅屏风。随时调整遮线器,尽量缩小照射野,严禁工作人员的身体任何部位进入照射野。有条件的医院可以设立一个专门防辐射的室间,用以术中照射,也可以防止射线外漏。(2)照射时室内无关人员回避,并挂上警示牌,亮灯指示。(3)妊娠尤其是前三个月者尽量避免接触X射线,建议暂时调离手术室。(4)注意保护患者,长时间接触X射线者定期体检。(5)操作应熟练、准确、迅速,以尽量缩短照射时间。(6)操作放射性碘化物时应在通风的环境中进行,操作者应注意甲状腺的保护。(7)用完的药品及时封存,用过的器皿及时清洗去污。

75.使用化学物品的危害性有哪些?

手术室最长用的化学物品主要是消毒灭菌剂,如福尔马林溶液、戊二醛等。消毒剂科刺激呼吸道黏膜引起职业性哮喘,急性大量接触甚至可导致肺水肿,对眼结膜急性刺激引起眼结膜炎以及眼角膜损伤,同时也是职业性皮炎最常见的原因之一,对眼睛、肾脏、肝脏、心脏、睾丸、卵巢均有明显的毒性作用。对人体远期损害有致癌、致癌、致基因突变的慢性作用。

76. 手术室使用化学物品的防护措施有哪些?

化学物品可能产生的危险,根据国际标准共分为七类,分别是爆炸性、助燃、易燃、有毒、有害、腐蚀性以及刺激性物品。在应用任何化学物品前,应该明确查阅供应商提供的使用说明。(1)具有正确的工作态度、良好的工作习惯,具备危机意识。(2)选择合适的消毒剂,并采用正确的消毒方法。(3)遵守无毒代替有毒,低毒代替高毒的原则。

77. 手术室医用气体的安全使用措施有哪些?

(1)罐装气体储存地方,建筑物要有相应的耐火等级,做防火保护层。(2)罐装气体储存和使用的地方,周围无可燃、易燃等物品,无加热和辐射等仪器,且不易被碰撞和阳光直射,有相适宜的温度和湿度。(3)罐装气体钢瓶不得卧放,瓶口拧紧,瓶身注明"易燃气体",防止危险发生。(4)罐装气体量不得超过容器容积的85%,防止灌装过量,遇到热源或阳光直射体积膨胀,对气瓶产生很大压力,当压力超过气瓶的设计压力时,瓶体就会变形或爆炸。(5)在移动时,注意瓶架的轮子运转、路面的平整、周围物品放置等情况。使用过程中防止碰撞而发生气体外漏,甚至爆炸。(6)使用完毕,接口拧紧,放回储存地方,固定牢固。(7)对手术室墙体上的罐装气体,经常检查其安全性,发现漏气现象,及时通知工程人员处理,防止意外发生。(8)手术室存放灭火设备,制定相关规章制度。(9)定期检查,及时发现,及时汇报。

78. 何谓简易呼吸器?

简易呼吸器是一种人工呼吸辅助装置,是由单向阀控制的自张呼吸囊,携带和使用方便,有无氧源均可立即通气。使用简易呼吸器解决了抢救人员口对口人工呼吸的不便,可减轻工作人员的疲劳,避免较长时间采用口对口呼吸造成的低氧血症。

79.简易呼吸器的适应证有哪些?

适应证有:(1)呼吸突然停止或即将停止;(2)在吸入100/%氧气下,动脉血氧分压仍达不到50~60mmHg;(3)严重缺氧和二氧化碳潴留引起意识、循环障碍;(4)呼吸机使用前或停用呼吸机时。

80.简易呼吸器的禁忌证有哪些?

禁忌证有:(1)未经减压及引流的张力性气胸、纵隔气肿;(2)中等量以上的咯血;(3)重度肺囊肿或肺大泡;(4)低血容量性休克未补充及纠正之前;(5)急性心肌梗死。

81.简易呼吸器有哪几部分组成?

简易呼吸器包括四部分六个阀:即面罩、球囊、储气袋、接氧管、单向阀、压力安全阀、呼气阀、储气阀、进气阀、储氧安全阀。

82.简易呼吸器每分钟的挤压频率是多少?

成人10~12次/min,儿童14~20次/min,婴儿35~40次/min。

83.简易呼吸器使用过程中的观察要点有哪些?

主要有三点:(1)胸廓是否起伏;(2)口唇与面部颜色的变化;(3)呼气时面罩内是否呈雾状。

专 科 部 分

第一章　耳鼻喉科

1.简述耳的生理功能?

(1)听觉功能:声波传入内耳的途径有两种,一为空气传导,二为骨传导,以前者为主。(2)平衡功能:在正常情况下,人体平衡的维持,有赖于本体感应器、视器及前庭器官的相互协调一致,其中以前庭器官最为重要。

2.中耳包括哪几部分?

包括:鼓室、咽鼓管、鼓窦及乳突四部分。

3.鼓室内容包括什么?

包括3块听小骨(即锤骨、骨、镫骨)、听骨韧带、肌肉、神经。

4.何谓梅尼埃病?

本病为内耳膜迷路积水所致。发作性眩晕、波动性耳聋、耳鸣、耳内胀满感为主要症状。

5.非化脓性中耳炎的不同命名有哪些? 其病因主要是什么?

渗出性中耳炎、浆液性中耳炎、卡他性中耳炎、分泌性中耳炎。

病因主要是:咽鼓管功能障碍、感染和免疫反应所致。

6.先天性耳道闭锁手术时期的选择?

如双侧耳道闭锁,则应在学龄前手术为宜,延迟时间,可影响语言的正常发展和学习。耳蜗功能有损害者手术无效。单侧耳道闭锁的治疗时间,可酌情而定,一般在成年。但应时常检查耳蜗功能,以免功能减退,失去治疗的机会。

7.鼓室成型手术的意义?

清除鼓室内病变,重建听骨链,修补鼓膜,改善鼓室的声传导作用,以达到增进听力的目的。

8.乳突根治术的目的?

治疗慢性化脓中耳炎及乳突炎,目的不仅在于彻底清除乳突、鼓窦内病变,而且亦应同时彻底清除鼓室内病变组织,封闭咽鼓管鼓室口,使乳突、鼓窦、鼓室及外耳道成一个相通连的大腔,腔内覆盖上皮,断绝感染来源,即可达到彻底愈合。

9.什么手术需在术中观察患者面部变化?

(1)中耳手术(乳突根治、鼓室成型);(2)内耳手术(半规管手术、镫骨足板切除);(3)面神经手术;(4)耳神经外科手术(前庭神经切断、听神经瘤切除、侧颅底手术);(5)腮腺区手术。

10.耳手术如何观察患者面部变化?

全麻患者观察其术侧面肌是否抽动。

局麻患者嘱病人闭眼、视齿、吹哨等,观察双侧面肌运动是否对称,观察额纹是否对称。

11.鼻窦各部分的组成?

分前组鼻窦和后组鼻窦,前组鼻窦包括上颌窦、前组筛窦、额窦;后组鼻窦包括:蝶窦、后组筛窦。

12.简述鼻腔的生理功能?

(1)呼吸功能;(2)保护下呼吸道功能,对吸入的空气有清洁、加温、加湿的功能;(3)嗅觉功能;(4)共鸣功能;(5)反射功能。

13.下鼻甲切除为什么不能轻易实施?

下鼻甲血管丰富,切除后会发生严重出血,若切除较多,常遗继发萎缩性鼻炎,故下鼻甲切除须慎重考虑,不可轻易实施。

14.耳鼻喉内镜下常规配药原则?

气管内麻醉:1:10盐酸肾上腺素生理盐水湿脑棉,10ml生理盐水加3滴盐酸肾上腺素鼻黏膜注射。

局部:1:10盐酸肾上腺素2%丁卡因湿脑棉,1%或2%10ml利多卡因加3滴盐酸肾上腺素黏膜注射。

15.上颌窦根治术的意义?

是将近上颌窦的前壁凿开,观察窦内情况,除去上颌窦内严重的炎症性病变、异物、囊肿或良性肿瘤,达到治愈和诊断的目的。

16.咽分哪儿部分? 主要生理功能是什么?

咽分为三部分:鼻咽、口咽、喉咽。

主要功能:呼吸功能、吞咽功能、共鸣作用、防御保护功能、调节中耳气压功能。

17. 简述咽鼓管的作用?

(1)调节中耳与外界大气压的平衡,以维持中耳正常生理功能。(2)排除鼓室分泌物。

18. 导致咽鼓管功能障碍的主要原因?

(1)鼻腔、鼻咽部的炎症。(2)鼻咽部肿瘤、腺样体肥大、淋巴组织增生。

19. 咽淋巴内环包括什么?

咽淋巴内环包括:(1)咽扁桃体;(2)腭扁桃体;(3)舌扁桃体;(4)咽鼓管扁桃;(5)咽侧索;(6)咽后壁淋巴滤泡。

20. 扁桃体切除的适应证?

(1)反复发作急性扁桃体炎或有扁桃体周围脓肿史;(2)扁桃体过于肥大,影响呼吸者;(3)白喉带菌者;(4)不明原因低热,以及肾炎、风湿、心脏病患者;(5)扁桃体角化症、肿瘤等;(6)茎突手术前。

21. 耳鼻喉科动刀切割手柄清洗流程?

直接用水枪和刷子清洗—气枪冲干—低温烘干机烘干(注意:不能浸泡于水中)。

22. 耳鼻喉科手术内镜有哪些?

0°镜、30°镜、45°镜、70°镜、12°支撑喉镜、小儿0°镜。

23. 耳前瘘管切除手术主要配合步骤有哪些?

(1)常规消毒、铺巾:用0.5%含碘消毒液将头、面颊、颈部、耳周、耳郭两面及外耳道消毒。(2)局部浸润麻醉:妥善固定吸管、电凝线、

75%乙醇再次消毒后,递10ml注射器连接7号针头,1%利多卡因局部浸润麻醉。(3)瘘管内注射亚甲蓝充盈瘘管:5ml耳鼻喉专用注射器连接6号针头抽吸亚甲蓝注入瘘管内。(4)沿瘘管周围梭形切开皮肤、皮下组织:有齿镊提夹瘘管、15号刀片沿瘘管皮缘切开,1.5号吸引器吸血,盐水纱条拭血。(5)分离并切除瘘管根部:递组织钳提夹瘘管,递剥离器沿亚甲蓝显影处分离、剪除瘘管并送病理检查。(6)清除术腔,缝合皮下及皮肤:清点手术用物,双极电凝止血,递有齿镊,5×12圆针1/0号丝线缝合皮下、递5×12角针0号丝线缝合皮肤,递75%乙醇消毒皮肤。(7)如术腔较深,放置引流条覆盖伤口:递烟卷引流条、纱布覆盖,再次清点用物。

24.改良乳突根治术+鼓室成形术主要配合步骤有哪些?

(1)常规消毒、铺巾:递含碘0.5%消毒液将术侧头、面颊、颈部、耳周、耳郭两面及外耳道消毒。(2)耳后切口、距耳郭后缘1cm向上至乳突尖部做一弧形切口,切开皮肤、皮下组织:妥善固定吸管、电凝线、再次乙醇消毒后,递10ml生理盐水加3滴盐酸肾上腺素(1:1000)并用ENT专用注射器针头局部注射,分离皮下组织、递有齿镊、15号刀片,用无菌显微镜套套好显微镜。(3)切耳筋膜,骨衣等移植片:双极电凝止血,递虹膜剪截取筋膜,用翻转小杯底平放使其晾干做移植骨膜成形之用。(4)开放骨窦及乳突腔:显微镜下乳突牵开器牵开术野,用耳钻或骨凿去除骨窦入口及上鼓室外侧骨壁。(5)开放全部气房,清理鼓室、乳突腔、中耳腔病变组织:递中耳黏膜剥离器分离,乳突刮勺、中耳刮勺、乳突钳清除,生理盐水冲洗。(6)暴露听小骨:递鳄鱼钳、鳄鱼剪、中耳黏膜剥离器。(7)听骨链重建,修补鼓膜:递中耳钩针、枪状镊、鼓膜铺平器安放移植入人工鼓膜。(8)缩小乳突腔:递枪状镊、鳄鱼钳夹持明胶海绵、小棉粒填塞。(9)耳甲腔形成:递眼科剪、11号尖刀片及枪状镊将耳甲腔软骨与其两面的软骨膜进行分离。

(10)外耳道填塞:清点台上物品,递碘仿纱填塞外耳道。(11)缝合筋膜、皮肤:双极电凝止血,递5×12角针0号丝线依次缝合切口,并再次核对物品。

25.鼓室成形术主要配合步骤有哪些?

(1)手术野常规皮肤消毒。(2)手术切口:耳内切口。(3)切开皮肤、皮下组织:用15号刀片切开,细纱条拭血,双极电凝止血。(4)分离组织和鼓膜,找到带血管皮瓣:中耳剥离器剥离,小剪刀,中耳镊分离组织和修补外耳道皮片,乳突撑开器牵开切口,细纱条拭血。(5)切开外耳道皮肤及骨环:在显微镜下,用11号刀片切开骨环。(6)游离皮瓣:用镰状刀,剥离器剥离,游离外耳道皮肤。(7)分离后部骨环,适当凿除外耳道后上壁:使用电钻磨出外耳道上壁,生理盐水冲洗,中耳刮匙,耳内镊清除碎骨,内耳直针探查听骨链,细纱条拭血,中耳吸引管吸引。(8)重建听骨链:用人工听骨,重建听骨链,以耳内尖平镊,直针固定。(9)移植人工鼓膜:用耳平镊,中耳剥离器,鼓膜铺平器安放移植片,用浸有抗生素的明胶海绵止血。(10)耳道皮片复位,充填外耳道:用小平镊,中耳剥离器复位,碘仿纱条填塞外耳道。(11)清除积血,缝合切口:吸净切口,缝合切口,弹力绷带加压包扎。

26.鼓膜修补术主要配合步骤有哪些?

(1)手术野皮肤常规消毒。(2)耳内切口,切开皮肤,皮下组织:用15号刀切开,细沙条拭血,双极止血,耳吸引管吸引。(3)分离外耳道皮瓣,修薄皮片,牵开切口:用中耳剥离子剥离,小剪刀,中耳镊修薄外耳道皮片,乳突撑开器撑开切口,用细沙条拭血。(4)凿除外耳道前上棘:关闭无影灯,在显微镜直视下手术,用磨钻凿除骨壁,用耳内尖平镊及中耳刮匙清除碎骨。(5)显露骨耳道前角:用中耳剥离子分离,细沙条拭血,吸引器吸引,耳直针,钩针探查中耳。(6)分离外耳道皮瓣至弛缓部之上皮下形成鼓—耳皮瓣:用中耳剥离子,中耳组织剪,中耳平镊分离皮瓣,细沙条拭血。(7)将压平的颞筋膜移植于鼓膜纤维层与鼓—耳皮瓣间,并全部复位鼓—耳道皮瓣:用耳平镊,中耳剥离子放置移植片,用小平镊,中耳剥离子复位,用浸有抗生素的明胶海棉止血。(8)耳道皮片复位,填充外耳道:用碘仿纱条填塞外耳道。(9)缝合包扎:缝合切口,无菌纱布覆盖,胶布固定,绷带包扎。

27. 鼻中隔偏曲矫正术及双下鼻甲部分切除术主要配合步骤有哪些?

(1)手术野皮肤常规消毒。(2)切口:用窥鼻器撑开患侧鼻孔,用15号刀及黏膜刀切开黏膜,脑棉片压迫止血,吸引管紧压棉片吸血。(3)分离软骨膜和骨膜:用鼻剥离子分离。(4)切开中隔软骨,剥离患侧软骨膜和骨膜:用黏膜刀切开,窥鼻器下剥离患侧软骨膜和骨膜。(5)切除中隔软骨:撑开患侧鼻腔,用鼻中隔黏膜刀切除中隔软骨。(6)咬除鼻中隔偏曲部分:用鼻中隔咬骨钳,骨锤,鱼尾凿切除鼻中隔偏曲部分。(7)分离下鼻甲黏膜,使之与下鼻甲离断,形成黏膜瓣:用鼻中隔剥离子实施。(8)术腔止血:用盐酸肾上腺素棉片压迫止血。(9)缝合切口,填塞鼻腔:缝合黏膜,凡士林沙卷沿总鼻道顺黏膜瓣向下鼻道填塞。

28. 鼻内镜鼻息肉摘除和筛窦开放术主要配合步骤有哪些?

(1)手术野皮肤常规消毒。(2)切除鼻息肉:用内镜观察鼻息肉的解剖位置,用鼻剥离器或等离子消融器,切除息肉组织,保留标本,用吸引管吸引,用浸有肾上腺素的沙条压迫止血。(3)切除下鼻甲:用鼻剥离子和下鼻甲剪刀,切除变形下鼻甲部分。(4)切除筛窦的息肉样病变组织:用切割器切除病变组织,保留标本,用吸引管吸引,用浸有肾上腺素的沙条压迫止血。(5)开放筛窦:筛窦咬骨钳开放筛窦,吸引管吸引筛窦内容物。(6)充分止血:细沙条压迫止血。(7)缝合切口:缝合创面止血。(8)填塞鼻腔:填塞涂有四环素眼膏的膨胀海绵,用凡士林沙卷填塞鼻腔,无菌纱布覆盖鼻孔。

29.腺样体切除术主要配合步骤有哪些?

(1)手术野皮肤常规消毒。(2)腺样体切除术:根据需要选用大小合适的腺样体切除器切除腺样体,吸引器吸引咽部血液及分泌物,检查腺样体是否切除彻底后即用0.5%~1%麻黄碱滴鼻剂滴鼻止血。

30.支撑喉镜下声带息肉切除术主要配合步骤有哪些?

(1)手术野皮肤常规消毒。(2)支撑喉镜暴露声门:连接调节冷光源,用喉镜,沿舌背进入咽部,暴露声门后固定支撑喉镜,吸引器吸引口腔内的分泌物。(3)切除息肉:经显微镜下观察,如声带结节小而局限,可直接用显微喉钳切除,如息肉病变范围大,用显微喉钳夹住息肉,用喉剪沿基底部将病变切除。(4)止血:用肾上腺素棉球压迫止血,术毕创面涂于四环素眼膏。

31.食管异物取出术配合要点是什么?

(1)手术野皮肤常规消毒。(2)环状软骨后正中入路:食管镜从口腔正中送入,压舌根,挑起会厌,吸引器协助吸出口腔内的分泌物。(3)异物取出:暴露异物,根据异物种类选择合适的异物钳夹取异物。

32.腭咽成形术主要配合步骤有哪些?

(1)手术野皮肤常规消毒。(2)暴露咽喉部:用全麻开口器,调试手术灯照明。(3)摘除扁桃体:用扁桃把持钳,扁桃剥离器,消融器切除扁桃体,充分止血。(4)扩大咽腔:用消融器削薄悬雍垂组织,棉球压迫止血,用0号丝线,大圆针缝合悬雍垂组织,向上向外翻起与软腭创缘及扁桃体窝肌层缝合,检查有无出血,用棉球压迫止血,必要时再行缝扎止血。

33.喉全切除术主要配合步骤有哪些?

(1)手术野皮肤常规消毒。(2)手术切口:一般采取垂直,T形、横Z形、U形。(3)切开及游离皮瓣:用23号刀游离皮肤,皮下组织,小纱布拭血,中弯血管钳止血,电刀游离皮瓣,组织钳牵开,湿大沙垫覆盖保护皮瓣,电凝止血。(4)切断甲状腺峡部部分及部分颈前肌:中弯血管钳分离甲状腺峡部,电刀切断,圆针丝线缝扎止血,鼻黏膜器分离,暴露上段气管,电刀切断颈前诸带状肌,圆针丝线缝扎止血。(5)切除舌骨:用骨剪剪断舌骨,盐水纱布拭血。(6)松动,切除喉体:用2-0丝线结扎喉上动静脉,用骨剪剪断喉体并取出肿瘤组织。(7)安放鼻饲管:自鼻腔插入鼻饲管,并妥善固定。(8)缝合咽壁:参加手术人员更换手套和衣服,用甲状腺拉钩拉开,冲洗伤口,间断缝合。(9)缝合气管断端:间断缝合。(10)放置引流:消毒皮肤,放置引流管,连接引流袋,固定引流管。(11)缝合切口:逐层缝合,拔出气管插管,换用合适的全喉套管。

第二章 妇 产 科

1.妇产科常见体位有哪些? 适用于哪些手术?

(1)仰卧位:适用于腹式子宫切除术、广泛子宫全切除术、卵巢癌根治术、子宫肌瘤剔除术、附件切除术、剖宫产、宫外孕等。(2)膀胱截石位:使用于外阴癌切除术、阴式全子宫切除术、阴道前后壁修补术、宫颈锥切、巴氏腺囊肿切除、上环取环术以及人流术。

2.维持子宫前倾前屈位的韧带有哪些? 有何作用?

(1)子宫阔韧带:限制子宫向两侧移动;(2)子宫圆韧带:维持子宫前倾位;(3)子宫主韧带:防止子宫向下脱垂;(4)骶子宫韧带:牵引宫颈向后上,与圆韧带共同维持子宫前倾前屈位。

3.输卵管妊娠最常见于哪个位置?

输卵管妊娠最常见输卵管壶腹部。

4.何谓子宫附件?

卵巢、输卵管合称为子宫附件。

5.经腹盆腔手术时采用头低仰卧位有何意义?

可使腹直肌松弛,使肠管自然垂向上腹部,避开手术野,盆腔内器官也会相应向上移,这样比较容易暴露盆腔内的手术部位,便于手术操作。

6.妇产科手术中,横切口与纵切口有何优缺点?

纵切口是妇产科常用手术切口,进腹快,操作方便,手术野暴露好,必要时可根据手术需要而延长手术切口,但纵形切口切开皮肤的纹理线,愈合疤痕宽、不美观;横切口平行切开,愈合后瘢痕不明显,切口疼痛较轻,术后对患者呼吸影响小,但手术野暴露较差,需延长切口时较困难,术后常发生切口皮肤感觉麻木。

7.腹式全宫切除,"三支香"消毒是指什么?

是指分别用2%碘酒、75%乙醇和生理盐水棉签消毒阴道残端。

8.子宫脱垂临床分几度?

分三度。(1)I度:宫颈外口距处女膜缘<4cm,未达处女膜缘。(2)II度:宫颈已脱出阴道外口,宫体仍在阴道内。(3)III度:宫颈及宫体全部脱出至阴道口外。

9.剖宫产时处理仰卧位低血压综合征的方法有哪些?

立即将手术床向左倾斜15°~20°,或用手将子宫向左推,亦可将右侧臀部垫高,使骨盆左倾,孕妇呈左侧卧位,便可迅速解除对下腔静脉的压迫,缓解症状。

10.全子宫切除与次全子宫切除的区别有哪些?

全子宫切除是将子宫体和子宫颈完全切除,而次全子宫切除是自子宫峡部或在其稍上方切除子宫,而保留子宫颈。

11.经阴道子宫切除术先插金属导尿管有何意义?

先插金属导尿管主要是为了排空膀胱,防止手术损伤。切开阴道黏膜前,将金属导尿管插入膀胱内,可以辨认膀胱后壁在子宫前唇的附着点。在金属导尿管的提示下,切开阴道前壁,并用其将膀胱挑起,看清膀胱下界,并在膀胱与宫颈间进行分离,从而防止损伤膀胱。

12.简述妇科腹腔镜的适应证?

妇科腹腔镜适应证如下:(1)子宫肌瘤治疗,进行子宫肌瘤剥除或全子宫切除术。(2)卵巢疾病的诊断及治疗,如卵巢巧克力囊肿、皮样囊肿、卵巢冠囊肿、黄素囊肿剥除,多囊卵巢综合征卵巢组织活检术等。(3)异位妊娠的鉴别和确诊,输卵管妊娠切开取胚术。(4)原发不孕、继发不孕或不育的检查,盆腔粘连的分离松解。(5)子宫内膜异位症的诊断及治疗,子宫内膜电灼术。(6)子宫颈癌治疗,进行广泛性全子宫、双侧输卵管、卵巢切除术及盆腔淋巴结清扫术。(7)计划生育,腹腔镜输卵管结扎术。(8)不明原因的盆腔疼痛,盆腔包块性质的鉴别诊断、治疗,内生殖器畸形的诊断,如子宫畸形、两性畸形等。(9)子宫复位手术,如子宫悬吊术。(10)子宫穿孔的创口修补术。

13.简述妇科腹腔镜的禁忌证?

妇科腹腔镜的禁忌证如下:(1)有严重的心血管疾病、肺功能不全。(2)各种类型的肠梗阻及弥漫性腹膜炎。(3)脐疝、膈疝、腹壁疝、腹股沟疝和股疝等。(4)腹部肿块大于妊娠4个月或中晚期妊娠者。(5)凝血功能障碍、血液病等。(6)既往有多次腹部手术史,有广泛的腹壁瘢痕或腹腔内广泛粘连者。(7)异位妊娠有休克者。

14.妇科腹腔镜有哪些并发症?

妇科腹腔镜并发症如下:(1)术中:①与二氧化碳有关的并发症

为二氧化碳栓塞、组织间二氧化碳气肿。②出血,腹壁血管损伤,后腹膜血管损伤、手术部位血管损伤。③脏器损伤,肠道、膀胱、输尿管损伤、其他脏器损伤。④电凝外科并发症。(2)术后:肩痛、腹痛、神经损伤、泌尿系并发症、感染、穿刺口疝、下肢静脉瘀血、血栓形成。

15.简述妇科腹腔镜手术的优缺点?

优点:同时兼有诊断及治疗的作用。腹壁美容效果和盆腔粘连少、切口小、手术创伤小病人痛苦少。住院时间短、术后恢复快、工作恢复早、能达到与传统剖腹手术方法一样,甚至更好的疗效。

缺点:手术应用范围较开放性手术窄、缺少常规手术的手触感、对手术操作技术要求高、费用高,需要较昂贵复杂的设备。

16.妇科腹腔镜手术体位的选择及注意事项?

妇科腹腔镜手术体位采用头低臀高截石位,手术准备阶段病人采取膀胱截石位,人工气腹完成时转为头低臀高位,即病人大腿屈曲分开外展,小腿支持于脚架上,病人臀部需移至手术床缘外2~3cm,用肩托固定病人双肩,头低20°~30°。

注意事项:摆放体位时注意病人受压部位用夹棉保护,如骶尾部、肩部、肩胛骨、小腿部,防止腘窝受压,避免腓总神经损伤及避免髋关节拉伤,患者双手置于身体两侧包好固定,避免接触到金属脚架。

17.简述妇科腹腔镜手术采取头低臀高截石位的优缺点?

(1)优点:肠管上移至上腹部可以充分暴露盆腔部位,如子宫、直肠窝,利于手术操作。(2)缺点:手术时间长容易影响病人大脑血液循环、增加脑血流量,加重心脏负担;需要中转开腹时存在困难,需要更换体位后方可进行开放手术。

18.腹腔镜手术气腹所用气体名称、气腹压力及压力过高有何并发症?

腹腔镜手术采用医用二氧化碳气体,气腹压力:成人 12~15mmHg,儿童:6~9mmHg。气腹压力过高时容易引起高碳酸血症和酸中毒。

19.腹腔镜手术配合要点有哪些?

(1)术前物品准备齐全,术前调试好所有设备、仪器,检查其性能,以确保手术中能良好运作。(2)注意病人安全,与病人进行有效沟通,减轻心理恐惧。(3)确保病人体位安全、舒适,防止压伤、神经损伤及电灼伤。(4)了解手术步骤及熟悉手术配合过程,及时与手术医生进行有效的沟通,配合默契。(5)熟练掌握腹腔镜手术特殊仪器设备及腹腔镜器械的安装及拆卸。(6)熟悉仪器设备的操作、特殊器械的保护、清洁及保养。(7)随时观察病人情况,预防和减少并发症的发生。

20.腹腔镜手术巡护护士如何观察病人?

腹腔镜手术巡回护士应随时观察病人气腹压力、血氧饱和度、血压、出血量、尿量颜色、皮肤、防止术中低体温。

21.腹腔镜器械如何清洗消毒?

(1)用流动水清洗表面血迹、黏液,浸入含多酶溶液的超声清洗机内清洗 15~20min。(2)钳夹部位、关节部位以小毛刷轻轻刷洗,用高压冲洗枪冲洗关节及内腔通道。(3)用纱布擦干器械表面,置于烘干机内,再用压缩空气吹干各通道及关节部位,上油待干后包装送消毒。(4)特殊感染手术器械先用含氯消毒剂 0.1%~0.2%浸泡 20~30min,再按以上方法清洗。(5)清洗烘干后的器械用高压蒸汽消毒灭菌后备用。

22.腹腔镜设备仪器有哪些?

(1)腹腔镜设备有:摄像成像系统、冷光源、二氧化碳气腹机、动力系统、高频电刀、超声刀、PK刀、激光刀、等离子刀、血管结扎束、吸引冲洗系统。(2)腹腔镜仪器有:常规器械、特殊器械。

23.宫腔镜手术的膨宫介质有哪些?

(1)气体膨宫:二氧化碳。(2)高黏度膨宫介质:HYSKON(32%右旋糖酐和10%GS混合液)。(3)低黏度膨宫介质:1.5%甘氨酸、0.9%生理盐水、5%葡萄糖、5%甘露醇。

24.简述宫腔镜检查适应证?

宫腔镜检查适应证:(1)子宫异常出血;(2)异常声像学改变;(3)继发痛经;(4)复杂宫腔镜操作术后;(5)子宫内膜癌的分期;(6)子宫肌瘤;(7)检查宫内节育器;(8)阴道异常排液。

25.简述宫腔镜检查的禁忌证?

(1)绝对禁忌证:急性内膜炎、急性附件炎、急性盆腔炎。(2)相对禁忌证:子宫出血、妊娠、慢性盆腔炎。

26.宫腔镜手术的并发症有哪些?

宫腔镜手术的并发症有:脏器损伤(子宫、肠管、血管)、术中术后出血、体液超负荷、感染、静脉空气栓塞、宫腔粘连、电意外伤、其他并发症。

27.宫腔镜手术膨宫压力是多少? 流量是多少?

宫腔镜手术膨宫压力是 <100mmHg,流量30~80ml/min。

28.左侧卵巢动脉有什么特点?

卵巢动脉自腹主动脉分出,其左侧可来自左肾动脉。在腹膜后沿腰大肌前下行至骨盆腔,跨过输尿管与髂总动脉下段,经骨盆漏斗韧带向内横行,再经卵巢系膜进入卵巢门。卵巢动脉并在输卵管系膜进入卵巢门分出若干支供应输卵管,其末梢在宫角附近与子宫动脉上行的卵巢支相吻合。

29.孕激素的生理作用有哪些?

孕激素的生理作用:(1)子宫:降低子宫平滑肌兴奋性及其对缩宫素的敏感性,抑制子宫收缩,有利于胚胎及胎儿宫内生长发育。(2)子宫内膜:使增生期子宫内膜转化为分泌期内膜,为受精卵着床做好准备。(3)宫颈:使宫口闭合,黏液分泌减少,性状变黏稠。(4)输卵管:抑制输卵管肌节律性收缩的振幅。(5)阴道上皮:加快阴道上皮细胞脱落。(6)乳房:促进乳腺腺泡发育。(7)下丘脑、垂体:孕激素在月经中期具有增强雌激素对垂体LH排卵峰释放的正反馈作用;在黄体期对下丘脑、垂体有负反馈作用,抑制促性腺激素分泌。(8)体温:兴奋下丘脑体温调节中枢,可使基础体温在排卵后升高 0.3℃~0.5℃。临床上可以此作为判定排卵日期的标志之一。(9)代谢作用:促进水钠排泄。

30.简述卵巢的周期性变化?

从青春期开始到绝经前,卵巢在形态和功能上发生周期性变化称卵巢周期,其主要变化如下:(1)卵泡的发育及成熟:根据形态、大小、生长速度和组织学特征,将卵泡的生长分为以下几个阶段:①原始卵泡;②窦前卵泡;③窦状卵泡;④成熟卵泡。(2)排卵:卵细胞和它周围的一些细胞一起被排出的过程。(3)黄体形成及退化:排卵后,卵泡液流出,卵泡腔内压下降,卵泡壁塌陷,形成许多皱襞,卵泡壁的卵泡颗粒细胞和内膜细胞向内侵入,周围有结缔组织的卵泡外膜包围,共同形成的黄体。若卵子未受精,黄体在排卵后 9~10d 开始退化,逐渐形成白体。(4)卵泡闭锁:妇女一生中,仅有 400 个左右的原始卵泡发育到排卵,其余绝大多数卵泡均在发育过程中退化,成为闭锁卵泡。

31. 判断和检测胎盘功能的方法有哪些?

(1)胎动:12h>10 次为正常。(2)测定孕妇尿中雌三醇值,24h 尿>15mg 为正常,10~15mg 为警戒值,<10mg 为危险值。(3)测定孕妇血清人胎盘生乳素(HPL 值);妊娠足月 HPL 值为 4~11mg/L,若该值于妊娠足月<4mg/L 或突然降低 50%,提示胎盘功能低下。(4)缩宫素激惹试验(OCT),NST 无反应型需作 OCT。OCT 阳性提示胎盘功能减退。(5)阴道脱落细胞检查,舟状细胞极少或消失,有外低层细胞出现,>10% 致密核多者,多示胎盘功能减退。(6)B 型超声行胎儿生物物理监测,也有实用价值。

32. 孕妇为什么容易发生 DIC?

因为:(1)妊娠期血液处于高凝状态,因子 II、V、VII、VIII、IX、X 增加;(2)妊娠晚期凝血酶原时间(prothrombin time,PT)及活化部分凝血活酶时间(activated partial thromboplastin time,APTT)轻度缩短;(3)血浆纤维蛋白原含量比非孕妇女约增加 50%,于妊娠末期平均达4.5g/L;(4)妊娠期纤溶酶原(plasminogen)显著增加,优球蛋白溶解时间(euglobulin lysis time)明显延长,表明妊娠期间纤溶活性降低。以上这些特点均表明妊娠期易发生 DIC。

33. 什么是 Braxton Hicks 收缩?

Braxton Hicks 收缩:是孕晚期正常的宫缩,其特点是宫缩间歇时间长且不规律,持续时间短且不恒定,宫缩强度不增加,常在夜间出现而于清晨消失。仅能引起下腹部轻微胀痛,子宫颈管长度不短缩,子宫颈口无明显扩张,可被镇静剂抑制。

34.羊水的作用是什么?

羊水的作用:(1)保护胎儿:养水是胎儿的外围保护,不致受到挤压,防止胎体畸形及胎肢粘连;保持羊膜腔内恒温;适量羊水避免子宫肌壁或胎儿对脐带直接压迫所致的胎儿窘迫;有利于胎儿体液平衡,若胎儿体内水分过多以胎尿方式排至羊水中;临产受宫缩时,羊水受宫缩压力能使压力均匀分布,避免胎儿局部受压。(2)保护母体:妊娠期感少胎动所致的不适感;临产后,前羊水囊借助楔形水压扩张宫口及阴道;破膜后羊水滑润和冲洗阴道减少感染机会。

35.确诊异位妊娠可采用的辅助检查有哪些?

(1)B型超声检查:是诊断异位妊娠的重要方法之一。典型声像为;子宫内膜增厚不见妊娠囊;宫旁一侧见边界不清、回声不均的混合性包块,有时可见包块内有妊娠囊、胚芽及原始心管搏动;直肠子宫陷凹处有积液。(2)妊娠试验:测定 B-HCG 为早期诊断异位妊娠的常用手段。胚胎存活或滋养细胞尚有活力时,B-HCG 为阳性,但异位妊娠时往往低于正常子宫妊娠,血 B-HCG 的倍增在 48h 内不足 66%。其阴性时也不能完全否定异位妊娠。(3)腹腔穿刺:包括阴道后穹隆穿刺和腹壁穿刺,为简单可靠诊断腹腔内出血的方法。内出血时,血液积聚于直肠子宫陷凹,后穹隆穿刺可抽出陈旧性不凝固血。(4)腹腔镜检查:可在直视下检查,创伤小,术后恢复快,适用于异位妊娠未流产或未破裂时的早期诊断及治疗。出血量多或严重休克时不宜做此检查。(5)子宫内膜病理检查:诊断性刮宫见到蜕膜而无绒毛时可排除宫内妊娠。

36. 前置胎盘与胎盘早剥的鉴别诊断?

前置胎盘和胎盘早剥主要从以下几个方面鉴别诊断: (1)发生时间:前置胎盘是指妊娠28周以后发生的,而胎盘早剥时间更早些,指妊娠20周以后或者分娩期发生的。(2)胎盘位置:前置胎盘胎盘位置附着于子宫下段,甚至胎盘下缘达到或者覆盖宫颈内口,其位置低于胎先露部。而胎盘早剥胎盘往往在正常位置。(3)病因:前置胎盘多有子宫内膜病变或损伤、胎盘面积过大、胎盘异常(副胎盘)、受精卵滋养层发育迟缓等。而胎盘早剥多有孕妇血管病变、机械性撞击史、宫腔内压力骤减、子宫静脉压突然升高。(4)临床表现:前置胎盘典型症状是妊娠晚期或临产时发生无诱因、无痛性反复阴道流血,体格检查子宫软,无压痛,大小与妊娠周数相符,且往往先露部高浮。而胎盘早剥有腹痛,有阴道流血或者没有(与胎盘早剥的类型有关),有贫血,且贫血的程度和阴道流血量往往不相符合,体格检查子宫胎盘附着处有压痛,子宫大于妊娠周数。

37. 前置胎盘对母儿的影响有哪些?

前置胎盘对母儿的影响有: (1)对母亲的影响:①产后出血:子宫下段肌组织菲薄,收缩力较差,既不能使附着于此的胎盘完全剥离,又不能有效的收缩压迫血窦而止血,故常发生产后出血,量多且难控制。②植入性胎盘:子宫下段蜕膜发育不良,胎盘绒毛可穿透底蜕膜侵入子宫肌层形成植入性胎盘,使胎盘剥离不全而发生产后出血。③产褥感染:前置的胎盘剥离面接近宫颈外口,细菌已经阴道上行侵入胎盘剥离面,加之多数产妇因反复失血而致贫血,体质虚弱,于产褥期容易发生感染。(2)对胎儿的影响:前置胎盘出血多可致胎儿窘迫,甚至缺氧死亡,为挽救孕妇或胎儿的生命而终止妊娠,早产率增加,早产儿生活能力低下。

38.前置胎盘做阴道检查时有哪些注意事项?

前置胎盘行阴道检查必须在输血、备血或可以立即手术的条件下进行。一般仅行阴道窥诊及阴道穹窿扪诊,不作子宫颈管内指诊,以防附着于子宫颈管内口处的胎盘进一步剥离引起大出血。如果发现宫颈已扩张,则可将示指轻轻伸入子宫颈,切忌用力触动,在触摸子宫颈内口附近有无海绵样胎盘组织,并判断胎盘边缘于子宫颈口的关系。

39.胎盘早剥的常见并发症及处理?

胎盘早剥常见的并发症及处理原则如下:(1)DIC和凝血机制障碍:对于处于休克状态的危重患者,积极开放静脉通道,迅速补充血容量,改善血液循环,最好输新鲜血,既可补充血容量,又能补充凝血因子。如果合并凝血功能障碍,必须在迅速终止妊娠、阻断促凝物质继续进入母体血循环基础上纠正凝血机制障碍。(2)产后出血:胎儿娩出后立即给予子宫收缩药物,如缩宫素等,胎儿娩出后人工剥离胎盘,持续子宫按摩。若仍不能有效控制子宫出血,或血液不凝、凝血块较软,应快速输入新鲜血补充凝血因子,同时行子宫次全切除术。(3)急性肾功能衰竭:若尿量<30ml/h,提示血容量不足,应及时补充血容量;若血容量已补足而尿量<17ml/h,可给予20%甘露醇500ml快速静滴,或呋塞米20~40ml静脉推注,必要时可重复用药,通常1~2d尿量可恢复。若短期内尿量不增且血清尿素氮、肌酐、血钾进行性升高,并且二氧化碳结合力下降,提示肾功能衰竭。出现尿毒症时,应及时行透析治疗以挽救孕妇的生命。(4)羊水栓塞:解除肺动脉高压,改善低氧血症(供氧,解痉药物的使用);抗过敏,抗休克;防治DIC;预防肾功能衰竭,预防感染。

40.妊娠高血压疾病孕产妇应用硫酸镁时的注意事项有哪些?

防止镁离子中毒,中毒现象首先表现在膝反射消失,故应定时检查膝反射,膝反射必须存在;血镁浓度增加能抑制呼吸,故呼吸每分钟不应少于16次;若尿少排泄镁离子受抑制易在体内蓄积中毒,故尿量24h应不少于600ml,每小时尿量不少于25ml。因镁离子能与钙离子争夺神经细胞上的同一受体,阻止镁离子继续结合,故应备钙剂为解毒剂。当出现镁离子中毒时,常用10%葡萄糖酸钙10ml立即静注。

41.妊娠高血压疾病的分类及临床表现?

妊娠高血压疾病分为:(1)妊娠高血压:血压≥140/90mmHg,<150/100mmHg,或较基础血压升高30/15mmHg,可伴有轻微蛋白尿和(或)水肿。(2)轻度子痫前期:血压≥150/100mmHg,<160/110mmHg,蛋白尿+(>0.5g/24h)和(或)水肿,无自觉症状或有轻度头晕等。(3)重度妊娠高血压疾病:子痫前期(重度):血压≥160/110mmHg,蛋白尿++ ~ ++++(>5g/24h)和(或)水肿,有头痛、眼花、胸闷等自觉症状;(4)子痫:在子痫前期(重度)基础上有抽搐或昏迷。

42.简述妊娠、分娩对心脏病的影响?

(1)妊娠期:血容量增加,心输出量增加,心率加快,心肌耗氧量加大,显著加重了心脏负担。血容量增加始于妊娠第6周,至32~34周达高峰,较妊娠前增加30%~45%,从而引起心率加快及心排出量增加。妊娠早期是以心输出量增加为主,妊娠晚期需增加心率以适应血容量增多。至分娩前1~2个月,心率平均每分钟约增加10次,使心脏负担加重。此外,妊娠期子宫增大、膈肌上升使心脏向左上移位,出入心脏的大血管扭曲,机械性地增加心脏负担,更易使心脏病孕妇发生心力衰竭。(2)分娩期:分娩期为心脏负担最重的时期。在第一产程,子宫收缩能增加周围循环阻力,血压升高,幅度为5~10mmHg。每次宫缩有250~500ml血液从子宫中被挤出,中心静脉压升高。第二产程时,除子宫收缩外,产妇出现用力屏气,腹壁肌及骨骼肌同时工作,使周围循环阻力及肺循环阻力均增加;同时增加负压,使内脏血涌向心脏。先天性心脏病患者原有血液至左向右分流,可因肺循环阻力增加,右心房压力增高而转变为血液至右向左分流,出现紫绀。第三产程胎儿胎盘娩出后,子宫突然缩小,胎盘循环停止,子宫血窦内大量血液突然进入全身循环。同时腹压骤减,血液向内脏倾流,回心血量急剧减少,使功能不良的心脏易在此时发生心力衰竭。(3)产褥期:产后三天内仍是心脏负担较重的时期。除子宫缩复使一部分血液进入体循环以外,孕期组织内潴留的液体也开始回到体循环,此时的血容量暂时性增加,仍要警惕心力衰竭的发生。综上可见,妊娠期32~34周、分娩期及产后三天内,均是心脏病孕产妇发生心力衰竭的最危险时期,临床上应给予密切监护。

43.臀先露妊娠期处理及对母儿的影响?

处理:妊娠30周前,多能自行转为头先露.妊娠30周后仍为臀先露应矫正。方法有:(1)膝胸卧位:孕妇排空膀胱,松裤带,膝胸卧位姿势,每日2次,每次15min,连做一周后复查;(2)激光照射或艾灸至阴穴:每日1次,每次15~20min,5次为1疗程;(3)外转胎位术:上述方法无效者,于妊娠32~34周时可行,术前半小时服沙丁胺醇4.8mg,在B超及胎儿电子监护下进行,查清胎位,听胎心率,步骤松动胎先露部,转胎,术中或术后发现胎动频繁或胎心率异常,应停止转动并退回原胎位观察半小时。影响:产妇:易发生胎膜早破,继发性宫缩乏力及产程延长,使产后出血及产褥感染机会增多,产伤和手术产率升高,若宫口未开全强行牵拉,易造成宫颈撕裂甚至延及子宫下段。对胎儿及新生儿:脐带脱垂,脐带受压至胎儿窘迫甚至死亡,胎膜早破使早产儿及低出生体重儿增多,胎头牵出困难,常发生脊柱损伤,脑幕撕裂,新生儿窒息,臂丛神经损伤,胸锁乳突肌损伤所致的斜颈及颅内出血。

44.在胎位异常中,有哪几种胎位一经确诊即应行剖宫产术?

胎头高直后位,颏后位,不完全臀先露,额先露,前不均倾位,肩先露。

45.子宫破裂的临床表现及处理?

子宫破裂分为先兆子宫破裂和子宫破裂两个阶段。先兆子宫破裂的临床表现主要为子宫病理性缩复环形成,下腹部压痛,胎心率改变及血尿出现,另外产妇可表现为烦躁不安,少量阴道流血,排尿困难等。疑为先兆子宫破裂时,应立即给以抑制子宫收缩药物(肌注哌替啶100mg,或静脉全麻),立即行剖宫产。

子宫破裂又分为不完全性破裂和完全性破裂,不完全性子破裂表现为腹痛、血尿、子宫压痛(以破裂部位压痛明显)、腹部包块和胎心的改变。完全性破裂表现为下腹撕裂样剧痛,子宫收缩停止或消失,此时疼痛减轻。随后出现全腹持续性疼痛伴面色苍白、呼吸紧迫、脉细快、血压下降等休克症状体征。体查全腹压痛、反跳痛,腹壁下可扪及胎体,子宫位于侧方,胎心胎动消失,阴道检查发现有新鲜流血,胎先露部升高,宫口缩小。诊断子宫破裂后应立即输液、输血、吸氧、抢救休克,同时尽快行手术治疗。

46.产后出血的治疗原则和主要处理措施?

产后出血的处理原则:针对出血原因,迅速止血;补充血容量,纠正失血性休克;防止感染。主要处理措施:(1)子宫收缩乏力:①加强子宫收缩,主要方法有按摩子宫;②应用促子宫收缩药物,如缩宫素、麦角新碱、前列腺素类药物等;③压迫法,主要用于出血多,经按摩、药物效果不佳或紧急情况下,包括双手压迫法和宫腔纱条填塞法;④手术止血:结扎子宫动脉或髂内动脉,髂内动脉或子宫动脉栓塞和切除子宫。(2)胎盘滞留:行阴道及宫腔检查,若胎盘已剥离则应立即取出胎盘;若胎盘粘连可行徒手剥离胎盘后取出;若剥离困难疑有植入性胎盘可能,则多采用手术切除子宫为宜。残留胎盘和胎膜者可行钳刮或刮宫术。(3)软产道损伤:应行彻底止血,并按解剖层次缝合撕伤。(4)凝血功能障碍:尽快输新鲜全血,补充血小板、纤维蛋白原或凝血酶原复合物、凝血因子。若并发DIC可按DIC处理。(5)出血性休克处理:估计出血量,针对出血原因行止血治疗,建立有效静脉通道,另外给氧,纠正酸中毒,升压,应用糖皮质激素,改善心肾功能等治疗。

47. 导致产妇死亡的四大并发症是什么?

产褥感染、产科出血、妊娠合并心脏病及子痫。

48. 子宫肌瘤的手术指征有哪些?

子宫大于妊娠子宫2.5月大小,症状明显致继发贫血,肌瘤影响生育,或绝经后肌瘤明显增大怀疑恶变等。

49. 子宫肌瘤的主要临床症状有哪些? 它需与哪些病相鉴别?

主要临床表现:(1)月经改变,表现为周期缩短,经量增多,经期延长等;(2)腹部胀大,扪及块状物;(3)白带增多;(4)腹痛、腰酸、下腹坠胀;(5)尿频、尿潴留、排便困难等压迫症状;(7)不孕;(8)继发性贫血。需与之相鉴别的疾病有:妊娠子宫、卵巢肿瘤、子宫腺肌病及腺肌瘤、盆腔炎性包块、子宫畸形。

50.子宫内膜癌的临床分期及治疗原则?

临床分期:0期:腺瘤样增生或原位癌;Ⅰ期:癌局限于宫体。Ⅰa期:宫腔长度≤8cm;Ⅰb期:宫腔长度>8cm。

根据组织学分类Ⅰa及Ⅰb期又分为3个亚期:G1:高分化腺癌;G2:中分化腺癌;G3:未分化癌。Ⅱ期:癌已侵犯宫颈;Ⅲ期:癌扩散至子宫以外盆腔内(阴道或宫旁组织可能受累),但未超出真骨盆;Ⅳ期:癌超出真骨盆或侵犯膀胱黏膜或直肠黏膜,或有盆腔以外的播散;Ⅳa期:癌侵犯附近器官,如直肠、膀胱;Ⅳb期:癌有远处转移。治疗原则:治疗应根据子宫大小、肌层是否被癌浸润、宫颈管是否累及、癌细胞分化程度及患者全身情况等而定。主要的治疗为手术、放疗及药物治疗,可单用或综合应用。具体来说:(1)手术治疗为首选的治疗方法,尤其对于早期病例;(2)Ⅰ期患者腹水中找到癌细胞或深肌层有癌浸润,淋巴结可疑或已有转移,手术后均需加用放射治疗;(3)对晚期或复发癌患者、不能手术切除或年轻、早期、要求保留生育功能者,可考虑孕激素治疗,抗雌激素制剂治疗适应证与孕激素治疗相同;(4)晚期不能手术或治疗后复发者可考虑化疗。

51.子宫内膜癌临床表现及鉴别诊断有哪些?

临床表现:(1)症状:极早期无明显症状,一旦出现症状则多表现为阴道流血;阴道排液;疼痛;晚期常伴全身症状,如贫血、消瘦、恶病质等。(2)体征:早期妇科检查无明显异常,当病情逐渐发展,子宫增大、稍软;晚期偶碰见癌组织自宫口脱出,质脆,触之易出血。若合并宫腔积脓,子宫明显增大,极软。癌灶向周围浸润,子宫固定或在宫旁或盆腔内扪及不规则结节状块物。

鉴别诊断:(1)绝经过渡期宫血:主要表现为月经紊乱,妇科检查无异常发现,与内膜癌的症状和体征相似。分段诊刮可以确诊。(2)老年性阴道炎:主要表现为血性白带,需与内膜癌相鉴别。检查见阴道壁充血或黏膜下散在出血点,内膜癌则阴道壁正常,排液多来自宫颈管内。老年妇女应注意两种情况合并的可能。(3)子宫黏膜下肌瘤或内膜息肉:多表现为月经过多或经期延长。分段诊刮、宫腔镜检查或B超可以鉴别。(4)原发性输卵管癌:分段诊刮阴性,宫旁扪及块物,B超有助于鉴别。(5)老年性子宫内膜炎合并宫腔积脓:诊刮可明确诊断,刮出物见炎性细胞,无癌细胞。(6)宫颈管癌、子宫肉瘤:宫颈管癌可致宫颈管扩大形成桶状宫颈,子宫肉瘤多在宫腔内导致子宫增大。分段诊刮及宫颈活 检即能鉴别检即能鉴别 。

52. 女性生殖器的自然防御机能有哪些?

(1)两侧大阴唇自然合拢,遮掩阴道口、尿道口。 (2)由于盆底肌的作用,阴道口闭合,阴道前后壁紧贴,可以防止外界的污染。阴道正常菌群尤其是乳杆菌可抑制其他细菌生长。此外,阴道分泌物可维持巨噬细胞的活性,防止细菌侵入阴道黏膜。 (3)宫颈内口紧闭,宫颈管黏膜为分泌黏液的高柱状上皮所覆盖,黏膜形成皱褶、嵴突或陷窝,从而增加黏膜表面积;宫颈管分泌大量黏液形成胶冻状黏液栓,为上生殖道感染的机械屏障;黏液栓内含乳铁蛋白、溶菌酶,可抑制细菌侵入子宫内膜。 (4)育龄妇女子宫内膜周期性剥脱,也是消除宫腔感染的有利条件。此外,子宫内膜分泌液也含有乳铁蛋白、溶菌酶,清除少量进入宫腔的病原体。(5)输卵管黏膜上皮细胞的纤毛向宫腔方向摆动以及输卵管蠕动,均有利于阻止病原体的侵入。输卵管液与子宫内膜分泌液一样,含有乳铁蛋白、溶菌酶,清除偶然进入上生殖道的病原体。 (6)生殖道的免疫系统:生殖道如宫颈和子宫聚集有不同数量的淋巴组织及散在的淋巴细胞,包括T细胞、B细胞。此外,中性粒细胞、巨噬细胞、补体以及一些细胞因子均在局部有重要的免疫功能,发挥抗感染作用。

53.急性盆腔炎最简单的确诊方法是什么?

急性盆腔炎的诊断必须同时具备下列3项:(1)下腹压痛伴或不伴反跳痛;(2)宫颈举痛或宫体压痛;(3)附件区压痛。

54.急性淋病的主要临床表现有哪些?

急性淋病的主要临床表现:潜伏期1~10d,平均3~5d,50%~70%妇女感染淋病奈瑟菌后无临床症状,易被忽略,但仍具有传染性。

55.卵巢恶性肿瘤的预防措施有哪些 ?

(1)高危因素的预防:大力开展宣教,加强高蛋白,富含维生素A的饮食,避免高胆固醇食物。高危妇女宜用口服避孕药预防。 (2)开展普查普治:30岁以上妇女每年应行妇科检查,高危人群最好每半年检查一次,以排除卵巢肿瘤。若配合B超检查,CA125,AFP检测等更好。(3)早期发现和处理:卵巢实性肿瘤或囊肿直径>5cm者,应及时手术切除。青春期前,绝经后期或生育年龄口服避孕药的妇女,发现卵巢肿大应考虑卵巢肿瘤。盆腔包块诊断不清或治疗无效者,应及早行腹腔镜检查或剖腹探查。凡乳癌,胃肠癌等患者,治疗后应严密随访,定期行妇科检查。

56.宫外孕手术主要配合步骤有哪些?

(1)消毒皮肤:递卵圆钳夹持碘酒、乙醇纱布消毒皮肤。(2)贴手术薄膜及无菌单:铺治疗巾显露手术切口,布巾钳固定后,递手术薄膜贴于切口皮肤上。(3)沿腹部切口切开皮肤、皮下组织至腹膜:治疗巾显露手术切口,布巾钳固定后铺剖腹单,递23号刀切开,干纱布拭血,直钳钳夹、1号丝线结扎或电凝止血;递拉钩牵开术野,干纱布2块保护切开,布巾钳固定递电刀切开。递中弯钳分离、并钳夹出血点,4号丝线结扎或电凝止血递无齿镊,中弯钳夹住腹膜,23号刀划开一小口、电刀切开扩大。(4)扩大腹膜切口,探查病变:直钳夹住腹膜切缘固定于切口保护垫上,递湿纱布保护切口,递盐水给术者湿手探查,准备深部手术器械。(5)清除病变部位:递拉钩牵开术野,组织剪扩大切口;递海绵钳(无齿)夹住输卵管出血部位,吸引器头吸血。(6)探查腹腔,检查对侧附件、卵巢有无病变:冲净腹腔内积血,血块取出放入弯盘内。(7)冲洗腹腔,清除盆腔积血,避免术后发热和粘连:中弯钳剥离病变部位组织、残端3-0可吸收线缝合,递腹腔自动拉钩牵开术野,递无菌干净0.9%NS冲洗,检查是否有活动性出血,递4/0丝线缝合后腹膜。(8)清点物品,关腹:清点所有用物,递0号可吸收线关腹,间断缝合皮下组织。(9)缝合皮肤:递75%乙醇纱布,4/0可吸收线缝合皮肤,递大小合适的伤口敷料进行覆盖。

57. 腹式子宫切除术(子宫全切除术)主要配合步骤有哪些?

(1)消毒皮肤:递卵圆钳夹持碘酒、乙醇纱布消毒皮肤。(2)贴手术薄膜及无菌单:铺治疗巾显露手术切口,布巾钳固定后,递手术薄膜贴于切口皮肤上。(3)沿腹部切口切开皮肤、皮下组织至腹膜:递23号刀切开,干纱布拭血,直钳钳夹、1号丝线结扎或电凝止血;递甲状腺拉钩牵开术野,干纱布2块保护切开,布巾钳固定递电刀切开。递中弯钳分离、并钳夹出血点,4号丝线结扎或电凝止血递无齿镊,中弯钳夹住腹膜,23号刀划开一小口、电刀切开扩大,直钳夹住腹膜切缘固定于切口保护垫上。(4)扩大腹膜切口,探查病变:递湿纱布保护切口,递盐水给术者湿手探查,准备深部手术器械。(5)清除病变部位。(6)探查腹腔,检查对侧附件、卵巢有无病变。(7)标记右侧圆韧带并切断,于腹膜下形成一菱形切口:递腹腔深拉钩、压肠板牵开术野,递双爪钳将子宫拉出;递中弯钳2把钳夹圆韧带,1/2弧9×11圆针7号丝线缝扎其远端(线不剪断)、蚊式钳夹住线尾,4号线缝扎近子宫端

(剪去线尾),电刀切断。(8)分离右侧阔韧带前叶,由右到左分离膀胱的腹膜:递长镊,麦氏剪分离。(9)标记左侧圆韧带,分离左侧阔韧带及脏腹膜:方法同右侧。(10)切开膀胱腹膜,切开阔韧带后叶:递长镊,长麦氏剪分离后腹膜,切开阔韧带后叶。(11)切断右侧子宫血管并缝扎:递妇科有齿血管钳或长弯钳钳夹子宫血管、再递长弯钳2把钳夹近子宫端,10号刀切断,分别递1/2弧9×11圆针7号和4号丝线缝扎。(12)切断左侧子宫血管并缝扎:方法同右侧。(13)切断双侧宫骶韧带。(14)切断宫颈阴道穹窿处,递妇科有齿血管钳或长弯钳钳夹、10号刀切断,分别递1/2弧9×11圆针7号丝线缝扎,递20号刀切断,组织钳钳夹穹窿处;递长镊或中弯钳夹持乙醇纱布塞于阴道内,将子宫及接触宫颈的用物放于弯盘内。(15)缝合残端:递0号可吸收缝线缝合残端。(16)冲洗切口,缝合后腹膜并止血:递生理盐水冲洗,递长镊,6×17圆针1号丝线缝合,出血递中弯钳钳夹、4号丝线缝合,生理盐水冲洗腹腔,吸引器头吸净。(17)缝合切口:①缝合腹膜:关腹前清点器械、纱布、纱垫、缝针、线轴和特殊用物等。②冲洗切口:递中弯钳提起腹膜,甲状腺拉钩牵开显露术野;递无齿镊,0号可吸收缝线连续缝合。递生理盐水冲洗,换干净吸引器头吸引,更换干净物品,协助医生更换手套,再次清点手术用物。③缝合筋膜。④缝合皮下组织:递海绵钳夹持乙醇纱球消毒皮肤切口,0号可吸收线进行缝合。⑤缝合皮肤:递4-0角针可吸收线皮内缝合或角针1号丝线间断缝合。(18)覆盖切口:递海绵钳夹持Ⅰ型安尔碘纱球消毒皮肤,再次核对用物,纱布覆盖切口。

第三章 骨 科

1.骨折的临床表现?

(1)全身表现:①休克;②发热。

(2)局部表现:①骨折的一般表现:局部疼痛、肿胀和功能障碍。②骨折的特有体征:畸形;异常活动;骨擦音或骨擦感。

2.骨折的特有体征都有哪些?

①畸形;②异常活动;③骨擦音或骨擦感。

3.骨折的并发症有哪些?

早期并发症:(1)休克。(2)脂肪栓塞综合征。(3)重要内脏器官损伤:①肝、脾破裂;②肺损伤;③膀胱和尿道损伤;④直肠损伤。(4)重要周围组织损伤:①重要血管损伤;②周围神经损伤③脊髓损伤。(5)骨筋膜室综合征。

晚期并发症:(1)坠积性肺炎。(2)压疮。(3)下肢深静脉血栓形成。(4)感染。(5)损伤性骨化。(6)创伤性关节炎。(7)关节僵硬。(8)急性骨萎缩。(9)缺血性骨坏死。(10)缺血性肌挛缩。

4.骨筋膜室综合征的定义、好发部位、早期诊断要点及治疗原则?

骨筋膜室综合征有骨、骨间隔、肌间隔和深筋膜形成的骨筋膜室内的肌肉和神经因急性缺血而产生的一系列症状和体征。最常见于小腿和前臂。

早期诊断要点:(1)有患肢受挤压、骨折等受伤史;(2)患肢肿胀、剧烈疼痛;(3)扳指、趾试验阳性(指、趾被动牵拉后疼痛加剧)。(4)肢端苍白、麻木、皮温低、氧饱和度下降。

治疗原则:一经确诊,立即手术治疗。

5. 前臂尺桡骨双骨折引起筋膜间隔室综合征的主要原因有哪些? 如何处理?

①严重创伤,前臂肌肉、软组织挫伤出血,组织创伤反应严重;②骨折端出血;③反复多次手法复位,加重软组织损伤;④切开复位内固定操作粗暴,组织挫伤重,止血不仔细;⑤外固定过紧等。

处理:一旦高度怀疑骨筋膜室高压存在,即应紧急作两个筋膜室切开减压术;抬高患肢;应用脱水剂等。

6. 急性骨萎缩临床表现?

典型症状为疼痛和血管舒缩紊乱,疼痛与损伤程度无关,随邻近关节活动而加剧,局部有烧灼感。由于关节周围保护性肌痉挛而致关节僵硬。血管舒缩紊乱可使早期皮温增高、水肿、汗毛、指甲生长加快,随之皮温低、多汗,皮肤光滑,汗毛脱落。该手、足肿胀、僵硬、寒冷、略显青紫达数月之久。

7. 简述骨折的临床愈合标准?

①局部无压痛及纵向叩击痛。②局部无异常活动。③X线片显示骨折处有连续性骨痂,骨折线糊。④拆除外固定后,如为上肢能向前平举 1kg 重物持续达 1min;如果下肢不扶拐能在平地连续步行 3min,并不少于 30 步;连续观察两周骨折处不变形。

8.胫骨中下1/3处骨折,愈合较慢原因什么?

远骨折段血液供应减弱。①折损伤营养动脉,供应下1/3段胫骨的血循环显著减少。②胫骨中、下1/3几乎无肌附着,由胫骨远端获得的血循环很少。

9.影响骨折愈合的因素?

(1)全身因素:①年龄;② 健康状况。

(2)局部因素:①骨折的类型和数量;②骨折部位的血液供应;③软组织损伤程度;④ 软组织嵌入;⑤感染。

(3)治疗方法的影响:①反复多次的手法复位;② 切开复位,软组织和骨膜剥除过多;③开放性骨折清创时,过多摘除骨碎片;④骨折行持续骨牵引治疗时,牵引力过大;⑤骨折固定不牢固;⑥ 过早或不恰当的功能锻炼。

10.骨折的治疗原则?

①复位;②固定;③康复治疗。

11.骨折的复位标准?

(1)解剖复位:骨折段通过复位,恢复了正常的解剖关系,对位(骨折两端的接触面)和对线(两骨折段在纵轴上的关系)完全良好时,称解剖复位。

(2)功能复位:①骨折部位的旋转移位、分离移位必须完全矫正;② 缩短移位:在成人下肢骨折不超过1cm;儿童若无骨骺损伤,下肢缩短在2cm以内,在生长发育过程中可自行矫正。③成角移位:下肢骨折轻微的向前或向后成角,与关节活动方向一致,日后可在骨痂改造期内自行矫正。下肢骨折向侧方成角移位,与关节活动方向垂直,日后不能矫正,必须完全复位。否则关节内、外侧负重不平衡,易引起创伤性关节炎。上肢骨折肱骨干稍有畸形,对功能影响不大。上肢前臂双骨折则要求对位、对线均好,否则影响前臂旋转功能。④长骨干横形骨折,骨折端对位至少达1/3干骺端骨折至少应对位3/4。

12.骨折切开复位的指征(四肢骨干骨折切开复位内固定适应证)?

①骨折端之间有肌或肌腱等软组织嵌入,手法复位失败者;②关节内骨折,手法复位后对位不良,将可能影响关节功能者;③手法复位未能达到功能复位的标准,将严重影响患肢功能;④骨折并发主要血管、神经损伤,修复血管、神经的同时,宜行骨折切开复位;⑤多处骨折,为便于护理和治疗,防止并发症,可选择适当的部位行切开复位。

13.开放骨折的Gustilo分型及其固定原则?

(1)Ⅰ型:皮肤由骨折端自内向外刺破,软组织损伤轻。

(2)Ⅱ型:皮肤破裂或压碎,皮下组织与肌组织中度损伤。

(3)Ⅲ型:广泛的皮肤、皮下组织与肌肉严重损伤,常合并血管、神经损伤。① Ⅲa型:软组织严重挤压伤,但仍可覆盖骨质;② Ⅲb型:软组织严重缺损伴骨外露;③ Ⅲc型:软组织严重缺损,合并重要血管损伤伴骨外露。

固定原则:根据复位后病情,可用石膏托或者持续的骨牵引固定,第三度的开放性骨折和超过6h的才行清创,第二度的开放性骨折,最好不要行内固定,可以用外固定作固定。

14.肱骨髁上骨折的分型、各型产生机理、复位治疗?

(1)伸直型肱骨髁上骨折:①产生机理:多为间接暴力引起。跌倒时,肘关节处于半屈半伸直位,手掌着地,暴力经前臂向上传递,身

体向前倾,由上向下产生剪式应力,使肱骨干与肱骨髁交界处发生骨折。② 复位治疗:手法复位外固定;手术治疗;康复治疗

(2)屈曲型肱骨髁上骨折:①产生机理:多为间接暴力引起。跌倒时,肘关节处于屈曲位,肘后方着地,暴力传导致肱骨下端导致骨折。②复位治疗:基本原则与伸直型肱骨髁上骨折相同,但手法复位的方向相反。

15.Colles骨折临床表现和治疗?

(1)临床表现:伤后局部疼痛、肿胀,可出现典型畸形姿势,即侧面看呈"银叉"畸形,正面看呈"枪刺样"畸形。检查局部压痛明显,腕关节活动障碍。X线拍片可见骨折远端向桡、背侧移位,近端向掌侧移位,因此表现出典型的畸形体征。可同时伴有下尺桡关节脱位及尺骨茎突骨折。

(2)治疗:① 手法复位外固定;②切开复位内固定;③康复治疗。

16.Collos骨折的X线特征?

①骨折多发生于桡骨远端2~3cm;②骨折远端向背侧移位,同时有桡偏及后旋后移位;③桡关节面的掌倾角与尺偏角变小;④两端相互扦插并向掌侧成角;⑤有时可合并下尺桡关节脱位,或尺骨茎突骨折。

17.股骨颈骨折的分型?

(1)按骨折线部位分类:①股骨头下骨折;②经股骨颈骨折;③股骨颈基底骨折。

(2)按X线表现分类:①内收骨折:Pauwels角大于50°;②外展骨折:Pauwels角小于30°。

(3)按移位程度分类:①Garden Ⅰ型:不完全骨折;②Garden Ⅱ

型:完全骨折无移位;③Garden Ⅲ型:部分移位的完全骨折;④Garden Ⅳ型:完全移位的完全骨折。

18.股骨颈骨折的治疗原则?

(1)保守治疗原则:无移位、外展或嵌入型等稳定性骨折,年龄过大,全身情况差,或合并有严重心、肺、肝、肾等功能障碍者,选择非手术方法治疗。

(2)手术治疗原则:①内收型骨折和有移位的骨折;②65岁以上老年人的股骨头下型骨折;③青少年的股骨颈骨折应尽量达到解剖复位,也应采用手术方法治疗;④陈旧性股骨颈骨折及骨折不愈合,以及影响功能的畸形愈合;⑤股骨头缺血坏死或并发髋关节骨关节炎。

19.胫腓骨折的主要并发症及处理原则?

①胫骨上 1/3 骨折:下肢缺血坏死。②胫骨中 1/3 骨折:下肢血液循环障碍,缺血坏死,严重者至骨筋膜室综合征。③胫骨下 1/3 骨折:延迟愈合或不愈合。④腓骨颈骨折:腓总神经损伤。⑤处理原则:矫正成角、旋转畸形,恢复胫骨上、下关节面的平行关系,恢复肢体长度。

20.何为脊柱的三柱理论?

1983年Denis提出三柱分类概念,提出脊柱的稳定性有赖于中柱的完整,而并非决定于后方韧带复合结构。

Denis提出三柱分类将脊柱分为前、中、后三柱。前柱:前纵韧带、椎体的前1/2,椎间盘的前部;中柱:后纵韧带、锥体的后1/2,椎间盘的后部;后柱:椎弓、黄韧带、棘间韧带。

1984年Ferguson完善了Denis提出三柱分类概念,认为椎体和椎间盘的前2/3属前柱,后1/3属中柱,这是目前比较一致公认的三柱分类概念,凡中柱损伤者属于不稳定性骨折。

21.脊椎骨折,脊髓损伤常见并发症都有哪些?
①呼吸衰竭与呼吸道感染;②泌尿生殖道的感染和结石;③压疮;④体温失调。

22.骨盆骨折的并发症?
①腹膜后血肿;②腹腔内脏损伤;③膀胱或后尿道损伤;④直肠损伤;⑤神经损伤。

23.简述运动系统慢性损伤的主要临床表现有哪些?
①躯干或肢体某部位长期疼痛,但无明显外伤史;②特定部位有一压痛点或包块,常伴有某种特殊的体征;③局部炎症不明显;④近期有与疼痛部位相关的过度活动史;⑤部分病人有可能产生慢性损伤的职业、工种史。

24.腰椎间盘突出症的临床表现和鉴别诊断?
(1)临床表现:首次发病常是半弯腰持重或突然作扭腰动作过程中。
① 症状:腰痛;坐骨神经痛;马尾神经受压。
②体征:腰椎侧突;腰部活动受限;压痛及骶棘肌痉挛;直腿抬高试验及加强试验;神经系统表现:感觉异常,肌力下降,反射异常。
(2)鉴别诊断:①与腰痛为主要表现疾病的鉴别:腰肌劳损和棘上、棘间韧带损伤;第3腰椎横突综合征;椎弓根峡部不连与椎骨滑脱症;腰椎结核或肿瘤。②与腰痛伴坐骨神经痛的疾病的鉴别:神经根及马尾肿瘤;锥管狭窄症。③与坐骨神经痛为主要表现疾病的鉴别:梨状肌综合征;盆腔疾病。

25.急性化脓性血源性骨髓炎的诊断?

①急骤的高热与毒血症表现;②长骨干骺端疼痛剧烈而不愿活动肢体;③该部位有一个明显的压痛区;④白细胞计数和中性粒细胞增高;⑤MRI检查具有早期诊断价值;⑥X线表现出现甚迟,不能以X线检查结果作为早期诊断依据。

26.急性血源性骨髓炎的治疗是什么?

(1)抗生素治疗:在细菌培养及药物敏感试验结果报告之前,先应用足量光谱抗生素静脉点滴;报告出来后,选用敏感的抗生素进行治疗。

(2)手术治疗:引流脓液,减少毒血症症状;阻止急性骨髓炎转变为慢性骨髓炎。常用钻空引流或开窗减压两种方法。

(3)全身辅助治疗:高热时降温、补液、补充热量等。

(4)局部辅助治疗:肢体可做皮肤牵引或石膏托固定,可以起到止痛,防止关节挛缩畸形,防止病理性骨折的作用。

27.脊柱结核的治疗原则是什么?

(1)全身治疗:①支持疗法:注意休息、营养。每日摄入足够的蛋白质和维生素;②抗结核药物疗法:以异烟肼、利福平和乙胺丁醇为一线药物,尤以异烟肼和利福平首选。

(2)局部治疗:①石膏床和支架。②手术治疗,适用于:有明显死骨和大脓肿形成,窦道流脓经久不愈,脊柱受压;方法包括:切开排脓、病灶清除和矫形手术。

28.颈椎病的临床分型和临床表现?

(1)神经根型颈椎病:发病率最高。①开始多为颈肩痛,短期内加重,并向上肢放射;②放射痛范围根据受压神经根不同而表现在相应皮节;③皮肤可有麻木、过敏等感觉异常;④可有上肢肌力下降、手指运动不灵活;⑤当头部或上肢姿势不当,或突然牵撞患肢即可发生剧烈的闪电样锐痛。

(2)脊髓型颈椎病:①以侧束、椎体束损害表现突出,颈间痛不明显,以四肢乏力,行走、持物不稳为最先出现的症状;②随病情加重发生自下而上的运动神经源性瘫痪。

(3)交感神经型颈椎病:①交感神经兴奋症状:头痛或偏头痛,头晕特别在头旋转时加重,有时伴恶心、呕吐;视物模糊、视力下降、瞳孔扩大或缩小,眼后部胀痛;心跳加速、心律不齐,心前区痛和血压升高;头颈及上肢出汗异常以及耳鸣、听力下降,发音障碍等。②交感神经抑制症状:头晕,眼花,流泪,鼻塞,心动过缓,血压下降及胃肠胀气等。

(4)椎动脉型颈椎病:①眩晕;②头痛;③视觉障碍;④猝倒;⑤其他:不同程度运动及感觉障碍,精神症状。

29.骨肉瘤的临床表现及处理方式?

(1)临床表现:①局部疼痛,持续性,逐渐加重,夜间尤重。②局部肿块,附近关节活动受限。③局部表面皮温增高,静脉怒张。④全身恶病质。⑤溶骨性骨肉瘤因侵蚀皮质骨而导致病理性骨折。

(2)治疗:①G2T1~2M0者,采取综合治疗。术前大剂量化疗,然后根据肿瘤浸润范围作根治性切除瘤段、灭活再植或置入假体的保脂肢手术或截肢术,术后继续大剂量化疗。② G2T1~2M1者,除上述治疗外,还可行手术切除转移灶。

30.简述运动系统的组成及作用?

运动系统由骨、关节和骨骼肌组成,起着保护、支持和运动的作用。

31.试述骨的基本结构?

骨由骨质、骨膜、骨髓和神经、血管等构成。骨质是骨的主要成分,由骨组织构成,可分为骨密质和骨松质两种形式。骨膜由纤维结缔组织构成,骨外膜包裹着除关节面以外的整个骨的外表面,骨内膜衬覆骨髓腔壁的内表面。骨髓存在于长骨骨髓腔和骨松质的腔隙内。

32.试述骨密质和骨松质的分布?

骨密质主要构成长骨的干,后骨的骺骨和短骨、扁骨、不规则骨的外层也由骨密质构成。骨松质主要分布于长骨的骺的内部和短骨、扁骨、不规则骨的内部。

33.试述红骨髓的分布?

胎儿和幼儿的长骨骨髓腔和骨松质的腔隙内全是红骨髓。6岁以后,红骨髓仅存在于短骨、扁骨、不规则骨以及肱骨、股骨近侧端骨松质的腔隙内,终生保持其造血的功能。

34.上肢骨包括哪些? 下肢骨包括哪些?

(1)上肢骨:包括锁骨、肩胛骨、肱骨、桡骨、尺骨和8块腕骨、5块掌骨、14块指骨。

(2)下肢骨:包括髋骨、股骨、髌骨、胫骨、腓骨和7块跗骨、5块跖骨、14块趾骨。

35.简述肩关节的构成和运动方式?

肩关节由肩胛骨的关节盂和肱骨头的关节面构成,可围绕额状轴做屈、伸运动。围绕矢状轴做收展运动。围绕垂直轴做旋内、旋外运动。尚可围绕额状轴和矢状轴做还转运动。

36.为什么肱骨外髁颈折容易损伤腋神经?

因为腋神经绕肱骨外髁颈至三角肌深面,比较贴近骨面,所以肱骨外髁骨折时,最容易损伤腋神经。

37.试述手的皮肤神经分布。

①正中神经:分布于掌心、鱼际、桡侧三个半指的掌面及其中节和远节手指背面的皮肤;②桡神经:分布于手背桡侧半和桡侧两个半手指近节背面的皮肤;③尺神经:手背支分布于手背尺侧半和小指、环指及中指尺侧半背面的皮肤。浅支分布于小鱼际、小指和环指尺侧半掌面的皮肤。

38.说明尺神经损伤出现"爪形手"的形态学基础?

尺神经支配第3、4蚓状肌,蚓状肌的作用是屈掌指关节,伸指间关节。当尺神经损伤后,第4、5指的掌指关节过伸,指间关节过屈,形成"爪形手"。

39.试述膝关节的构成、结构特点和运动方式?

膝关节由股骨内、外侧髁,胫骨内、外侧髁及髌骨的关节面构成。结构特点:(1)关节囊:广阔而松弛。(2)韧带:分囊内韧带和囊外韧带。囊内韧带有膝交叉韧带,它包括前方的前交叉韧带,后方的后交叉韧带。前交叉韧带起于股骨外侧髁内侧面,止于胫骨髁间隆起的后方。囊外韧带主要有髌韧带、胫侧副韧带和腓侧副韧带。髌韧带位于膝关节的前方,由股四头肌包髌骨的内上髁与胫骨内侧髁之间。腓侧副韧带位于膝关节的外侧,连于股骨外上髁与腓骨头之间。(3)半月板:它可分为内侧半月板和外侧半月板:内侧半月板较大而窄,呈"C"字形;外侧半月板较小而宽,近似环形,有时也呈盘状。运动:膝关节能作屈伸运动,在屈膝状态下,还可作旋内和旋外运动。

40.肩关节和髋关节结构上有什么不同?

肩关节由肱骨头和肩胛骨的关节盂构成。肩胛骨的关节盂浅而小,肱骨头较大,只能容纳肱骨头的1/4~1/3。髋关节由股骨头和髋臼构成。髋臼较深,可容纳股骨头的2/3。关节囊:肩关节囊薄而松弛,上方附着于关节唇的周缘,下方附着于肱骨头的解剖颈。关节囊前下方较薄弱,所以前下方脱位较常见。髋关节的关节囊坚厚,起于髋臼周缘,向外在前面包裹股骨颈,但在后面只附着于股骨颈的内2/3与1/3交界部。关节囊的后下部较薄弱,易引起后脱位。韧带:肩关节在关节囊的上方,肩峰与喙突之间有喙肩韧带,有保护肩关节防止向上脱位的作用。髋关节囊内有股骨头韧带,连于关节窝与股骨头凹之间,有滑膜包裹。内有滋养股骨头的血管通过。髋关节关节囊周围有韧带加强,以囊前壁的髂股韧带最为强大,它能限制髋关节过度后伸,对维持人体直立有一定的作用。其他,肩关节囊内有肱二头肌长头肌腱通过。

41.试述髋关节的构成、结构特点和运动方式?

髋关节是由股骨头和髋臼构成的。结构特点:(1)关节窝:较深,边缘有关节盂唇,它能容纳股骨头2/3;(2)关节囊:坚厚,股骨颈前面全部被关节囊包裹,后面关节囊只包裹到内2/3与外1/3交接交界部,关节囊的后下部比较薄弱;(3)韧带:关节囊内有股骨头韧带,连于关节窝与股骨头之间,有滑膜包裹,内有滋养股骨头的血管通过。关节囊外主要有髂股韧带,它是由关节囊前壁纤维层特别增厚形成的。运动:髋关节能作屈、伸运动,内收、外展运动,旋内、旋外运动,环转运动。

42.试述肘关节的构成、结构特点和运动方式?

肘关节:是由肱骨下端与尺、桡骨上端构成的复关节,包括三个关节:肱尺关节,有肱骨滑车和尺骨滑车切迹构成;肱桡关节,由肱骨小头和桡骨头关节凹构成;桡尺近侧关节,由桡骨的环状关节面和尺骨桡切迹构成。上述三个关节包在一个关节囊内。肘关节囊前、后壁薄而松弛,两侧壁厚而紧张,并有韧带加强。囊的后壁最薄弱,故常见桡、尺二骨向后脱位,此时,桡、尺骨移向肱骨的后上方。肘关节的运动以肱尺关节为主,肱尺关节属滑车关节,主要行冠状轴上的屈、伸运动。伸前臂时,前臂偏向外侧,构成约10°的外角,称提携角。肱桡关节属球窝关节,但因受肱尺关节的限制,只能作屈、伸和旋前、旋后运动,桡尺近侧关节属车轴关节,与桡尺远侧关节联合,使前臂旋前和旋后。结构特点:(1)三个关节在一个关节囊内;(2)关节囊前、后壁松弛,两侧有桡侧副韧带和尺侧副韧带加强;(3)桡骨头处有桡骨环状韧带。运动:肘关节主要是屈、伸运动。

43.简述关节的基本结构?

关节的基本结构包括关节面、关节囊和关节腔。关节面:关节面表面覆盖一层光滑的关节软骨,可减少骨面之间的摩擦和缓冲撞击,增加关节的灵活性。关节囊:附着在关节面周缘的骨面上,可分为外层的纤维层和内层的滑膜层。滑膜层含有丰富的血管和淋巴管,能分泌少量滑液,以润滑关节面和滋养关节软骨,同时也有吸收滑液的作用。关节腔:为关节囊滑膜层与关节软骨之间所围成的潜在性窄隙。腔密闭呈负压,这对维持关节的稳固性有一定作用。

44.试述骨的构造?

骨有骨质、骨膜、骨髓和神经、血管等构成。骨质为骨的主要成分,分为骨密质、骨松质。骨密质由紧密排列的骨板层构成,抗压,抗扭曲能力强,分布于骨的表面,长骨的骨干(中间较细的部分)由骨密质构成。在颅盖,骨密质构成内板与外板。骨松质为交织成网的骨小梁构成,主要见于长骨两端(骺)和短骨骨内部。颅盖的骨松质称为板障。骨膜是紧贴于骨表面的一层结缔组织膜,富有血管、神经和成骨细胞,对骨具有营养、生长和修复作用。骨髓充填于骨髓腔和骨松质间隙内,分为:红骨髓具有造血作用,胎儿及幼儿的骨内全是红骨髓,成人仅见于骨松质腔隙内;黄骨髓为脂肪组织,无造血功能,5岁以后存在于长骨骨髓腔内。

45.小腿肌的分群如何? 使足外翻的肌是什么?

小腿肌分前外后三群,前群包括胫骨前肌跨长伸肌和趾长伸肌,外侧群有腓骨长肌和腓骨短肌,后群包括小腿三头肌和胫骨后肌拇长屈肌、趾长屈肌,使足外翻的是腓骨长、短肌。

46.前臂骨之间的连结包括哪些?

在桡尺骨近侧端有桡尺近侧关节,远端有桡尺远侧关节,两骨相对缘间有前臂骨间膜相连。

47.肩关节的结构特点是什么?

关节头大,窝小,关节囊松弛,关节囊的前后上三壁有肌腱纤维加强,下壁薄弱,关节头易向前下脱位;囊内有肱二头肌长头腱通过。肩关节活动灵活,可在三个轴上运动。

48.骨盆是怎样形成的? 如何划分大、小骨盆?

由两侧髋骨、骶骨和尾骨通过其间的骨连结连接而成。骨盆可分为大、小骨盆两部分,其界线是骶骨岬、弓状线、耻骨梳、耻骨嵴和耻骨联合上缘围成的环状线。

49.脊柱是如何组成的?

脊柱由尾骨、骶骨和全部椎骨借椎间盘、韧带和关节连结而成。

50.椎骨是通过哪些结构连结在一起的?

椎体间借椎间盘和前后纵韧带连结,椎弓板间借黄韧带连结,横突间借横突间韧带连结,棘突间借棘间韧带和棘上韧带连结,相邻椎骨上下关节突间构成关节突关节,属微动关节。

51.腕骨、跗骼包括哪些骨?

腕骨共包括近侧列的手舟骨、月骨、三角骨、豌豆骨,远侧列的大多角骨、小多角骨、头状骨和钩骨;跗骨共包括距骨、跟骨、足舟骨三块楔骨和骰骨。

52.试述椎骨的一般形态?

椎骨由椎体和椎弓两部分构成,椎体位于椎骨前部,呈矮圆柱状,椎弓为附于椎体后的弓状骨板,它与椎体围成椎孔,椎弓分椎弓根和椎弓板,椎弓根其上、下分别有椎上、下切迹,相邻的椎骨上下切迹围成椎间孔,在椎弓上发出7个突起,成对的有上、下关节突和横突,不成对的有棘突。

53.胸椎在形态上有哪些特点?

椎体形呈心形,从上向下渐增大,椎体两侧有与肋头相关节的肋凹,横突尖端的前面有横突,肋凹棘突较长,伸向后下方,呈叠瓦状。

54.试述桡腕关节的结构及功能?

腕关节是由桡骨腕关节面和尺骨头下方的关节盘下面作为关节窝手舟骨、月骨、三角骨的近侧面构成关节头关节囊松弛,四周都有韧带加强腕关节可作屈、伸、展、收和环转运动。

55.关节的辅助结构有哪些？它们的生理意义如何？

韧带增加关节稳固性和限制关节过度运动；关节盘使两关节面更为适合增加运动范围；关节唇加深、加大关节窝。

56.膝关节囊内有哪些辅助结构？这些结构有何作用？

前交叉韧带伸膝时紧张,防止胫骨向前移位后交叉韧带屈膝时紧张,防止胫骨向后移位内侧半月板和外侧半月板,周缘厚内缘薄,加深了关节窝,加强了膝关节的稳固性。

57.从侧方观察脊柱,有哪几个生理弯曲？分别凸向何方？有何生理意义？

从侧方观察脊柱有四个生理弯曲,颈曲和腰曲凸向前,胸曲和骶曲凸向后。脊柱的弯曲使脊柱更具有弹性,可减轻震荡,从而对脑和胸腹腔脏器有保护作用,还与人体重心的维持有关。

58.止血带有几个种类？

气囊止血带、橡皮止血带、指根止血带。

59.气囊止血带的压力和时间是多少？

(1)压力：成人上肢300mmHg,下肢400~600mmHg;小儿上肢150~200mmHg,下肢200~250mmHg

(2)时间：从充气开始计时,上肢不得超过1h,下肢不得超过1.5h,止血带到时放松后,第一次可间隔5~10min再充气使用,第二次需间隔10min后方可充气使用。

60. 何种手术不宜使用驱血带?

恶性肿瘤或肢体有感染的情况下,只需抬高患肢、不宜使用驱血带以免将细菌或瘤细胞挤入血液,扩散到全身。

61. 断指再植术特殊物品准备有哪些?

(1)血管及神经器械;(2)骨骼固定器械;(3)肌腱缝线、血管缝线;(4)肝素生理盐水;(5)高倍显微镜等。

62. 腰椎间盘的解剖特点及生理功能?

腰椎间盘位于相邻的两个椎体之间,由纤维环和髓核组成,它能牢固的连结两个椎体又允许椎体之间有少量运动。

63. 股骨下端骨折钢板内固定术手术配合步骤有哪些?

(1)提前15min洗手,摆好器械台,与巡回护士共同清点器械数目,消毒铺巾。

(2)术野贴手术薄膜:递手术薄膜,干纱垫1块协助贴膜。

(3)自股骨大转子后下方沿股骨后外侧纵形切开皮肤、皮下及深筋膜:铺干纱布2块于切口两侧拭血,递有齿镊、23号刀切皮,电刀逐层切开。

(4)切开髂胫束:递甲状腺拉钩牵开,无齿镊、电刀切开。

(5)游离股外侧肌,并牵开,分离股外侧肌间隙至股骨:递深四爪拉钩牵开,中弯钳游离。

(6)切开骨膜,剥离骨膜下股中间附着点,显露股骨,显露股骨干:递胫骨牵开器保护周围组织,23号刀切开、骨膜剥离子剥离,骨蜡止血。

(7)暴露外侧骨折端:递深四爪拉钩牵开显露,骨钩提拉骨折两断端,刮匙清除血凝块。

(8)骨折端复位:递持骨钳2把固定骨折两端。

(9)骨折内固定:

①选择合适钢板,折弯成形并固定:递钢板、纱块2块包住折弯器,将骨钢板弯成弧形,使钢板与股骨下端的弧度相适应;递骨把持器固定股骨与钢板。

②先固定于骨折端最近的两个孔,然后固定剩余螺孔:递电钻、钻头钻孔,递70~75mm的骨栓固定。

(10)若骨缝大,取骨折端骨松质或同侧髂骨嵌入骨折端,以利骨折愈合:递有齿直钳钳夹碎骨填入

(11)缝合切口:清点器械、敷料等数目。①冲洗切口:递生理盐水冲洗。②缝合肌肉:递有齿镊、9×24圆针7号丝线间断缝合。③缝合皮下组织:递海绵钳夹持乙醇纱球消毒皮肤;递有齿镊,9×24圆针1号丝线间断缝合或2/0可吸收线缝合。再次清点物品数目。④缝合皮肤:递有齿镊,9×24角针1号丝线间断缝合或3/0可吸收线缝合。⑤对合皮肤:递有齿镊2把。

(12)覆盖伤口:递海绵钳夹持乙醇纱球消毒皮肤,纱布、绷带包扎。

64.胫骨骨折交锁钉内固定术手术配合主要步骤有哪些?

(1)提前15min洗手,摆好器械台,与巡回护士共同清点器械数目,递消毒铺巾,贴薄膜。

(2)沿胫前正中、髌韧带内侧纵行切开皮肤,皮下及深筋膜,长约5cm:递有齿镊、23号刀切开。

(3)分离切开髌韧带,显露胫骨平台:递中弯钳分离,11号刀切开,甲状腺拉钩牵开显露。

(4)选择两个进针点,向髓腔方向推进

①确定打孔中心点与髓腔方向一致。

②高位进路:于胫骨平台距前缘 8~10mm 处打孔;前位进路:于胫骨中位距胫骨平台 <1cm 处打孔:递弓形支架、摇钻打孔器打孔。

③探查髓腔是否被打开:递 9mm 扩髓内钉或导针。

(5)准备扩髓。

(6)扩大干骺端进针至 9mm:递 7mm"T"形、8mm、9mm 直髓腔扩大器扩髓,必要时递动力髓腔扩大器。

(7)扩髓。

①在进钉孔插入导针至踝关节 0.5~1cm 处:递橄榄头导针插入。进针困难时,递"T"形手柄协助。

②沿导针扩髓,直至扩大到髓内钉直径 1~2mm:分别递扩髓钻扩髓,从 9mm 起,每次增加 1mm。

③清洗切口,清除碎骨:撤出扩髓钻(导针不拔);递生理盐水冲洗伤口,中弯钳清除碎骨片。

(8)估计髓内钉长度,并插入骨孔内:递多用钢尺检测,选择合适的髓内钉。

(9)插入髓内钉。

①沿橄榄头导针插入塑料导针替换管:将塑料导针替换管插入,拔出导针。

②沿替换管插入橄榄头的直导针定位:递无橄榄头的直导针插入,拔出塑料管。

③准备插入髓内钉:将选好的髓内钉插入手柄上的钉座,递髓内钉固定螺栓拧紧、5mm 内六角扳手锁紧。

④沿导针插入髓内钉达骨孔水平:卸下锁钉定位导杆,递髓内钉。

⑤髓内钉的末端陷入骨内 10~15mm,固定髓内钉:递滑动手锤击打固定。

(10)远端交锁。

①安装锁钉定位导杆:递锁钉定位导杆插入手柄。

②将安装锁钉定位器安装在锁钉定位导杆上,套入锁钉套管:递锁钉定位导针、锁钉定位器、锁钉套管插入手柄。

③安装"T"形直径限位杆:递"T"形直径限位杆。

④于胫骨对应之皮肤切开至胫骨前的骨皮质:递11号刀切一小口,中弯钳分离。

⑤于胫骨脊骨皮质钻孔(第1个孔):递4mm钻头插入直径限位杆中钻孔。

⑥扩大骨孔至前侧皮质,清除碎骨片:递4mm平头扩孔钻插入套管扩孔,刮匙、中弯钳清除碎骨片.

⑦插入直径限位杆达髓内钉处:徒手操作。

⑧固定直径限位杆:递"U"形直径塞尺固定。

⑨同法钻远端锁骨孔(第2个孔):方法同上。

⑩于套管内插入定位探针:拔出钻头及套管,递8/4定位探针。

(11)测量锁定的长度、上锁定2个:递测量钻头、多用钢尺。递合适髓内钉插入孔内,"T"形扳手协助推入。

(12)检查锁钉是否穿过髓内钉、骨折复位是否满意,根据情况修正交锁钉的位置:撤出远端的锁钉定位器和直径限位杆,必要时,递锁钉拔出器拔出锁钉,8mm锁钉重新固定。

(13)检查骨折是否分离,减小骨间隙,防止术后骨愈合延迟:递骨锤击打髓内钉固定螺栓,以减小骨间隙。

(14)近端交锁。

①将锁钉定位导杆移向手术柄的前缘,并锁紧:徒手操作。

②将近端锁钉定位器安装在定位导杆上,固定锁钉套管:递近端锁钉定位器、锁钉套管。

③于两锁钉套管下切一小口,分离显露骨皮质:递11号刀切开、中弯钳钝性分离。

④将锁钉套管推进与骨皮质接触,并固定:徒手操作。

⑤经套管内钻孔(2个):递钻头钻孔。

⑥固定锁钉:递锁钉2个,"T"形扳手固定。

(15)检查骨折固定情况。

(16)拆除支架,拧紧髓内钉的钉帽:取下近端锁钉定位器、松开导杆锁紧螺钉、取下锁钉定位导杆,递5mm内六角扳手取下手柄,递"T"形扳手拧紧。

(17)缝合切口:递生理盐水冲洗,逐层缝合,厚纱布覆盖、绷带包扎。

第四章　口腔科、眼科

1.口腔科常用手术体位有哪些? 适用于哪些手术?

(1)仰卧位:适用于唇部、下颌骨、舌部等手术。

(2)垂头仰卧位:适用于腭裂、颌下腺、腮腺、上颌骨、口腔癌手术。

2.口腔科手术涂眼膏、贴眼有何作用?

(1)防止因全麻病人眼睛不能闭合,引起角膜干燥。

(2)防止手术野消毒时,消毒液流入眼内。

(3)防止术中血液注入眼内引起眼角巩膜炎。

3.术后填塞碘仿纱有何作用?

止血、防腐、促进伤口生长和减张。

4.唇裂临床分为哪几类?

(1)1度唇裂:仅限于红唇部分的裂开。

(2)2度唇裂:上唇部分裂开,但鼻底尚完整。

(3)3度唇裂:整个上唇及鼻底完整裂开。

5.下颌骨骨折最易发于哪个部位?

切牙凹。

6. 颌面部主要的神经有哪些?

三叉神经、面神经、舌下神经、舌咽神经。

7. 口腔内有几对唾液腺?

腮腺、颌下腺、舌下腺。

8. 腮腺的解剖特点有哪些?

腮腺位于外耳前下方,又分为深浅二叶,面神经从中穿过,腮腺导管从腮腺水平向前,穿过颊肌开口于相当上颌第一磨牙处的颊黏膜上。

9. 经口内手术,用何种消毒液消毒口腔?

0.1%安多福。

10. 一侧颈淋巴清扫的范围有哪些?

上自下颌下缘、下至锁骨、前至颈中线、后达斜方肌前缘这个区域内的颌下、颏下、颈前、颈浅、颈深淋巴结,脂肪疏松结缔组织以及其中的胸锁乳突肌、肩胛舌骨肌,二腹肌、颌下腺及颈内静脉等。

11. 舌骨上淋巴清扫范围有哪些?

将颌下三角、颏下三角以及颈上深区域内的淋巴结及脂肪组织一并切除。

12. 上颌骨肿瘤的手术方式有哪些?

牙槽突切除术、上颌骨部分切除术、上颌骨次全切除术、扩大上颌骨切除术。

13.下颌骨肿瘤的手术方式有哪些?

下牙槽部分切除术、下颌骨部分切除术、下颌骨一侧或双侧切除术。

14.何谓舌、颌、颈联合根治术?

是指一次完成舌部原发癌肿、一侧下颌骨、口底部组织、一侧颈部全部淋巴的组合整块切除。

15.何谓髂骨带血管蒂移植术?

是应用显微外科技术行血管吻合、血循环重建的一种骨游离移植术,髂骨带血管蒂以旋髂深动脉供血髂骨移植,为骨髓腔供血的骨移植术。

16. 上睑下垂矫正手术配合步骤有哪些?

(1)常规消毒铺巾:表麻后递4支蘸有0.06%碘仿的棉签消毒双眼部皮肤,结膜囊滴0.025%碘仿,3min后10ml注射器抽吸生理盐水冲洗。

(2)皮肤切口标记:递画线笔。

(3)局部浸润麻醉:递10ml注射器装有2%利多卡因5ml和1%罗哌卡因5ml+肾上腺注射液2滴局部浸润麻醉。

(4)切开皮肤、止血:递一块纱布按住皮肤,有齿结膜镊提吊,刀柄夹小圆刀片在皮肤切口标记处切开皮肤,双极电凝止血,0号丝线固定在上眼睑。

(5)分离眼睑皮肤及皮下组织:递眼科弯剪刀锐性分离,有齿镊及眼睑拉钩暴露视野。

(6)分离桥状眼轮匝肌带:递弯钝剪分离、有齿结膜镊协助,湿棉签拭血。

(7)分离提上眼睑肌腱膜:递眼科弯剪刀分离,双极电凝止血、递助手眼睑拉钩暴露视野,肌夹夹提上睑肌。

(8)剪除提上睑肌腱膜:递规尺量缩短肌肉的长度,眼科弯剪剪除多余提上睑肌,涂有眼膏的眼睑板保护。

(9)切除部分眼眶脂肪并止血:分别递眼科弯剪刀和蚊弯钳,双极电凝止血。

(10)提上睑肌腱膜固定于睑板:递5/0聚酯缝线、持针器、有齿镊。

(11)观察眼裂高度:掀开布巾。

(12)缝合皮下及皮肤组织:重新铺巾,递有齿结膜镊提夹,眼科弯剪剪除多余皮肤,6/0可吸收线缝合。

(13)覆盖切口:在结膜囊内涂抗生素眼膏,纱布覆盖,胶布粘贴,绷带加压包扎。

17.斜视矫正手术配合步骤有哪些?

(1)常规消毒铺巾:表麻后递4支蘸有0.06%碘仿的棉签消毒双眼部皮肤,结膜囊滴0.025%碘仿,3min后10ml注射器抽吸生理盐水冲洗。

(2)开睑:递开睑器撑开上、下眼睑,湿棉球保护眼角膜。

(3)局部浸润麻醉:递10ml注射器装有2%利多卡因、无齿结膜镊协助行结膜下浸润麻醉。

(4)结膜切开:递无齿结膜镊提夹和眼科弯剪刀剪开结膜,递助手有齿镊协助。

(5)分离并暴露眼外肌:递2把斜视钩勾出肌肉,无齿结膜镊提夹和眼科弯剪刀剪开筋膜;湿棉签拭去血,眼科止血器止血。

(6)观察眼位:协助局麻患者坐起,术者坐于对面,手电筒置于术者头顶。

(7)结扎缝线:重新铺巾,递无齿结膜镊、持针器结扎缝合。

(8)缝合结膜切口:递无齿结膜镊提夹和持针器夹8/0可吸收线间断缝合。

(9)覆盖切口:递抗生素眼膏涂于术眼,眼垫或纱布覆盖,胶布粘贴。

18.角膜移植手术配合步骤有哪些?

(1)常规消毒铺巾:表麻后递2支蘸有0.06%碘仿的棉签消毒双眼部皮肤,结膜囊滴0.025%碘仿,3min后10ml注射器抽吸生理盐水冲洗。

(2)局部浸入麻醉:递10ml注射器装有2%利多卡因5ml和1%罗哌卡因5ml接球后针头行球后麻醉。

(3)开睑:递开睑器撑开上、下眼睑。

(4)上、下直肌牵引缝线固定眼球:递有齿结膜镊提夹,4/0角针丝线,递蚊弯钳固定于布巾上。

(5)取移植片:将供眼用纱布裹紧,递刻切枕和环钻,行内皮面刻切法取供体植片。

(6)制作植床:递环钻及显微有齿镊行术眼板层环钻后,递黏弹剂保护,夹好剃须刀片的刀柄、角膜剪剪穿全周切口。显微有齿镊协助。

(7)缝合:递10/0尼龙线及显微无齿镊。

(8)形成前房:递带冲洗针头的5ml注射器内装眼内灌注液或空气形成前房。

(9)剪断直肌牵引线:递眼科弯剪刀。

(10)球结膜下注射:递1ml注射器内装妥布霉素2万单位和地塞米松1mg。

(11)覆盖切口:递抗生素眼膏涂于术眼上,眼包或纱布覆盖,绷带加压包扎,眼罩保护,胶布粘贴。

19.超声乳化白内障吸除+人工晶体植入术(Phoco+IOL)配合步骤有哪些?

(1)常规消毒铺巾:表麻后递2支蘸有0.06%碘仿的棉签消毒双眼部皮肤,铺巾后粘贴眼部贴膜,结膜囊滴0.025%碘仿,3min后10ml注射器抽吸生理盐水冲洗。

(2)开睑:递开睑器撑开上、下眼睑。

(3)在颞侧透明胶膜做一3.2mm切口,在颞上/下做一辅助切口:分别递显微有齿镊,3.2mm隧道刀和15°穿刺刀。

(4)前房内注入黏弹剂维持前房深度:递黏弹剂。

(5)连续环形撕囊:递撕囊镊。

(6)水分离和水分层:递10ml注射器内装眼内灌注液接冲洗针头。

(7)由核中心至周围做晶状体核乳化,在瞳孔中央区将核乳化:递装置好的超声乳化手柄刻蚀、乳化吸除,定位钩协助转动晶状核。

(8)灌注抽吸皮质:递I/A手柄,超乳仪调至I/A模式,深入前房内吸出皮质。

(9)人工晶体植入:递黏弹剂、推注器装好人工晶体。

(10)黏弹剂抽吸:递I/A手柄抽吸人工晶体后囊袋内和前房内的黏弹剂。

(11)切口检查,角膜切口基质间注水,主切口水肿密封:递10ml注射器内装眼内灌注液接冲洗针头。

(12)覆盖切口:递抗生素眼膏涂于术眼,眼垫或纱布覆盖,胶布粘贴。

20.白内障囊外摘除+人工晶体植入术(ECCE+IOL)配合步骤有哪些?

(1)常规消毒铺巾:表麻后递2支蘸有0.06%碘仿的棉签消毒双眼部皮肤,铺巾后粘贴眼部贴膜,结膜囊滴0.025%碘仿,3min后10ml注射器抽吸生理盐水冲洗。

(2)局部浸润麻醉:递10ml注射器装有2%利多卡因接球后针头行球后麻醉。

(3)开睑:递开睑器撑开上、下眼睑。

(4)上直肌牵引缝线:递有齿结膜镊提夹,4/0角针丝线缝一针,递蚊弯钳固定牵引线于布巾上。

(5)结膜切口:递无齿结膜镊夹住10点位近角膜缘处球结膜,眼科弯剪刀剪开。

(6)创面止血:递湿棉棒拭血,眼科止血器止血。

(7)制作角巩膜切口:递显微有齿镊提夹,弹簧式刀柄夹剃须刀片。

(8)前囊截开:递黏弹剂注入前房,10ml注射器内装眼内灌注液和截囊针头行前囊截开。

(9)扩大角、巩膜缘切口:递弹簧式刀柄夹剃须刀片,扩大前房穿刺口,角膜剪剪开,递湿棉棒拭去血。

(10)娩出晶体核:递晶状体圈匙、10ml注射器内装眼内灌注液接破囊针头。

(11)抽吸皮质:递输液管接双腔注吸管侧管,10ml注射器连注吸硅胶管接双腔注吸管主管行灌注抽吸。

(12)人工晶体植入:递黏弹剂、人工晶体、晶体镊夹着下襻通过切口植入囊袋内,递人工晶体定位钩旋转人工晶体至适合位置。

(13)抽吸游离皮质和黏弹剂:递输液管接双腔注吸管侧管,10ml注射器连注吸硅胶管接双腔注吸管主管抽吸吸出前房内黏弹剂和残留的皮质。

（14）缝合切口:递显微无齿镊,显微持针器夹持10/0尼龙线缝合,递助手角膜剪剪线,眼科弯剪刀剪断牵引线。

（15）球结膜下注射:递1ml注射器内装妥布霉素2万单位和地塞米松1mg。

（16）覆盖切口:递抗生素眼膏涂于术眼,眼垫或纱布覆盖,胶布粘贴。

21.周边巩膜切除手术配合步骤有哪些?

（1）常规消毒铺巾:表麻后递2支蘸有0.06%碘仿的棉签消毒双眼部皮肤,铺巾后粘贴眼部贴膜,结膜囊滴0.025%碘仿,3min后10ml注射器抽吸生理盐水冲洗。

（2）开睑:递开睑器撑开上、下眼睑。

（3）固定眼球:递有齿结膜镊提夹,4/0角针丝线缝一针做上直肌牵引线,递蚊弯钳固定牵引线于布巾上。

（4）制作结膜瓣:递装有麻醉药的10ml注射针行结膜下麻醉后,递显微无齿镊、角膜剪制作结膜瓣。

（5）创面止血:递湿棉棒拭血,止血器止血。

（6）角膜缘切口:递刀柄夹好剃须刀片行角膜缘切开。

（7）巩膜切除:递显微无齿镊、巩膜剪,行巩膜切除后,备纱布放置剪除的巩膜组织。

（8）整复巩膜:递巩膜回复器行巩膜回复。

（9）缝合切口:递显微无齿镊,显微持针器夹持10/0尼龙线缝合,递助手角膜剪剪线。

（10）闭合结膜切口:递止血器行结膜烧灼闭合,或递夹8/0尼龙线缝针的持针钳,显微无齿镊缝合结膜切口。

（11）剪断上直肌牵引线:递眼科弯剪刀。

(12)球结膜下注射:递1ml注射器内装妥布霉素2万单位和地塞米松1mg。

(13)覆盖伤口:递抗生素眼膏涂于术眼,眼垫或纱布覆盖,胶布粘。

22.小梁切除手术配合步骤有哪些?

(1)常规消毒铺巾:表麻后递2支蘸有0.06%碘仿的棉签消毒双眼部皮肤,铺巾后粘贴眼部贴膜,结膜囊滴0.025%碘仿,3min后10ml注射器抽吸生理盐水冲洗。

(2)局部浸润麻醉:递10ml注射器装有2%利多卡因接球后针头行球后麻醉。

(3)开睑:递开睑器撑开上、下眼睑。

(4)固定眼球:递有齿结膜镊提夹,4/0角针丝线缝一针做上直肌牵引线,递蚊弯钳固定牵引线于布巾上。

(5)制作结膜瓣:递装有麻醉药的10ml注射针行结膜下麻醉后,递显微无齿镊、角膜剪制作结膜瓣。

(6)创面止血:递湿棉棒拭血,止血器止血。

(7)制作巩膜瓣:递夹好剃须刀片及显微无齿镊行巩膜解剖切,湿棉签拭去血,递助手10ml注射器内装内灌注液接冲洗针头滴水。

(8)使用丝裂霉素:少许棉花浸润丝裂霉素后,放结膜瓣和巩膜瓣下,计时。

(9)冲洗丝裂霉素:递输液管,用眼内灌注液冲洗结膜瓣下及巩膜床。

(10)前房穿刺:递巩膜穿刺刀或针头行前房穿刺。

(11)切除小梁组织:递夹好剃须刀片的刀柄及显微无齿镊在巩膜床上做切口后,分别递小梁剪、显微无齿镊剪除小梁组织。

(12)周边巩膜切除:递显微无齿镊、巩膜剪。

(13)巩膜瓣缝合:递显微无齿镊,显微持针器夹持10/0尼龙线缝合,递助手角膜剪剪线。

(14)检查渗漏:递带冲洗针头的10ml注射器,于前房穿刺口注入眼内灌注液,之后递棉签检查巩膜伤口有无渗漏。

(15)结膜瓣缝合:递显微无齿镊,显微持针器夹持10/0尼龙线间断缝合后,递夹8/0尼龙线缝针的持针钳行球结膜连续缝合,缝合后递角膜剪剪线。

(16)剪断上直肌牵引线:递眼科弯剪刀。

(17)球结膜下注射:递1ml注射器内装妥布霉素2万单位和地塞米松1mg。

(18)覆盖伤口:递抗生素眼膏涂于术眼,眼垫或纱布覆盖,胶布粘贴。

第五章　泌尿外科

1. 泌尿外科手术侧卧位摆放的注意事项有哪些?

侧卧位时应注意:(1)摆置体位时病人背侧应尽量靠近床缘,以便主刀医生操作。(2)托健侧肩关节稍前倾,以保持体位垂直90°。(3)健侧下肢弯曲功能位,患侧下肢伸直,确保肩关节、髋关节、踝关节三点一线,使患侧腰部组织张力增大,以便暴露术野。(4)保持病人头高足低(5°~10°)。

2. 供肾修整的配合注意点有哪些?

(1)灌注盆内倒入生理盐水,充分浸没冰块,并置一纱布垫在冰块上,以防冰块粘连肾组织。

(2)核对供体姓名及血型,并做好记录。

(3)灌注液的温度保持0℃~4℃(500ml结冰肾灌注液解冻后,液体中仍有一鸡蛋大小的冰块),灌注压力8.0~12.5kPa(即灌注液离肾灌注盆高度80~100cm)。以免引起血管内膜损伤。

3. 肾移植手术中洗手护士配合注意事项有哪些?

(1)术前检查血管吻合器械的性能是否良好,例如哈巴钳和心耳钳回弹力是否良好。

(2)分离髂血管时,提前准备好"花生米"做钝性分离血管。

(3)保持肾低温,吻合时供肾要置于碎冰的冰袋内。

(4)吻合血管整个过程,冲洗吻合口要用肝素盐水。

4.肾移植手术巡回护士配合注意事项有哪些?

(1)药物的管理。熟悉各种药物的用途、给药的方法及使用时间,尤其是免疫抑制剂。如塞尼哌是一种新型的单克隆抗体,可预防肾移植后急性排斥反应,应在手术开始时才给药;20%甘露醇注射液250ml在开放前30min快速静脉输注完毕。

(2)递供肾时,应两人共同核对供肾与受体的姓名、血型及交叉配型结果。

(3)移植肾血管开放前,中心静脉压维持在10cmH$_2$O,动脉收缩压维持在16kPa以上,保证移植肾的有效灌注。

5.活体供肾切取时的配合要点有哪些?

(1)游离肾动脉时及时给予2%利多卡因局封动脉,扩张肾动脉,减轻肾动脉痉挛,保证肾血供。

(2)切取肾前先静脉推注肌苷2g,呋塞米20mg,保护肾功能,处于泌尿状态。

(3)阻断肾动、静脉前,有时需静脉注射肝素12.5mg,使全身处于低凝状态,预防供肾微动脉血栓形成。

(4)如使用肝素者,供肾切除后即静脉注射鱼精蛋白25mg中和肝素。

(5)合理安排受体移植时间,缩短供肾冷缺血时间,对保证手术成功及肾移植受者长期存活具有重要意义。

6. 写出国际前列腺症状评分的英文全称,并简述国际前列腺症状评分的内容?

(1)International prostate symptom score。

(2)向患者询问最近一个月内的排尿情况:①是否经常有尿不尽感? ②两次排尿间隔是否经常小于2h? ③是否经常有间断性排尿? ④是否有排尿不能等待现象? ⑤是否有尿线变细现象? ⑥是否需要用力或使劲才能开始排尿? ⑦从入睡到早起一般需要起来排尿几次? 根据患者得分,0~7分为轻度;8~19分为中度;20~35分为重度。

7. 与排尿有关的症状有哪些?

①尿频;②尿急;③尿痛;④排尿困难;⑤尿流中断;⑥尿潴留;⑦尿失禁;⑧漏尿;⑨遗尿。

8. 简述尿失禁的分类及常见原因?

(1)真性尿失禁:又称完全性尿失禁,指尿液连续从膀胱中流出,膀胱呈空虚状态。常见原因为外伤、手术或先天性疾病引起的膀胱颈和尿道括约肌的损伤。还可见于女性尿道口异位、膀胱阴道瘘等。

(2)假性尿失禁:又称充盈性尿失禁,指膀胱功能完全失代偿,膀胱过度充盈而造成尿不断溢出。见于各种原因所致的慢性尿潴留,膀胱内压超过尿道压力时,尿液持续或间断溢出

(3)急迫性尿失禁:严重的尿频、尿急而膀胱不受意识控制而发生排空,通常继发于膀胱的严重感染。这种尿失禁可能由膀胱的不随意收缩引起。

(4)压力性尿失禁:当腹内压突然增高(咳嗽、喷嚏、大笑、屏气等)时,尿液不随意地流出。这是由于膀胱和尿道之间正常解剖关系的异常,使腹压增加,传导至膀胱和尿道的压力不等,膀胱压力增高而没有相应的尿道压力增高。另外,也与骨盆肌松弛有关。主要见

于女性,特别是多次分娩或产伤者,偶见于尚未生育的女子。

9.闭合性肾损伤保守治疗的原则?

①绝对卧床休息2~4周,病情稳定,血尿消失后才可以允许病人离床活动。②密切观察:定时测量血压、脉搏、呼吸、体温。③补充血容量和热量,维持水、电解质平衡,保证足够尿量。必要时输血。④早期应用广谱抗生素以预防感染。⑤适量使用止痛、镇静剂和止血药物。

10.闭合性肾损伤的手术指征?

①经积极抗休克后生命体征仍未见改善,提示有内出血。②血尿逐渐加重,血红蛋白和血细胞比容继续降低。③腰、腹部肿块明显增大。④有腹腔脏器损伤可能。

11. 简述前尿道损伤和后尿道损伤血肿和外渗的特点有何不同?

(1)前尿道损伤:①不会发生在尿生殖膈以上的耻骨后和膀胱周围;②若BUCK筋膜未破裂,血肿和尿外渗位于阴茎部;③若BUCK筋膜破裂,形成阴囊和会阴部"蝴蝶型"瘀斑和血肿。

(2)后尿道损伤:尿生殖膈以上的耻骨后和膀胱周围。

12. 简述"一侧肾结核,对侧肾积水"的病理基础?

膀胱结核继发于肾结核,病变从患侧输尿管开口开始,以后扩散至膀胱他处。先形成结核结节,后发生溃疡,并向肌层扩散,形成肉芽肿或纤维化,可致健侧输尿管开口狭窄或"闭合不全",从而形成肾结核对侧肾积水。

13. 上下尿路梗阻的病理生理特征有何不同?

①上尿路梗阻发病急,对同侧肾的影响快,但对全身的影响小。②下尿路梗阻因有膀胱代偿,病理影响发展慢,但最终影响双侧肾而引发尿毒症。

14. 简述前列腺增生的主要症状?

①尿频:夜尿增多,尿急,尿失禁。②排尿困难:排尿踌躇,尿线变细,尿线无力,排尿分叉,尿后滴沥。③血尿。④泌尿系感染。⑤膀胱结石。⑥肾功能损害。

15. 前列腺增生的手术治疗指征?

①下尿路梗阻症状;②尿流动力学检查异常:残余尿>50ml,最大尿流量<15ml/s;③不稳定膀胱症状严重;④已引起上尿路梗阻及肾功能损害;⑤多次发作急性尿潴留,尿路感染,肉眼血尿;⑥并发膀胱结石。

16. 急性尿潴留的临床处理原则?

急性尿潴留治疗原则是:接触病因,恢复排尿。

如病因不明或梗阻一时难以解除,应先引流膀胱尿液解除病痛,然后作进一步检查明确病因并进行治疗。

17. 双侧上尿路结石的手术治疗原则?

(1)双侧输尿管结石时,一般先处理梗阻严重侧。

(2)一侧肾结石,另一侧输尿管结石时,先处理输尿管结石。

(3)双侧肾结石时,应在尽可能保留肾的前提下,一般先处理容易取出且安全的一侧。若肾功能极差,梗阻严重,全身情况不良,宜先行经皮肾造瘘。待病人情况改善后再处理结石。

(4)孤立肾上尿路结石或双侧上尿路结石引起急性完全性梗阻无尿时,一旦诊断明确,只要病人全身情况许可,应及时施行手术。若病情严重不能耐受手术,亦应试行输尿管插管,通过结石后留置导管引流;不能通过结石时,则改行经皮肾造瘘。所有这些措施目的是引流尿液,改善肾功能。待病情好转后再选择适当的治疗方法。

18.肾癌临床表现?

①血尿、疼痛和肿块;②副瘤综合征(肾癌的肾外表现):发热、高血压、血沉快等;③转移症状:如病理性骨折等。

19.副瘤综合征的表现——肾癌的肾外表现有哪些?

是指发生于肿瘤原发病灶和转移病症意外的由肿瘤引起的症候群。① 血沉快;② 发热;③ 高血压;④ 高血钙;⑤ 红细胞增多症;⑥ 肝功能异常;⑦ 贫血;⑧ 体重下降;⑨ 库欣综合征表现;⑩ 血糖增高;⑪神经病变;⑫ 精索静脉曲张;⑬ 淀粉样变。

20.肾癌和肾盂癌的手术方法有何不同?

肾癌:根治性肾切除术,切除范围包括患肾、肾脏周围脂肪及肾周筋膜、区域淋巴肿大淋巴结。肾盂癌:肾切除及全长输尿管,包括输尿管开口部位的膀胱壁切除。

21.膀胱癌的分期?

根据癌浸润膀胱壁的深度(乳头状瘤除外),采用 YNM 分期标准:

Tis:原位癌;

Ta:无浸润的乳头状癌;

T1:浸润黏膜固有层;

T2：浸润肌层，又分为：T2a：浸润浅肌层（肌层内 1/2）；T2b：浸润深肌层（肌层外 1/2）；

T3：浸润膀胱周围脂肪组织；

T4：浸润前列腺及子宫等邻近器官。

22.膀胱肿瘤行膀胱全切术的适应证？

膀胱全切除术是切除整个膀胱,在男性尚应包括前列腺和精囊；同时行尿路改道手术。①多发膀胱癌且有浸润者。②位于膀胱颈、三角区的较大浸润性癌。③肿瘤无明显边界者。④反复复发的表浅膀胱癌伴严重黏膜病变者。⑤肿瘤体积大,部分切除膀胱后其容量过小时。

23.膀胱肿瘤临床表现？

（1）血尿:膀胱癌最常见和最早出现的症状。

（2）尿频、尿急、尿痛:膀胱肿瘤的晚期表现。

（3）浸润癌晚期:①下腹部耻骨上区可触及肿块,坚硬,排尿后不消退;②广泛盆腔浸润或转移时,出现腰骶部疼痛;③阻塞输尿管可致肾积水、肾功能不全;④下肢浮肿、贫血、体重下降、衰弱。

（4）腺癌和鳞癌为浸润性癌,恶性程度高,病程短,预后不良。

（5）小儿横纹肌肉瘤在症状出现前肿瘤体积已很大,造成排尿困难和尿潴留。

24.简述肾盂肿瘤的手术切除范围？

手术切除范围:①肾切除;②全长输尿管切除;③输尿管开口部位的膀胱壁。

25. 根据出血部位与血尿出现阶段的不同,肉眼血尿可分几种?其临床意义是什么?

(1)初始血尿:病变在尿道或膀胱颈部。

(2)终末血尿:病变在后尿道、膀胱颈部或膀胱三角区。

(3)全程血尿:病变在膀胱或其以上部位。

26. 简述急性尿潴留的治疗原则?

(1)病因明确者,应解除病因。

(2)导尿是急性尿潴留时最常用的方法。

(3)不能插入导尿管者,可行耻骨上膀胱穿刺造瘘。

27. 简述泌尿结核的诊断依据?

(1)尿中查到结核菌。

(2)泌尿系造影在肾实质发现典型的结核空洞。

(3)膀胱镜检查发现膀胱内有典型的结核结节。

28. 上尿路结石保守治疗的指征是什么?

(1)结石小于0.6cm。

(2)结石光滑,无尿路梗阻,无尿路感染。

(3)纯尿酸石及胱氨酸结石。

29. 简答膀胱破裂的处理原则?

(1)完全的尿流改道。

(2)膀胱周围及其他尿外渗部位充分引流。

(3)闭合膀胱壁缺损。

30.根据出血部位与血尿出现阶段的不同,肉眼血尿可分几种? 其临床意义是什么?

(1)初始血尿:病变在尿道或膀胱颈部。

(2)终末血尿:病变在后尿道、膀胱颈部或膀胱三角区。

(3)全程血尿:病变在膀胱或其以上部位。

31.简答膀胱破裂的处理原则?

(1)完全的尿流改道。

(2)膀胱周围及其他尿外渗部位充分引流。

(3)闭合膀胱壁缺损。

32.轻度肾损伤的保守治疗有?

(1)紧急处理休克,维持生命,做好手术探查的准备。

(2)绝对卧床休息2~4周,2~3个月内不宜体力活动。

(3)密切观察生命体征、腹部体征,定期复查血、尿常规。

(4)补充血容量,维持水、电解质平衡。

(5)早期使用抗生素预防感染。

(6)对症治疗:止痛、止血等。

33.简述肾盂肿瘤的手术切除范围?

(1)肾切除。

(2)全长输尿管切除。

(3)输尿管开口部位的膀胱壁。

34.输尿管吻合术的手术方法是?

(1)切开患侧后腹膜,游离出输尿管,切除病灶,结扎远端输尿管。

（2）切开对侧后腹膜,于乙状结肠后分离出一隧道通向对侧输尿管。

（3）作输尿管吻合,放置引流管。

35. 开放性耻骨上膀胱造口手术配合要点有哪些?

（1）体位:仰卧位略头低脚高位,使腹内肠管移向头侧。

（2）切口:做耻骨上正中切口,长6~10cm,将腹直肌与锥状肌向两旁分开,直达膀胱前间隙。

（3）显露膀胱前壁:用纱布裹手指向上钝性分离腹膜前脂肪与腹膜反折,显露出有纵行血管的膀胱前壁。分离腹膜反折时,应避免分破,以防漏尿而污染腹腔。在膀胱空虚、挛缩、破裂时应防止将腹膜当作膀胱而误切入腹腔,一旦分破腹膜,应立即缝合。

（4）切开膀胱前壁:在膀胱前壁稍高位置的中线两旁,用两把组织钳夹住,提起膀胱壁,在两钳之间用注射器穿刺,抽吸出充盈膀胱的盐水后切开膀胱。做膀胱造瘘术时切开1~2 cm,可容手指探查即可;其他手术可酌情扩大。溢出的灌洗液用吸引器吸尽。膀胱壁上的动脉止血,必须当即结扎出血,以免回缩再出血。

（5）探查膀胱:用手指伸入膀胱内探查,明确病变情况,如有可能,应同时将病变去除。

（6）缝合膀胱前壁:将气囊导尿管、伞状或蕈状导尿管置入膀胱切口内。分两层缝合膀胱壁。内层用2-0铬制肠线全层间断缝合(在无肠线的情况下,也可采用丝线间断缝合肌层,但不可穿过黏膜层,以免导致术后结石形成);外层再以4-0号丝线间断缝合。导管经腹壁切口的上角引出。

（7）引流、缝合:用等渗盐水冲洗伤口,在膀胱前间隙置一香烟引流,由腹壁切口的下角引出。逐层缝合腹直肌前鞘、皮下组织和皮肤。缝合腹直肌时可在膀胱颈部固定一针,以免膀胱挛缩。导尿管需用皮肤缝线环绕结扎固定,以免脱出。伞状或蕈状导尿管需自膀胱及腹壁切口高位引出,以防长期引流后膀胱挛缩。

36.附睾切除的手术要点是什么?

(1)切口的选择:阴囊根部前外侧纵行切口,逐层切开阴囊各层至睾丸鞘膜壁层,将鞘膜囊包裹的阴囊内容物一并挤出切口外。

(2)附睾的探查、游离和切除:避开精索,切开睾丸鞘膜,显露睾丸、附睾及精索,检查附睾病变大小、范围及与周围组织粘连程度。组织钳提起附睾头部,用小圆刀或剪刀自附睾头部与睾丸间锐性分离附睾头,将其自睾丸上游离出来,注意不要损伤邻近的精索血管。进一步向下游离附睾体、尾部。如粘连紧密也可在附睾的脏层鞘膜表面进行游离,以避免损伤精索血管。附睾完全游离后,于高位切断输精管。

(3)输精管残端处理:切断的输精管残端用苯酚、乙醇及盐水涂拭,再用丝线结扎。若为附睾结核,应将输精管残端经阴囊根部另一皮肤戳口拉出,固定于皮肤上,以免残端引起切口感染。

(4)切口的缝合:若病变累及睾丸,根据睾丸受累的范围、程度做睾丸部分切除或全切除。若为双侧性病变则应尽量保留睾丸组织。睾丸创面用细丝线间断缝合。切除多余的睾丸鞘膜,彻底止血,翻转缝合。缝合精索外筋膜,以覆盖精索血管。还纳睾丸,于切口下缘或从阴囊底部另戳一小切口,置入橡皮片引流(结核患者应尽量不放引流)。阴囊皮肤切口用细丝线作间断垂直褥式缝合。

(5)注意要点:①附睾结核合并有阴囊窦道者,应环绕窦道口作梭形切口,以减少窦道污染。②精索血管在附睾头部内侧进入睾丸,剥离附睾头部时,应紧贴附睾壁以免损伤精索血管。③术中应彻底止血,尤其是附睾结核患者,经仔细止血后,尽量不要放置引流。

37. 睾丸切除的手术要点?

(1)单纯性睾丸切除术

① 皮肤消毒,采用阴囊根部切口,切口长约5 cm。切开皮肤及皮下各层。

② 游离出精索,分别结扎精索中输精管、精索动脉和静脉,并切断。

③ 向下游离,切断睾丸系带可剥离切除整个睾丸及附睾。

④ 局部放置橡皮引流条一根,切口作间断缝合,创面加压包扎。

(2)根治性高位睾丸切除术

① 施行腹股沟内韧带上方斜切口。

② 经腹股沟管显露并游离精索。

③ 首先用无损伤的血管钳在腹股沟内环处分别夹住精索血管和输精管。钝性分离阴囊根部腔隙及附睾周围,轻提精索将睾丸移出阴囊。钳夹、切断睾丸引带,残端结扎。

④ 于腹股沟管内环处,分别钳夹、切断、结扎精索动脉和输精管,游离睾丸时切勿损伤睾丸白膜及肿瘤包膜。

⑤ 仔细止血,阴囊底部戳创置引流物。伤口加压包扎或压沙袋。

38. 输尿管切开取石术手术配合主要步骤有哪些?

(1)提前15min洗手,摆好器械台,与巡回护士共同清点器械数目,递消毒铺巾。

(2)术野贴手术薄膜:递手术薄膜,干纱垫1块协助贴膜。

(3)取腰部12肋切口,逐层切开,切除12肋骨,显露肾周筋膜:递干纱布2块,23号刀切开皮肤,电刀逐层切开止血,切肋仪切肋骨。

(4)切开肾周筋膜,显露肾脏及输尿管:递S拉钩牵开显露术野。

(5)确定输尿管结石部位:递阑尾钱钳夹固定结石,防止结石移位。

(6)提起输尿管,切开肾周筋膜:用8号红色尿管在结石下方提吊输尿管,递直角钳进行分离。

(7)游离并切开输尿管后壁,取出结石:递长直角钳、长弯钳分离、钳夹,4/0丝线结扎,5×12圆针1/0丝线缝2针提吊,11号尖刀切开输尿管后壁,准备直、弯取石钳取石,圆碗内装适量生理盐水放取出的结石。

(8)冲洗肾盂,检查远端输尿管腔通畅情况:递长血管镊,持14号红色尿管插入肾盂,输尿管远端用50ml注射器抽生理盐水反复冲洗。

(9)放置双"J"管于输尿管内,间断缝合输尿管:双"J"管及G-Y用石蜡油润滑,并将G-Y导丝插入双"J"管中以便置管;置管后拔出G-Y,递尖镊、5/0可吸收线缝合输尿管。

(10)放置引流管:双腔引流管,9×24角针7/0号丝线固定。

(11)清点用物,逐层关闭切口:递12×28圆针和9×24角针依次缝合。

39.肾切除术手术配合主要步骤有哪些?

(1)提前15min洗手,摆好器械台,与巡回护士共同清点器械数目,消毒铺巾。

(2)术野贴手术薄膜:递手术薄膜,干纱垫1块协助贴膜。

(3)由11肋尖前段向前方做一斜切口至腹直肌外缘切开皮肤、皮下组织:递干纱垫2块于切口拭血,递电刀切开,止血钳止血。

(4)切开背阔肌、腹外斜肌显露12肋尖:递甲状腺拉钩牵开,电刀切开,湿纱垫拭血。

(5)切开腰背筋膜及肋间组织:递长薄剪长无创镊剪开。

(6)推开肾周筋膜、腹横筋膜、腹膜、显露胸膜反折,切断部分膈肌角:递湿纱垫,用手钝性分离,组织剪剪开。

(7)切开腹外斜肌、腹内斜肌、腹横肌,显露肾周脂肪组织,显露肾周筋膜:递电刀切开、用手指伸入腹肌下边推开腹膜,腹膜外脂肪边切开,S拉钩牵开即可显露,递23号刀切开,长弯钳分离,4号丝线结扎止血。

(8)切开肾周筋膜,分离脂肪囊,显露肾脏:递胸腔自动牵开器、S拉钩牵开显露术野,递长弯钳分离,组织剪剪断,4号丝线结扎。

(9)充分游离肾脏,切除其周围粘连组织:递直角钳分离、再往前夹持8F橡胶导尿管穿过并提起输尿管,直蚊式钳牵引输尿管末端。

(10)显露、提起输尿管:递长弯钳、长薄剪锐性分离,递2把中弯钳钳夹末段输尿管,15号刀切断,7号丝线结扎。

(11)向其远端游离输尿管,并切断。

(12)分离肾蒂周围组织,集中切断肾蒂血管:递直角钳、长弯钳分离、钳夹,梅式剪剪短、4号丝线结扎止血;递肾蒂钳3把钳夹肾蒂血管,15号刀切开,10号、7号丝线双重结扎或缝扎。

(13)清理肾周不佳创面组织:递长镊,梅氏剪修整,4号丝线结扎止血撤除胸腔自动牵开器。

(14)缝合切口:

①冲洗切口:递生理盐水冲洗,清点物品数目。

②切口处放置引流管:递引流管。

③缝合各肌层:递有齿镊、9×24圆针7号线间断缝合。

④缝合皮下组织:递海绵钳夹持Ⅰ型安尔碘纱球消毒,9×24圆针1号线间断缝合,再次清点物品数目。

⑤缝合皮肤:递有齿镊、9×24角针1号线间断缝合。

⑥对合皮肤:递有齿镊。

(15)覆盖切口:递海绵钳夹持Ⅰ型安尔碘纱球消毒皮肤,递敷料覆盖。

第六章 普 外 科

1.结节性甲状腺肿的手术指征是什么?

(1)因气管、食管或喉返神经受压引起临床症状者;(2)胸骨后甲状腺肿;(3)巨大甲状腺肿影响生活和工作者;(4)结节性甲状腺肿继发功能亢进者;(5)结节性甲状腺肿疑有恶变者。

2.亚急性甲状腺炎的临床表现特征是什么?

多数表现为甲状腺突然肿胀,发硬,吞咽困难及疼痛,并向患侧耳颈处放射。常始于甲状腺的一侧,很快向腺体其他部位扩展。病人可有发热,血沉增快。病程约为 3 个月,愈后甲状腺功能多不减退。

3.何谓 BMR 及其计算方法?

基础代谢率测定可根据脉压和脉率计算常用计算公式为:基础代谢率=(脉率+脉压)−111。

4.甲状腺功能亢进(hyperthyroidism)手术治疗指征是什么?

(1)继发性甲亢或高功能腺瘤;(2)中度以上的原发性甲亢;(3)腺体较大,伴有压迫症或胸骨后甲状腺肿等类型甲亢;(4)抗甲状腺药物或 ^{131}I 治疗后复发者或坚持长期用药有困难者。

手术禁忌证:青少年患者;症状较轻者;老年病人或有眼中器质

性疾病不能耐受手术者。

5. 甲状腺功能亢进的药物术前准备方法?

有两种方法:①硫脲类药物,如甲基或丙基硫氧嘧啶,或甲巯咪唑(他巴唑),卡比马唑(甲亢平),待甲亢症状得到基本控制后,即改服1~2周的碘剂,再行手术。②也可开始即用碘剂,2~3周后甲亢症状得到基本控制(病人情绪稳定,睡眠良好,体重增加,脉率<90次/min以下,基础代谢率<+20%即可进行手术。少数病人,服用碘剂2周后症状减轻不明显,可在继续服用碘剂的同时,加用硫氧嘧啶类药物,直至症状基本控制,停用硫氧嘧啶类药物后,继续单独服用碘剂1~2周,再进行手术。

6. 甲亢常用特特殊检查方法?

(1)基础代谢率测定:(脉率+脉压)−111;(2)甲状腺摄 ^{131} 碘率的测定:2h内甲状腺摄取 ^{131} 碘量超过人体总量的25%,或在24h内超过人体总量的50%,且吸收高峰提前出现,均可诊断甲亢。(3)血清中T3和T4含量的测定。

7. 甲状腺手术的主要并发症?

(1)术后呼吸困难和窒息:切口内出血压迫气管;喉头水肿;气管塌陷;双侧喉返神经损伤。

(2)喉返神经损伤:一侧损伤,多引起声嘶,双侧损伤,视其损伤全支、前支或后支等不同平面,可导致失音或严重的呼吸困难,甚至窒息,需立即做气管切开。

(3)喉上神经损伤:损伤外支(运动支)会使环甲肌瘫痪,声带松弛、音调降低,内置损伤,喉部黏膜感觉丧失,引起进食或饮水呛咳。

(4)手足抽搐:误伤甲状旁腺所致,血钙浓度降到2.0mmol/以下。

(5)甲状腺危象:危象发生与术前准备不够,甲亢症状未能很好控制及手术应激有关。

8.甲状腺危象的病因,临床表现及其治疗方法?

危象发生与术前准备不够,甲亢症状未能很好控制及手术应激有关。

危象时病人的主要表现:高热(>39℃),脉快(>120次/min),同时合并神经、循环及消化系统严重功能紊乱如烦躁、谵妄、大汗、呕吐、水泻等,若不及时处理,可迅速发展至昏迷,虚脱,休克甚至死亡,死亡率20%~30%。

治疗包括:(1)肾上腺素能阻滞剂:利血平1~2mg肌注或胍乙啶10~20mg口服。还可用普萘洛尔5mg加5%~10%葡萄糖溶液100ml静滴降低周围组织对肾上腺素的反应;(2)碘剂:口服复方碘化钾3~5ml或紧急时10%碘化钠5~10ml加入10%葡萄糖溶液500ml静滴降低血液中甲状腺素浓度;(3)氢化可的松:每日200~400mg分次静滴;(4)镇静剂:苯巴比妥钠100mg或冬眠合剂2号(哌替啶100mg,异丙嗪(非那根)50mg,氢化麦角碱(海德嗪)0.3~0.9mg。加入5%葡萄糖液或生理盐水中静脉滴注)半量,肌注6~8h 1次;(5)降温:保持体温37°;(6)静脉输入大量葡萄糖溶液补充能量,吸氧,以减轻组织的缺氧;(7)有心力衰竭者,加用洋地黄制剂。

9.甲状腺癌病理类型及处理原则?

病理类型可分为:乳头状癌,滤泡状腺癌,未分化癌,髓样癌。

处理原则:手术切除是除未分化癌以外各型甲状腺癌的主要治疗方式。辅助放射性碘治疗,以及足够量的甲状腺干制剂,通过对垂体前叶的负反馈作用,使转移灶缩小。未分化癌的恶性程度高,一般不用手术治疗,通常采用外放射治疗。

10.甲状腺各类结节的处理原则?

(1)对于良性甲状腺多发结节,若无甲亢表现,甲状腺功能正常者,可先试行甲状腺干制剂治疗,无改善者仍应考虑行腺叶大部切除术。(2)对核素扫描为热结节的甲状腺单发结节,癌变可能较小,常采用手术切除或核素治疗。冷结节多需手术治疗。(3)经手术证实的单个囊性结节,可作单纯囊肿摘除。若为实质性结节,应将结节及其包膜和周围1cm宽的正常组织整块切除,或患侧腺体大部分切除。同时应作快速冰冻切片检查,如果证实为癌,立即按甲状腺癌行手术切除治疗。颈淋巴结清除与否需根据有无淋巴结肿大而定。若术中冰冻切片报告为良性腺瘤,而术后石蜡切片报告为腺癌时,只作结节切除或患侧腺体大部分切除者,应行再次手术。

11.急性乳腺炎病因?

(1)乳汁瘀积:乳汁是理想的培养基,乳汁瘀积将有利于入侵细菌的生长繁殖。

(2)细菌入侵:乳头破损或皲裂,使细菌沿淋巴管入侵是感染的主要途径。细菌也可直接侵入乳管,上行至腺小叶而致感染。多数发生于初产妇,缺乏哺乳的经验;也可发生于断奶时,6个月以后的婴儿已长牙,易致乳头损伤。

12.乳腺癌的治疗原则和方法?

手术治疗是乳腺癌的主要治疗方法之一,还有辅助化学药物、内分泌、放射、免疫治疗。对病灶仍局限于局部及区域淋巴结的患者,手术治疗是首选。手术适应证为国际临床分期的0、I、II及部分III期的病人。已有远处转移,全身情况差,主要脏器有严重疾病,年老体弱不能耐受手术者属手术禁忌。

13.乳头湿疹样乳腺癌的临床特点?

乳头湿疹样乳腺癌少见,恶性程度低,发展慢。乳头有搔痒、烧灼感,以后出现乳头和乳晕的皮肤变粗糙,糜烂如湿疹样,进而形成溃疡,有时覆盖黄褐色鳞屑样痂皮。部分病例于乳晕区可扪及肿块。较晚发生腋淋巴结转移。

14.炎性乳腺癌的临床特点?

炎性乳腺癌并不多见,特点是发展迅速,预后差。局部皮肤可呈炎症样表现,开始时比较局限,不久即扩展到乳房大部分皮肤,皮肤发红、水肿、增厚、粗糙、表面温度升高。

15.乳癌的淋巴转移途径?

主要途径有:①癌细胞经胸大肌外侧缘淋巴管侵入同侧腋窝淋巴结,然后侵入锁骨下淋巴结以至锁骨上淋巴结,进而可经胸导管(左)或右淋巴管侵入静脉血流而向远处转移。②癌细胞向内侧淋巴管,沿着乳内血管的肋间穿支引流到胸骨旁淋巴结,继而达到锁骨上淋巴结,并可通过同样途径侵入血流。一般以前一途径为多数。后者原发灶大多数在乳房内侧和中央区。癌细胞也可通过逆行途径转移到对侧腋窝或腹股沟淋巴结。

16.乳癌的手术治疗方法?

(1)乳腺癌根治术:切除整个乳房、胸大小肌及腋窝、锁骨下淋巴结;(2)乳腺癌扩大根治术:在根治术的基础上切除胸廓内动静脉及周围淋巴结即胸骨旁淋巴结;(3)乳腺癌改良根治术:切除整个乳房,清扫腋窝淋巴结;(4)全乳房切除术:适合原位癌、微小癌及年老体弱不宜根治术者;(5)保留乳房的乳腺癌切除术:肿块切除及腋窝淋巴结清扫,适应证:临床1、2期,且乳房有相当体积,术后能保持一定外形,禁忌:多中心、多灶性病灶及切缘阳性,再次切除仍是阳性的病人。

17.乳癌的分期与治疗方式的选择?

Ⅰ期:T1N0M0;Ⅱ期:T0-1N1M0,T2N0-1,T3N0M0;Ⅲ期:T0-2N2M0,T3N1-2M0,T4任何NM0,任何TN3M0,Ⅳ期:包括M1的任何TN。

治疗方法选择:对Ⅰ、Ⅱ期乳腺癌可采用乳腺癌改良根治术及保留乳房的乳腺癌切除术。在综合辅助治疗较差的地区,乳腺癌根治术还是比较适合的手术方式。胸骨旁淋巴结有转移者如术后无放疗条件可行扩大根治术。

18.乳癌激素受体检测的意义?

雌激素受体(ER),癌肿细胞中ER含量高者,称激素依赖性肿瘤,这些病例对内分泌治疗有效。而ER含量低者,称激素非依赖性肿瘤,这些病例对内分泌治疗效果差。因此,对手术切除标本做病理检查外,还应测定雌激素受体和孕激素受体(PgR),不仅可帮助选择辅助治疗方案,对判断预后也有一定作用。

19.腹股沟斜疝与直疝的鉴别要点?

腹股沟疝可分为斜疝和直疝两种。疝囊经过腹壁下动脉外侧的腹股沟管深环(内环)突出,向内、向下、向前斜行经过腹股沟管,再穿出腹股沟管浅环(皮下环),并可进入阴囊,称为腹股沟斜疝。疝囊经腹壁下动脉内侧的直疝三角区直接由后向前突出,不经过内环,也不进入阴囊,为腹股沟直疝。

鉴别要点见下表:

表1　腹股沟斜疝与直疝的鉴别要点

	斜疝	直疝
发病年龄	多见于儿童及青壮年	多见于老年
突出途径	经腹股沟管突出,可进入阴囊	由直疝三角突出,不进阴囊
疝块外形	椭圆或梨形,上部呈蒂柄状	半球形,基地较宽
回纳疝块后压住深环	疝块不再突出	疝块仍可突出
精索与疝囊关系	精索在疝囊后方	精索在疝囊前外方
疝囊与腹壁下A关系	疝囊颈在腹壁下A外侧	疝囊颈在腹壁下A内侧
嵌顿机会	较多	极少

20. 嵌顿性和续窄性疝的处理原则?

嵌顿性疝具备下列情况者可先试行手法复位:①嵌顿时间在3~4h以内,局部压痛不明显,也无腹部压痛或腹肌紧张等腹膜刺激征者;②年老体弱或伴有其他较严重疾病而估计肠袢尚未绞窄坏死者。除上述情况外,嵌顿性疝原则上需要紧急手术治疗,以防止疝内容物坏死并解除伴发的肠梗阻。绞窄性疝的内容物已坏死,更需手术。术前应作好必要的准备,如有脱水和电解质紊乱,应迅速补液或输血。这些准备工作极为重要,可直接影响手术效果。手术的关键在于正确判断疝内容物的活力,然后根据病情确定处理方法。

21. 腹股沟疝的外科治疗方法?

腹股沟疝最有效的治疗方法是手术修补。手术方法可归纳为传统的疝修补术(Ferguson法,Bassini法,Halsted法,McVay法,Shouldice法),无张力疝修补术和经腹腔镜疝修补术。

22.腹外疝的临床类型?

腹外疝有易复性(疝内容物很容易回纳入腹腔的疝),难复性(疝内容物不能或不能完全回纳入腹腔),嵌顿性(疝囊较小而腹内压突然增高时,疝内容物可强行扩张囊颈,随后因囊颈的弹性回缩,将内容物卡住,使其不能回纳),绞窄性(肠管嵌顿如不及时解除,肠壁及其系膜受压情况不断假装可使动脉血流检索,最后导致完全阻断)等类型。

23.腹部闭合性损伤的诊断注意事项?

(1)有无内脏损伤(详细了解受伤史,重视全身情况的观察,全面而又重点的体格检查,进行必要的实验室检查);(2)什么脏器受到损伤;(3)是否有多发损伤;(4)诊断遇有困难时(①其他辅助检查:诊断性腹腔穿刺术和腹腔灌洗术;X线检查;B超;CT;其他检查。②进行严密观察。③剖腹探查)。

24.腹部闭合性损伤的手术指征?

(1)腹痛和腹膜刺激征有进行性加重或范围扩大者;(2)肠蠕动音逐渐减少,消失或出现明显腹胀者;(3)全身情况有恶化趋势,出现口渴、烦躁、脉率增快或体温及白细胞计数上升者;(4)膈下有游离气体表现者;(5)红细胞计数进行性下降者;(6)血压由稳定转为不稳定甚至休克者;或积极救治休克过程中,情况不见好转反而继续恶化者;(7)腹腔穿刺吸出气体、不凝血液、胆汁或胃肠内容物者;(8)胃肠出血不易控制者。

25.实质性脏器破裂和空腔脏器破裂的鉴别要点?

实质性脏器破裂的临床表现主要是内出血,而空腔脏器破裂时腹膜炎的表现较明显。

26.急性化脓性腹膜炎的手术指征?

手术适应证:①经上述非手术治疗6~8h后(一般不超过12h),腹膜炎症及体征不缓解反而加重者;②腹腔内原发病严重,如胃肠道或胆囊坏死穿孔,绞窄性肠梗阻,腹腔内脏器<损伤破裂,胃肠手术后短期内吻合口漏所致的腹膜炎;③腹腔内炎症较重,有大量积液,出现严重的肠麻痹或中毒症状,尤其是有休克表现者;④腹膜炎病因不明,无局限趋势。

27.急性腹膜炎术中放置引流管的指征?

①坏死病灶未能切除或有大量坏死组织无法清除;②坏死病灶已切除或穿孔已修补,预防发生漏液;③手术部位有较多的渗液或渗血;④已形成局限性脓肿。

28.急性腹膜炎的临床表现与治疗?

(1)腹痛:是最主要的临床表现,一般很剧烈,难以忍受,呈持续性;(2)恶心、呕吐:腹膜受到刺激,可引起反射性恶心、呕吐,吐出物多是胃内容物;(3)体温、脉搏:其变化与炎症的轻重有关;(4)感染中毒症状。

腹部体征:明显腹胀,腹式呼吸减弱或消失。腹胀加重是病情恶化的一项重要标志。腹部压痛,腹肌紧张和反跳痛是腹膜炎的标志性体征。腹部叩诊时胃肠胀气呈鼓音。腹腔内积液较多时可叩出移动性浊音。听诊时肠鸣音减弱,肠麻痹时肠鸣音可能完全消失。直肠指检:直肠前窝饱满及触痛,这表示盆腔已有感染或形成盆腔脓肿。

治疗:非手术治疗:病情较轻,或病程超过24h,且腹部症状已减轻或有减轻趋势,或伴有严重心肺等脏器疾患不能耐受手术者。非手术治疗也可作为手术前的准备工作。①体位:半卧位;②禁食、胃肠减压,并留置胃管持续胃肠减压;③纠正水电解质紊乱;④抗生素,致病菌主要为大肠杆菌、肠球菌和厌氧菌,常选第三代头孢菌素;⑤补充热量和营养支持;⑥镇静、止痛、吸氧。

手术治疗适应证:①经非手术治疗6~8h后腹膜炎症状及体征不缓解反而加重者;②腹腔内原发病严重;③腹腔内炎症较重,有大量积液,出现严重的肠麻痹或中毒症状;④腹膜炎病因不明确,且无局限趋势者。

29.膈下脓肿,盆腔脓肿,肠间脓肿的临床表现特点?

膈下脓肿可出现明显的全身及局部症状。①全身症状:发热,脉率增快,乏力,衰弱,盗汗,厌食,消瘦,白细胞计数升高,中性粒细胞比例增加。②局部症状:脓肿部位可有持续钝痛,深呼吸时加重。疼痛常位于近中线的肋缘下或剑突下。盆腔脓肿典型的直肠或膀胱刺激症状,如里急后重,大便频而量少,有黏液便,尿频,排尿困难等。腹部检查多无阳性发现。直肠指检可发现肛管括约肌松弛,在直肠前壁触及直肠腔内膨出,有触痛,有时有波动感的肿物。肠间脓肿是指脓液被包围在肠管,肠系膜与网膜之间的脓肿。可能是单发的,也可能为多个大小不等的脓肿。如脓肿周围广泛粘连,可以发生不同程度的粘连性肠梗阻。

30.胃溃疡的分型及手术适应证?

分型:1型:占50%~60%,低胃酸,溃疡位于胃小弯角切迹附近(通常采用近端胃大部切除术,胃切除范围50%,行胃十二指肠吻合);2型:约占20%,高胃酸,胃溃疡合并十二指肠溃疡;3型:约占20%,高胃酸,溃疡位于幽门管或幽门前;2、3型宜行胃远端大部切除加迷走神经干切除,billrothI式吻合;4型:约占5%,低胃酸,溃疡位于胃上部1/3,胃小弯高位接近贲门处,常为穿透性溃疡,易发生出血和穿孔,老年病人相对多见。

手术指征:①严格内科治疗8~12周,溃疡不愈合;在我国,胃溃疡的幽门螺杆菌出率为70%.对幽门螺杆菌阳性的胃溃疡患者,其内科治疗理应包括抗HP治疗;②内科治疗后溃疡愈合且继续用药,但溃疡复发者,特别是6~12个月内即复发者;③发生溃疡出血,幽门梗阻及溃疡穿孔;④胃十二指肠复合溃疡;⑤直径2.5cm以上的巨大溃疡或疑为恶性变者。

31.胃十二指肠溃疡外科治疗的手术方法?

手术方式有胃切除术和迷走神经切断术两大类。胃切除分为全胃切除、近端胃切除和远端胃切除,后者即胃大部切除术。胃切除后恢复胃肠连续性的基本方法是胃十二指肠吻合或胃空肠吻合。毕Ⅰ式胃切除多适用于胃溃疡。毕Ⅱ式适用于十二指肠溃疡。胃迷走神经切断术有三种类型:(1)迷走神经干切断术;(2)选择性迷走神经切断术;(3)高选择性迷走神经切断术。

32.胃十二指肠溃疡急性穿孔的治疗原则和术式选择?

(1)非手术治疗:适应于一般情况好,年轻,主要脏器无病变,溃疡病史较短,症状和体征轻的空腹穿孔病人,可酌情采用胃肠减压,输液及抗生素治疗。经非手术治疗6~8h后病情加重则应立即改行手术治疗。

(2)手术治疗:手术方法有两类:单纯穿孔缝合术和彻底的溃疡手术。病人一般情况较好,有幽门梗阻或出血史,穿孔时间在12h以内,腹腔内炎症和胃十二指肠壁水肿。

(3)较轻,可进行彻底性手术,如胃大部切除术,迷走神经切断加胃窦切除,迷走神经切断加胃空肠吻合术,或高选择性迷走神经切断术。

胃十二指肠溃疡大出血手术指证:①出血速度快,短期内发生休克,或较短时间(6~8h)需要输入大量血液(>800ml)方能维持血压和血细胞比容者;②年龄大于60岁伴有动脉硬化自行止血机会较小,对再出血耐受差,应及早手术;③近期发生过类似的大出血或合并穿孔或幽门梗阻;④正在药物治疗的胃十二指肠溃疡病人发生大出血,表明溃疡侵蚀性大,非手术治疗难以止血;⑤胃镜发现动脉搏动性出血,或溃疡底部血管显露再出血危险很大。手术应在48h内进行。

33.胃大部切除术治愈溃疡的原理?

①切除胃窦部,消除了由于胃泌素引起的(胃相)胃酸分泌;②切除了大部分胃体,减少了分泌胃酸,胃蛋白酶的壁细胞,主细胞数,既阻断了胃相胃酸分泌,又消除了大部分头相胃酸分泌的靶器官;③切除了溃疡的好发部位;④切除了溃疡本身。

34.迷走神经切断术治疗十二指肠溃疡的理论基础及其手术方法?

消除了头相胃酸分泌;消除了迷走神经引起的胃泌累分泌,从而阻断了胃相胃酸分泌。

(1)迷走神经干切断术;(2)选择性迷走神经切断术;(3)高选择性迷走神经切断术。

35.胃十二指肠溃疡引起幽门梗阻的病因及其临床特点?

溃疡引起的幽门梗阻有三种:痉挛性,炎症水肿性和疤痕性。

幽门梗阻的特点是呕吐物含隔餐甚至隔日所进食物,呕吐量大,常一次可达1000~2000ml,不含胆汁,有腐败酸臭味,呕吐后自觉胃部舒适。

36.胃大部切除术和迷走神经切断术后并发症?

(1)胃切除术后早期并发症:①术后胃出血,24h不超过300ml;②胃排空障碍,属动力性胃通过障碍;③胃壁缺血坏死、吻合口破裂或瘘,胃穿孔;④十二指肠残端破裂,毕Ⅱ式胃切除术后早期的严重并发症;⑤术后梗阻,包括吻合口梗阻和输入襻、输出襻梗阻,后二者见于毕Ⅱ式胃切除术后。远期并发症:①碱性反流性胃炎;②倾倒综合征:胃大部切除后,原有的控制胃排空的幽门窦、幽门括约肌及十二指肠球部解剖结构不复存在,加上部分病人胃肠吻合口过大,导致胃排空过速所产生的一系列综合征;③溃疡复发;④营养性并发症;⑤迷走神经切断术后腹泻;⑥残胃癌。

(2)迷走神经切断术后并发症:①吞咽困难;②胃小弯缺血坏死;③腹泻。

37.早期胃癌的定义?

凡病变仅侵及黏膜或黏膜下层者,不论病灶大小,有无淋巴结转移均为早期胃癌。癌灶直径0.6~1.0cm和小于0.5cm分别称小胃癌和微小胃癌,它们和原位癌均为早期胃癌。早期胃癌的肉眼形态分三型:①Ⅰ型:隆起型,癌块突出约5mm以上;②Ⅱ型:浅表型,癌块微隆与低陷在5mm以内,分3个亚型为浅表隆起型、浅表平坦型、浅表凹陷型;③Ⅲ型:凹陷型。

38.胃癌的转移途径?

(1)胃癌的直接浸润:①癌细胞最初局限于黏膜层,逐渐向纵深浸润发展,穿破浆膜后,直接侵犯横结肠系膜,大网膜、胰、肝等;②胃癌一旦突破黏膜肌层侵入黏膜下层后,可沿淋巴网和组织间隙蔓延,扩散距离可达原发灶旁6cm,向十二指肠浸润多不超过幽门下3cm以内。

（2）胃癌的淋巴转移：是胃癌的主要转移途径。以淋巴引流方向，动脉分支次序为分站的原则，胃癌由原发部位，经淋巴管网向紧贴胃壁的局部第一站淋巴结转移，进一步可伴随支配胃的血管，沿血管周围淋巴结向心性转移，为第二站转移，可再向更远的第三站转移，但亦可有跳跃式转移，即第一站无转移而第二站有转移。恶性程度较高或较晚期的胃癌可经胸导管转移到左锁骨上淋巴结，或经肝圆韧带转移到脐周。

（3）血行转移：胃癌晚期常发生血行转移。癌细胞进入门静脉或者体循环向身体其他部位播散，形成转移灶常见转移器官有肝、肺、胰、骨等。

（4）腹膜种植转移：癌细胞穿破浆膜后，肿瘤细胞脱落并种植于腹膜和脏器浆膜上，形成转移结节，广泛播散时可出现大量癌性腹水。癌细胞脱落至直肠前窝，直肠指检可触及肿块。女性病人胃癌可形成卵巢转移性肿瘤，称为Krukenberg瘤。

39.胃癌的治疗原则?

①手术是目前唯一有可能治愈胃癌的方法，应按照胃癌的严格分期及个体化原则制订治疗方案，争取及早手术治疗；②对中晚期胃癌，因有较高的复发及转移率，必须积极地辅以术前、后的化疗、放疗及免疫治疗等综合治疗以提高疗效；③如病期较晚或主要脏器有严重并发症争取作原发灶的姑息性切除，以利进行综合治疗；④对无法切除的晚期胃癌，应积极采用综合治疗，多能取得改善症状，延长生命的效果。

40.肠梗阻的分类?

按肠梗阻发生的基本原因：①机械性肠梗阻：最常见，各种原因引起肠腔变狭小，使肠内容物通过发生障碍；②动力性肠梗阻：由于神经反射或毒素刺激引起肠壁肌功能紊乱,使肠蠕动丧失或肠管痉挛,以至肠内容物不能正常通过,但无器质性的肠腔狭窄;③血运性肠梗阻:由于肠系膜血管栓塞或血栓形成,使肠管运行障碍,继而发生肠麻痹使肠内容物不能运行。

按肠壁有无血运障碍,分为单纯性和绞窄性两类。肠梗阻还可按梗阻的部位分为高位(如空肠上段)和低位(如回肠末段和结肠)两种;根据梗阻的程度,又可分为完全性和不完全性肠梗阻;此外,按发展过程的快慢还可分为急性和慢性肠梗阻。

41.肠梗阻后的全身性病理生理改变?

(1)体液丧失:引起的水、电解质紊乱与酸碱失衡,是肠梗阻很重要的病理生理改变;(2)感染和中毒:在梗阻以上的肠腔内细菌大量繁殖,而产生多种强烈的毒素,由于肠壁血运障碍或失去活力,细菌和毒素渗透至腹腔内引起严重的腹膜炎和中毒;(3)休克:严重的缺水、血液浓缩、血容量减少、电解质紊乱、酸碱平衡失调、细菌感染、中毒等,可引起严重休克,当肠坏死、穿孔、发生腹膜炎时,全身中毒尤为严重;(4)呼吸和循环功能障碍:肠腔膨胀使腹压增高,肠肌上升,腹式呼吸减弱,影响肺内气体交换,同时妨碍下腔静脉血液回流,而致呼吸,循环功能障碍。

42.肠梗阻的四大临床表现?

①腹痛;②呕吐;③腹胀;④停止自肛门排气排便。

43.诊断肠梗阻时应注意的问题?

①是否肠梗阻;②是机械性还是动力性梗阻;③是单纯性还是绞窄性梗阻;④是高位还是低位梗阻;⑤是完全性还是不完全性梗阻;⑥是什么原因引起梗阻。

44.绞窄性肠梗阻的临床征象?

(1)腹痛发作急骤,起始即为持续性剧烈疼痛,或在阵发性加重之间仍有持续性疼痛,呕吐出现早,剧烈而频繁;(2)病情发展迅速,早期出现休克,抗休克治疗后改善不显著;(3)有明显腹膜刺激征,体温上升,脉率增快,白细胞计数增高;(4)腹胀不对称,腹部有局部隆起或触及有压痛的肿块(胀大的肠绊);(5)呕吐物,胃肠减压抽出液,肛门排出物为血性,或腹腔穿刺抽出血性液体;(6)经积极非手术治疗而症状体征无明显改善;(7)腹部X线检查见孤立,突出胀大的肠绊,不因时间而改变位置,或有假肿瘤状阴影;或肠间隙增宽,提示有腹腔积液。

45. 术中判断肠坏死的指标?

解除梗阻原因后有下列表现,说明肠管已无生机:①肠壁已呈黑色并塌陷;②肠壁已失去张力和蠕动能力,肠管呈麻痹,扩大,对刺激无收缩反应;③相应的肠系膜终末小动脉无搏动。

46.小肠扭转和乙状结肠扭转的临床表现特点?

急性小肠扭转:多见于青壮年。表现为突然发作剧烈腹部绞痛,多在脐周围,常为持续性疼痛阵发性加重;被动体位,呕吐频繁,腹胀不显著或者某一部位特别明显,腹部有时可扪及压痛的扩张肠绊。易发生休克。腹部X线检查符合绞窄性肠梗阻的表现。

乙状结肠扭转:多见于男性老年人。临床表现除腹部绞痛外,有明显腹胀,而呕吐一般不明显。如作低压灌肠,往往不足500ml便不能再灌入。腹部X线平片显示马蹄状巨大的双腔充气肠绊,圆顶向上,两肢向下;立位可见两个液平面。钡剂灌肠X线检查见扭转部位钡剂受阻,钡影尖端呈"鸟嘴"形。

47.常见几种类型的肠息肉的临床表现特点?

(1)色素沉着息肉综合征:可出现在全部消化道,以小肠为最多见;在口唇及其周围,口腔黏膜,手掌,足趾或手指上有色素沉着,为黑斑,也可为棕黄色斑。

(2)家族性肠息肉病:特点是婴幼儿期并无息肉,常开始出现于青年时期,癌变的倾向性很大。直肠及结肠常布满腺瘤,极少累及小肠。乙状结肠镜检查可见肠黏膜遍布不带蒂的小息肉。

(3)肠息肉病合并多发性骨瘤和多发性软组织瘤(Gardner综合征):也和遗传因素有关,此病多在30~40岁出现,癌变倾向明显。

48.结肠癌的高危因素?

过多的动物脂肪及动物蛋白饮食,缺乏新鲜蔬菜及纤维素食品;缺乏适度的体力劳动;遗传易感性在结肠爱的发病中也有重要地位,如遗传性非息肉性结肠癌的错配修复基因突变携带的家族成员,也应视为结肠癌的一组高危人群;有些病如家族性肠息肉病已被公认为癌前期疾病;结肠腺瘤、溃疡性结肠炎以及结肠血吸虫病肉芽肿,与结肠癌的发生有较密切的关系。

49.结肠癌的分期、临床表现?

癌仅限于肠壁内为Dukes A期,又分为三个亚期,即癌局限于黏膜内者及穿透黏膜肌层达黏膜下层为A1期,累及肠壁浅及深肌层者为A2及A3;穿透肠壁但无淋巴结转移者为B期;有淋巴结转移者为C期;其中淋巴结转移仅限于癌肿附近如结肠壁及结肠旁淋巴结者为C1期,转移至系膜和系膜根部淋巴结者为C2期;已有远处转移或腹腔转移,或广泛侵及邻近脏器无法切除者为D期。

临床表现:①排便习惯与粪便性状的改变,常为最早出现的症状;②腹痛:常为不确切的持续性腹部隐痛;③腹部肿块:多为瘤体本身,有时可能为梗阻近侧肠腔内的积粪;④肠梗阻症状:一般为结肠癌的中晚期症状,多为慢性低位不完全肠梗阻,表现为腹胀、便秘;⑤全身症状。

右侧结肠癌以全身症状、贫血、腹部肿块为主要表现,左侧结肠癌以肠梗阻、便秘、腹泻、便血等症状为显著。

50. 类癌综合征的临床表现?

主要表现为阵发性面、颈部和上躯体皮肤潮红(毛细血管扩张)、腹泻、哮喘和因纤维组织增生而发生心瓣膜病。常因进食、饮酒、情绪激动、按压肿瘤而激发,大多见于类癌而有肝转移的病人。

51. 急性阑尾炎的病因?

(1)阑尾管腔阻塞:是最常见的病因,主要有淋巴滤泡的明显增生、粪石、异物、炎性狭窄、食物残渣、蛔虫、肿瘤等;(2)细菌入侵:由于阑尾管腔阻塞、细菌繁殖、黏膜形成溃疡、阑尾壁间质压力升高,造成阑尾缺血,最终造成梗塞和坏疽。

52. 阑尾周围脓肿的处理原则?

阑尾脓肿尚未破溃穿孔时应按急性化脓性阑尾炎处理。如阑尾穿孔已被包裹形成阑尾周围脓肿,病情较稳定,宜应用抗生素治疗或同时联合中药治疗促进脓肿吸收消退。也可在超声引导下穿刺抽脓或置管引流,如脓肿扩大,无局限趋势,宜先行B超检查,确定切口部位后行手术切开引流。术后加强支持治疗,合理使用抗生素。

53. 急性阑尾炎的病理类型?

①单纯性阑尾炎;②化脓性阑尾炎;③坏疽性及穿孔性阑尾炎;④阑尾周围脓肿。

54.急性阑尾炎的临床表现?

(1)腹痛(转移性腹痛):典型腹痛发作始于上腹,数小时后转移并局限在右下腹;(2)胃肠道症状(厌食、恶心,呕吐);(3)全身症状早期乏力,炎症重时出现中毒症状,心率增快,发热,达38℃左右,阑尾穿孔时体温会更高,达39℃或40℃.如发生门静脉炎时可出现寒战,高热和轻度黄疸。

55.急性阑尾炎的并发症?

(1)腹腔脓肿;(2)内、外瘘形成;(3)门静脉炎。

56.急性阑尾炎及阑尾切除术后并发症?

急性阑尾炎的并发症:①腹腔脓肿:阑尾炎未经及时治疗的后果;②内、外瘘形成;③化脓性门静脉炎(pylephlebitis)由阑尾静脉中的感染性血栓沿肠系膜上静脉至门静脉导致。

阑尾切除术后并发症:①出血:阑尾系膜结扎线松脱引起系膜血管出血;②切口感染,最常见;③粘连性肠梗阻;④阑尾残株炎;⑤粪瘘。

57.小儿阑尾炎的临床特点?

①病情发展较快且较重,早期即出现高热,呕吐等症状;②右下腹体征不明显,不典型,但有局部压痛和肌紧张,是小儿阑尾炎的重要体征;③穿孔率较高,并发症和死亡率也较高。

58.需要与急性阑尾炎鉴别的疾病?

①胃十二指肠溃疡穿孔;②右侧输尿管结石;③妇产科疾病;④急性肠系膜淋巴结炎;⑤其他如急性胃肠炎、胆道系统感染性疾病、右侧肺炎、胸膜炎、回盲部肿瘤、局限性回肠炎、美克耳(Meckel)憩室

炎或穿孔,小儿肠套叠等。

59.齿状线的临床意义?

①齿状线以上是黏膜,受自主神经支配,无疼痛感;齿状线以下为皮肤,受阴部内神经支配,痛感敏锐,故内痔的注射及手术治疗均需在齿状线以上进行,切忌累及齿状线以下部位。②齿状线以上由直肠上、下动脉供应,齿状线以下属肛管动脉供应。③齿状线以上是直肠上静脉丛通过直肠上静脉回流至门静脉,若曲张则形成内痔;齿状线以下为直肠下静脉丛通过肛门静脉回流至腔静脉,此丛曲张则为外痔,痔的表面是皮肤。④齿状线以上的淋巴引流主要入腹主动脉旁或髂内淋巴结,齿状线以下的淋巴引流主要入腹股沟淋巴结及髂外淋巴结,恶性肿瘤淋巴转移时有重要的参考意义。

60.直肠肛管疾病的检查方法?

检查体位:①左侧卧位;②膝胸位;③截石位;④蹲位;⑤弯腰前俯位。

肛门视诊:用双手拇指或食、中、环三指分开臀沟,观察肛门处有无红肿、血、脓、粪便、黏液、瘘口、外痔、疣状物、溃疡、肿块及脱垂等,以便分析判断病变性质。

直肠指检:①右手戴手套或指套涂以润滑液,首先进行肛门周围指检,肛管有无肿块、压痛,皮肤有无疣状物,有无外痔等。②测试肛管括约肌的松紧度,正常时直肠仅能伸入一指并感到肛门环缩。在肛管后方可触到肛管直肠环。③检查肛管直肠壁有无触痛、波动、肿块及狭窄,触及肿块时要确定大小、形状、位置、硬度及能否推动。④直肠前壁距肛缘4~5cm,男性可扪及直肠壁外的前列腺,女性可扪及子宫颈,不要误认为病理性肿块。⑤根据检查的具体要求,必要时作双合诊检查。⑥抽出手指后,观察指套,有无血迹或黏液,若有血迹而未触及病变,应行乙状结肠镜检查。

61.肛管直肠环的组成及其临床意义?

肛管直肠环由肛管内括约肌,直肠壁纵肌的下部,肛管外括约肌的深部和邻近的部分肛提肌(耻骨直肠肌)纤维共同组成的肌环,绕过肛管和直肠分界处,在直肠指检时可清楚扪到。此环是括约肛管的重要结构,如手术时不慎完全切断,可引起大便失禁。

62.直肠肛管周围脓肿的分类?

(1)肛门周围脓肿,肛门周围皮下浓重最常见;(2)坐骨肛管间隙脓肿,又称坐骨直肠窝脓肿;(3)骨盆直肠间隙脓肿,又称骨盆直肠窝脓肿,全身症状较重;(4)其他:有肛门括约肌间隙脓肿,直肠后间隙脓肿,高位肌间脓肿,直肠壁内脓肿(黏膜下脓肿)。

63.痔的分类与分期?

(1)内痔。第一期:只在排便时出血,痔块不脱出于肛门外。第二期:常有便血,排便时痔块脱出肛门外,排便后自行还纳。第三期:偶有便血,排便或久站、咳嗽、劳累负重时痔脱出,需用手还纳。第四期:痔块长期在肛门外,不能还纳或还纳后又立即脱出。(2)外痔。(3)混合痔。

64.直肠癌手术治疗方法的选择?

凡能切除的直肠癌如无手术禁忌证,都应尽早施行直肠癌根治术,如不能进行根治,亦应进行姑息性切除。伴发能切除的肝转移癌应同时切除肝转移癌。(1)局部切除术:适用于早期瘤体小,局限于黏膜或黏膜下层,分化程度高的直肠癌。手术方式主要有:①经肛局部切除术;②骶后径路局部切除术。(2)腹会阴联合直肠癌根治术

(Miles手术):适用于腹膜返折以下的直肠癌,切除范围包括乙状结肠远端,全部直肠、肠系膜下动脉及其区域淋巴结、全直肠系膜、肛提肌、坐骨直肠窝内脂肪、肛管及肛门周围3~5cm的皮肤、皮下组织及全部肛门括约肌,于左下腹行永久性乙状结肠单腔造。(3)经腹直肠癌切除术(直肠低位前切除术,Dixon手术):适于距肛缘5cm以上的直肠癌,要求远端切缘距癌肿下缘2cm以上。(4)经腹直肠癌切除,近端造口,远端封闭手术(Hartmann手术):适于因全身一般情况很差,不能耐受Miles手术或急性梗阻不宜行Dixon手术的直肠癌病人。

65. 细菌性肝脓肿的治疗原则?

必须早期诊断,积极治疗。(1)全身支持疗法;(2)抗生素治疗,较大剂量,常见菌为大肠杆菌、金葡菌、厌氧性细菌,抗生素选择如青霉素、氨苄西林加氨基糖苷类,或头孢菌素类、甲硝唑等;(3)经皮肝穿刺脓肿置管引流术,适用于单个较大的脓肿;(4)切开引流:适用于较大脓肿,有穿破可能,或已穿破胸腔或腹腔;胆源性肝脓肿;位于左外叶脓肿,穿刺易污染腹腔;慢性肝脓肿,手术方式常用为经腹腔切开引流和经腹膜外切开引流;(5)中医中药治疗。

阿米巴性肝脓肿切开引流适用于:经抗阿米巴治疗及穿刺脓肿,而脓肿未见缩小,高热不退者;脓肿伴发细菌感染,经综合治疗不能控制者;脓肿已穿破胸腔或腹腔或邻近器官。

66. 细菌性肝脓肿的病因及其细菌入肝途径?

全身细菌性感染,特别是腹腔内感染时,细菌侵入肝,如病人抵抗力弱,可发生肝脓肿。有下列途径:①胆道:胆道蛔虫症,胆管结石等并发化脓性胆管炎时,细菌沿着胆管上行。②肝动脉:体内任何部位的化脓性病变,发生菌血症时,细菌可经肝动脉进入肝。③门静脉:门静脉属支的血栓性静脉炎;脓毒栓子脱落进入肝内,即可引起脓肿。④肝毗邻感染病灶的细菌可循淋巴系统侵入。开放性肝损伤时,细菌可直接经伤口进入肝,引起感染而形成脓肿。

表2　细菌性肝脓肿与阿米巴性肝脓肿鉴别要点

	细菌性肝脓肿	阿米巴性肝脓肿
病史	继发于胆道感染或其他化脓性疾病	继发于阿米巴痢疾
症状	病情急骤严重,全身脓毒血症症状明显	起病较缓慢,病程较长,但贫血较明显。
血液化验	血液细菌培养可阳性	如无继发细菌感染,血液细菌培养为阴性,但血清学阿米巴抗体检测阳性
粪便检查	无特殊发现	部分病人粪便中可找到阿米巴滋养体
脓液	黄白色脓液,细菌培养常为阳性	大多为棕褐色脓液,有时可找到阿米巴滋养体,若无混合感染,细菌培养为阴性
诊断性治疗	抗阿米巴药物治疗无效	抗阿米巴药的治疗后好转
脓肿	较小,常为多发	脓肿较大,多为单发,多见于肝右叶

67.原发性肝癌定性与定位诊断方法,临床表现?

肝癌血清标志物检测:①血清甲胎蛋白(AFP)测定;②血液酶学及其他肿瘤标记物。

检查影像学检查:①超声检查;②CT检查;③选择性腹腔动脉或肝动脉造影检查;④磁共振成像(MRl);⑤放射性核素肝扫描;⑥X线检查;⑦肝穿刺行针吸细胞学检查。

临床表现:①肝区疼痛,多为持续性钝痛、胀痛、刺痛。②全身和消化道症状。③肝肿大,为中晚期肝癌最常见的主要体征。

68.原发性肝癌的手术适应证、禁忌证?

手术适应证:(1)病人一般情况较好,无明显心、肺、肾等重要脏器器质性病变;肝功能正常,或仅有轻度损害,分级A级,或属B级,经短期护肝治疗后,肝功能恢复到A级;肝外无广泛转移性肿瘤。(2)

下列情况可行根治性肝切除:单发的微小肝癌;单发的小肝癌;单发的向外生长的大肝癌或巨大肝癌,表面较光滑,周围界限较清楚,受肿瘤破坏的肝组织小于30%,或受肿瘤破坏的肝组织>30%,但是无瘤侧肝脏明显代偿性增大,达到标准肝体积的50%以上;多发性肿瘤,但肿瘤结节小于3个,且局限在肝的一段或一叶内。(3)下列情况只做姑息性肝切除:①3~5个多发性肿瘤,局限于相邻2~3个肝段或半肝内,影像学显示无瘤肝组织明显代偿性增大,达全肝的50%以上;如肿瘤分散,行多处局限性切除。 ②左半肝或右半肝的大肝癌或巨大肝癌,边界较清楚,第一、二肝门未受侵犯,影像学显示无瘤肝组织明显代偿性增大,达全肝的50%以上。③肝中央区(中叶或Ⅳ、Ⅴ、Ⅵ、Ⅷ段)大肝癌,无瘤肝组织明显代偿性增大,达到标准肝体积的50%以上。④Ⅰ或Ⅷ段的大肝癌或巨大肝癌。⑤肝门部有淋巴结转移者,如原发肿瘤可切除,应作肿瘤切除,同时行肝门部淋巴结清扫;淋巴结难以清扫者,术后进行放射治疗。⑥周围脏器受侵犯,如原发肿瘤可切除,应连同受侵犯脏器一并切除;远处脏器单发转移性肿瘤,可同时作转移瘤切除术。

手术禁忌证:有明显黄疸、腹水、下肢浮肿、肝外癌转移、全身情况不能耐受手术者,都是手术禁忌证。

69.原发性肝癌的并发症?

主要有肝性昏迷、上消化道出血、癌肿破裂出血及继发感染。

70.门静脉系与腔静脉系之间存在有四个交通支?

(1)胃底、食管下段交通支:门静脉血流经胃冠状静脉、胃短静脉,通过食管胃底静脉与奇静脉、半奇静脉的分支吻合,流入上腔静脉。(2)直肠下端、肛管交通支;(3)前腹壁交通支;(4)腹膜后交通支,最主要的是胃底,食管下段交通支。

71.门静脉高压症的病理生理变化及其临床表现?

病理生理变化:(1)脾肿大(splenoImegaly),脾功能亢进(hypersplenism);(2)交通支扩张;(3)腹水;(4)门静脉高压性胃病;(5)肝性脑病。门静脉高压时由于自身门体血流短路或手术分流,造成大量门静脉血流绕过肝细胞或因肝实质细胞严重受损,致使有毒物质(如氨、硫醇、γ-氨基丁酸)不能代谢与解毒而直接进入体循环,从而对脑产生毒性作用并产生精神神经综合征。

临床表现:主要是脾肿大,脾功能亢进,呕血或黑便,腹水或非特异性全身症状(如疲乏,嗜睡,厌食)。肝病的其他征象如蜘蛛痣、肝掌、男性乳房发育、睾丸萎缩等。

72.放置三腔二囊管时的注意事项?

(1)证实无漏气;(2)侧卧或头部侧转,便于吐出唾液,吸尽病人咽喉部分泌物,以防吸入性肺炎;(3)严密观察,慎防气囊堵塞咽喉引起窒息;(4)一般放置24h,如出血停止,可先排空食管气囊,后排空胃气囊,再观察12~24h,如确已止血,才将管慢慢拉出;(5)放置三腔管的时间不宜持续超过3~5d,每隔12h,应将气囊放空10~20min;如有出血即再充气压迫。

73.Child 肝功能分级?

评价肝功能储备,可以预测手术后果和非手术病人的长期预后。目前常用Child肝功能分级见表3:

表3　Child肝功能分级表

	1分	2分	3分
血清胆红素(μmol/L)	< 34.2	34.2~51.3	> 51.3
血浆清蛋白(g/L)	> 35	28~35	< 28
凝血酶原延长时间(s)	1~3	4~6	> 6
腹水	无	少量,易控制	中等量,难控制
肝性脑病	无	轻度	中度以上
营养状态	优	良	差,消耗性

总分5~6分者肝功能良好(A级),7~9分者中等(B级),10分以上者肝功能差(C级)。

74.外科治疗门静脉高压症的目的和治疗方法?

外科治疗门静脉高压症,主要是预防和控制食管胃底静脉破裂出血。

管胃底曲张静脉破裂出血C级病人重点是输血、注射垂体加压素及应用三腔管压迫止血。非手术治疗包括:建立有效的静脉通道,扩充血容量,采取措施检测病人生命体征;药物止血首选血管收缩药和扩张药硝酸酯类合用;内镜治疗,注射硬化剂及经内镜食管曲张静脉套扎术;三腔管止血;经颈静脉肝内门体分流术TIPS。

外科治疗的主要目的在于紧急制止食管胃底曲张静脉破裂所致的大出血.手术分两类:通过各种不同的分流手术,以降低门静脉压力;阻断门奇静脉间的反常血流,从而达到止血目的。①分流术;②断流术(脾切除加贲门周围血管离断术)。

严重脾肿大,合并明显的脾功能亢进,对于这类病人单纯行脾切除术效果良好。

对于肝硬化引起的顽固性腹水,有效的治疗方法是肝移植。其他疗法包括颈静脉肝内门体分流术(tansjungular intrahepatic portosystemic shunt,TIPS)和腹腔—静脉转流术。

75.肝外胆管的组成?

①左、右肝管和肝总管;②胆总管;③胆囊;④胆囊管。

76.胆道疾病的特殊检查?

超声检查:B型超声(B超)为首选。

放射学检查:(1)腹部平片;(2)口服法胆囊造影;(3)静脉法胆道造影;(4)经皮肝穿刺胆管造影(percutaneous transhepatic cholan-giography,PTC);(5)内镜逆行胰胆管造影(Encoscopic Retrograde Cholan-gio-Pancreatography, ERCP);(6)CT、MRI 或磁共振胆胰管造影(MRCP);(7)术中及术后胆管造影,核素扫描检查;胆道镜检查:①术中胆道镜检查;②术后胆道镜检查十二指肠引流。

77.胆道疾病常见并发症?

(1)胆囊穿孔。(2)胆道出血,大量出血三联征。胃肠道出血:呕血、便血,胆绞痛,黄疸。手术适应证:反复发作大出血,特别是出血周期越来越短,出血量愈来愈大;合并严重胆道感染需手术引流者;胆道内引流后发生胆道大出血者;原发疾病需要外科手术治疗者,如肝胆肿瘤肝血管疾病、肝脓肿等。(3)胆管炎性狭窄。(4)胆源性肝脓肿。(5)胆源性胰腺炎。

78.胆囊结石手术指征?

对于有症状和或并发症的胆囊结石,首选腹腔镜胆囊切除术治疗。下列情况应考虑手术:①结石直径≥3cm;②合并需要开腹的手术;③伴有胆囊息肉>1cm;④胆囊壁增厚;⑤胆囊壁钙化或瓷性胆囊;⑥儿童胆囊结石;⑦合并糖尿病;⑧有心肺功能障碍;⑨边远或交通不发达地区、野外工作人员;⑩发现胆囊结石10年以上。

79.急性胆囊炎的临床表现、手术适应证?

①腹痛:上腹或右上腹剧烈绞痛,阵发性加重,可放射至右肩、肩胛和背部。②全身表现:早期可无发热,随之可有不同程度的发热,多在38℃~39℃间,当有化脓性胆囊炎或并发胆管炎时,可出现寒战高热。③消化道症状:常有恶心、呕吐、腹胀和食欲下降等,吐物多为胃内容物或胆汁。④黄疸:胆囊周围肝组织及胆管炎、水肿或梗阻,可出现不同程度的黄疸。

80.Murphy 氏征、Charcot 三联征、Reynol、五联征?

Murphy 氏征:即在右肋缘下胆囊区触诊时,嘱病人深呼吸,至胆囊被触及时,病人感到疼痛而停止呼吸,称为 Murphy 氏征阳性。

Charcot 三联症:即腹痛、寒战高热和黄疸,一般因结石阻塞胆管并继发感染时出现。

Reynold 五联征:除具有一般胆道感染的 Charcot 三联症(腹痛、寒战高热、黄疸)外,还可出现休克,中枢神经系统受抑制表现。

81. 急性梗阻性化脓性胆管炎(acute obstructive suppurative cholangitis,AOSC)诊断与治疗原则?

病人以往多有胆道疾病发作史和胆道手术史,典型的 Reynold 五联征表现,白细胞计数升高,多>20×10⁹/L,中性粒细胞升高,胞浆内科出现中毒颗粒,血小板计数降低,B超提示肝内外胆管扩张,对于不具备典型五联征者,当其体温持续在39℃以上,脉搏>120 次/min,白细胞>20×10⁹/L,血小板降低时,即应考虑为急性梗阻性化脓性胆管炎。

治疗原则是紧急手术解除胆道梗阻并引流,及早而有效地降低胆管内压力。

82.胆囊切除术进行中胆总管探查的指征?

①有梗阻性黄疸病史;②反复发作胆绞痛,胆管炎;③有胰腺炎病史;术前已证实或高度怀疑有胆总管结石;④术中胆道造影证实有结石,胆道梗阻或胆管扩张,手术中扪及胆总管内有结石、蛔虫或肿块;⑤或发现胆总管扩张,直径1cm以上,管壁明显增厚;⑥或胆囊结石小,可通过胆囊管进入胆总管;⑦或发现有胰腺炎表现;⑧或行胆管穿刺抽出脓性、血性胆汁或泥砂样胆色素颗粒。

83.胆总管探查后T管拔管注意事项?

①拔除T管前应常规行T管造影;②造影后应开放T管引流24h以上;③对长期使用激素,低蛋白血症及营养不良,老年人或一般情况较差者,应推迟拔管时间;④拔管时切忌使用暴力,以防撕裂胆管及瘘管;⑤如造影发现结石残留,则需保留T管6周以上,待纤维窦道形成坚固后,再拔除T管经窦道行纤维胆道镜取石。

84.先天性胆管扩张症的临床表现及病理分型?

临床表现:典型表现为腹痛、腹部包块和黄疸三联症,症状多呈间歇性发作,晚期可出现胆汁性肝硬化和门静脉高压症的临床表现。囊肿破裂可导致胆汁性腹膜炎。

分为五种类型:Ⅰ型,有三个亚型:Ⅰa型,胆总管囊性扩张,常见类型。Ⅱb型,节段性的胆总管囊性扩张,无胰胆合流异常,极少见。Ⅰc型,胆总管梭状扩张,常见类型。Ⅱ型,胆总管憩室型。Ⅲ型,胆总管开口部囊肿脱垂。Ⅳ型,是指多发性的肝内或肝外的胆管扩张,分两个亚型。Ⅳa:肝外胆总管扩张同时合并肝内胆管扩张。Ⅳb:肝外胆管的多发性扩张。Ⅴ型,肝内胆管扩张(Caroli病)。

85. 胆道蛔虫病临床表现特点?

症状:突发性剑突下阵发性钻顶样剧烈绞痛,可向右肩背部放射。疼痛发作时病人辗转不安,呻吟不止,大汗淋漓,可伴有恶心、呕吐或呕吐蛔虫。疼痛可突然缓解,间歇期宛如常人。疼痛可反复发作,持续时间不一。如合并胆道感染时,症状同急性胆管炎,如有黄疸出现,一般较轻。严重者表现同梗阻性化脓性胆管炎。

体征:一般仅剑突下或稍右方有轻度深压痛,表现为"症状与体征"不符。

86. 上消化道大出血的常见病因?

胃十二指肠溃疡,门静脉高压症,出血性胃炎,胃癌,胆道出血。

87. 上消化道大出血的处理原则?

只要确定有呕血和黑便,都应视为紧急情况收住院或重症监护病房。

初步处理:临床表现有低血容量休克时,应迅速建立两条静脉通道,监测中心静脉压。先滴注平衡盐溶液,止血,配血,观察每小时尿量。每 15~30min 测定血压,脉率,结合尿量的观察和中心静脉压的监测,还应输入以全血为主的胶体溶液(如血浆等)。积极的初步处理后,急性出血仍不能得到有效控制,血压、脉率仍不稳定,应早期进行剖腹探查。急诊手术的首要目标是止血,若条件允许,可对原发病作治愈性手术。

88. 急腹症腹痛的性质及临床意义?

腹痛性质反映了腹腔内脏器病变的性质,大体可分为三种:①持续性钝痛或隐痛多表示炎症性或出血性病变;②阵发性腹痛多表示空腔脏器发生痉挛或阻塞性病变,腹痛持续时间长短不一,有间歇期,间歇期无疼痛;③持续性腹痛伴阵发性加重,多表示炎症和梗阻并存,上述不同规律的腹痛可出现在同一疾病的不同病程中,并可相互转化。

89.急性胰腺炎的常见病因?

国内主要与胆道疾病有关,占50%以上,西方主要与过量饮酒有关,约占60%。

(1)胆道疾病梗阻因素;(2)过量饮酒;(3)十二指肠液反流;(4)创伤因素;(5)胰腺血循环障碍;(6)其他因素如暴饮暴食,感染因素、药物因素以及高脂血症,高钙血症;胰腺缺血;妊娠有关的代谢、内分泌、遗传因素等,其他如某些药物,如雌激素,口服避孕药,硫唑嘌呤与病毒感染等也可引起急性胰腺炎。

90.急性胰腺炎的诊断与临床分型?

诊断主要根据临床表现,实验室和影像学检查。

临床表现:腹痛,恶心,呕吐,腹胀,肠鸣音减弱或消失,发热,黄疸,重症出现脉速,血压下降,乃至休克,少数可于左腰部,脐周有青紫色斑,呕血和便血,手足抽搐,严重者可有DIC表现,腹膜炎体征(压痛,反跳痛)。

实验室检查:胰酶测定:血尿清淀粉酶增高,血清脂肪酶,血清淀粉酶的同工酶明显升高。

腹部B超:能发现胰腺水肿和胰周液体的积聚,还可探查胆囊结石,胆管结石。

增强CT扫描:胰腺的改变包括弥漫性或局灶性胰腺增大,水肿,坏死液化,胰腺周围组织变模糊,增厚,并可见积液。

临床分型:轻型急性胰腺炎,重症急性胰腺炎。

91. 重症急性胰腺炎(出血坏死性胰腺炎)的临床征象?

症状:主要表现为腹痛剧烈,放射至背部或腰带状放射痛;呕吐频繁;中度发热或高热。

体征:腹膜炎范围大,扩及全腹,体征重;腹胀明显,肠鸣音减弱或消失;少数重症胰腺炎可于左腰部,脐周有青紫色斑。脉搏细速,血压下降乃至休克。呼吸急促,呼吸困难和发绀应考虑 ARDS;还可有精神症状,包括感觉迟钝,意识模糊,易怒,精神变态和昏迷。可发生呕血和便血。可以出现 ARF。血钙降低时,可出现手足抽搐。严重者可有 DIC 表现。

实验室检查:血、尿淀粉酶多增高,白细胞增多($>16×10^9$/L),血糖升高($>11.1mmol/L$),血钙降低($<1.87mmol/L$,血尿素氮或肌酐增高,酸中毒;PaO_2 下降 500 U/dl(正常值 40~180U/dl 法),其后 7d 内逐渐降至正常,尿淀粉酶升高稍迟但持续时间比血清淀粉酶长,尿淀粉酶明显升高(正常值 80~300U/dl,Somogyi 法)具有诊断意义。淀粉酶的测值愈高,诊断的正确率也越高。但淀粉酶值的高低,与病变的轻重程度并不一定成正比。

92. 胰头癌的临床表现?

最常见的临床表现为腹痛、黄疸和消瘦。

(1)上腹痛和上腹饱胀不适是常见的首发症状;(2)黄疸;(3)消瘦和乏力;(4)消化道症状;(5)其他:部分病人患病早期表现为轻度糖尿病症状,少数病人可合并胆道感染,寒战高热易与胆石症相混淆,晚期病人偶可扪及上腹肿块,硬,固定,可有腹水。

93. 胰岛素瘤 Whipple 三联症?

胰岛素瘤临床症状包括:①禁食后发生低血糖症状;②血糖水平低于 2.8mmol/L;③给予口服或静脉注射葡萄糖后症状缓解,称为

Whipple 三联症。

94.脾切除适应证?

①脾破裂;②脾功能亢进;③脾脏本身疾病;(如游走脾,脾囊肿,脾肿瘤,脾动脉瘤,脾脓肿等);④血液系统疾病;⑤造血系统疾病。

95.Buerger 病的临床表现和分期?

临床表现:①患肢怕冷,皮温低;②皮肤色泽苍白,或发绀;③感觉异常;④患肢疼痛,即间歇性跛行或静息痛;⑤长期慢性缺血导致组织营养障碍改变;⑥患肢的远侧动脉搏动减弱或消失;⑦反复发生的游走性浅静脉炎;⑧患肢末端严重缺血,干性坏疽,经久不愈的溃疡。

临床分为三期:第一期,局部缺血期;第二期,营养障碍期;第三期,坏死期。

96.血栓闭塞性脉管炎的手术治疗方法?

目的是增加肢体血供和重建动脉血流通道,改善缺血引起的后果。(1)腰交感神经切除术;(2)动脉重建术:①旁路转流术,②血栓内膜剥脱术。对于动脉广泛性闭塞,可用:①大网膜移植术;②分期动、静脉转流术。

创面处理:对于干性坏疽创面,应在消毒后包扎创面,预防继发感染,感染创面可作湿敷处理,组织坏死已有明确界限者,需作截肢术。

97.大隐静脉在注入股总静脉前五个属支?

一般包括阴部外静脉、腹壁浅静脉、旋髂浅静脉、股外侧静脉和股内侧静脉。

98.下肢浅静脉瓣膜功能试验(Trendelen-burg试验、Perthes试验、Pratt试验)的临床意义?

(1)大隐静脉瓣膜功能试验(Trendelen-burg试验):如出现自上而下的静脉逆向充盈,提示瓣膜功能不全。

(2)深静脉通畅试验(Perthes试验):活动后浅静脉曲张更为明显,张力增高,甚至有胀痛,则表明深静脉不通畅。

(3)交通静脉瓣膜功能试验(Pratt试验):间隙内出现曲张静脉,即意味着该处有功能不全的交通静脉。

99.大隐静脉曲张的并发症及其处理?

(1)血栓性浅静脉炎。可用抗生素及局部热敷治疗。症状消退后,应施行静脉曲张的手术治疗。(2)溃疡形成。处理方法:创面湿敷,抬高患肢以利回流,较浅的溃疡一般都能愈合,接着应采取手术治疗。较大或较深的溃疡,经上述处理后溃疡缩小,周围炎症消退,创面清洁后也应作手术治疗,同时作清创植皮,可以缩短创面愈合期。(3)曲张静脉破裂出血。抬高患肢和局部加压包扎,一般均能止血,必要时可以缝扎止血,以后再作手术治疗。

100.大隐静脉曲张高位结扎和抽剥术的禁忌证?

①病变局限,症状较轻;②妊娠期间发病,鉴于分娩后症状有可能消失,可暂行非手术疗法;③症状虽然明显,但手术耐受力极差者,深静脉血栓形成者。

101.原发性下肢深静脉瓣膜关闭不全的诊断及其手术方法?

凡是表现为浅静脉曲张的病人,都应作深静脉瓣膜功能方面的检查,以明确诊断。

诊断方法:①下肢静脉造影;②静脉测压;③无损伤血管检查。

主要手术方法有:①静脉瓣膜修复术;②股静脉瓣膜环形缩窄术;③带瓣膜静脉段移植术;④半腰肌,股二头肌腱袢腘静脉瓣膜代替术。

102.试述大隐静脉的起源、重要行程、注入体何静脉及主要属支?

大隐静脉起源于足背静脉弓的内侧部,经内踝前面沿小腿前内侧上行,过膝关节的内侧,绕股骨内髁后方,再沿大腿内侧上行,于耻骨结节外下方3~4cm处,穿筛筋膜注入股静脉。主要属支有股内侧浅静脉、股外侧浅静脉、阴部外静脉、腹壁浅静脉、旋髂浅静脉等。收集足内侧部、小腿前内侧、大腿、会阴部、脐以下腹壁、臀部的浅静脉血。

103.试述小隐静脉起源和注入部位?

小隐静脉起源于足背静脉弓的外侧部,经外踝后方,沿小腿后面上行至腘窝处,穿深筋膜注入腘静脉。小隐静脉主要收集足外侧部、小腿后面的浅静脉血。

104.试述脉管系的组成?

脉管系包括心血管系和淋巴系。心血管系包括心脏、动脉、静脉和毛细血管。淋巴系由淋巴管、淋巴器官和淋巴组织组成。

105.简述腹直肌鞘和腹白线的构成?

腹直肌鞘前层是由腹外斜肌腱膜和腹内斜肌腱膜的前层构成,鞘的后层是由腹内斜肌腱膜后层和腹横肌腱膜构成。在脐下 4 ~ 5 cm处,腹直肌鞘后层完全转折向前参与构成鞘的前层,而后层缺如,其下缘形成了弓状线。白线是由腹直肌鞘的前后层纤维在腹壁中线交织形成。

106.阑尾手术配合主要步骤有哪些?

(1)常规消毒皮肤,贴手术贴膜:用0.5%含碘消毒液消毒2次,干纱布擦干,贴手术贴膜。

(2)自脐与右髂骨之间外1/3处切开皮肤,皮下组织:递23号刀切开,干纱布拭血,止血钳止血,1号丝线结扎出血点或电凝止血,递甲状腺拉钩牵开显露术野。

(3)钝性分离腹外斜肌腱膜、腹内斜肌及腹横肌:更换刀片,递中弯钳撑开,甲状腺拉钩2把向切口两端拉开,钝性分离。

(4)切开腹横筋膜与腹膜,进入腹腔:递中弯钳2把提起腹膜,递23号刀切开,组织剪扩大。

(5)探查腹腔,寻找阑尾:递生理盐水湿手探查,S拉钩牵开,长镊夹盐水纱布及海绵钳(无齿)将小肠推开,暴露盲肠。

(6)处理阑尾:①提起盲肠,找到阑尾;递阑尾钳提夹阑尾系膜。②分离阑尾系膜至阑尾根部;递中弯钳分离、钳夹,组织剪剪断,4号丝线结扎。③距阑尾根部0.5cm处的盲肠壁上行荷包缝合;递长镊,6×14圆针4号丝线缝合(暂不结扎),蚊式钳钳夹线尾。④钳夹、结扎阑尾基部;并切断,递中弯钳钳夹,4号线结扎,递中弯钳夹住阑尾结扎线近端,盐水纱垫保护切口周围,递23号刀切断,刀及阑尾一并放入弯盘,分别递棉签蘸2%碘酊,75%乙醇、盐水处理残端。⑤收紧荷包缝线,将阑尾残端内翻入盲肠,递长镊除去纱布,递中弯钳送阑尾残端;必要时,递6×14圆针1号丝线褥式缝合加固。

(7)清理腹腔:递吸引器头吸净腹腔液体,干净盐水纱垫检查腹腔。

(8)关腹:清点器械、敷料等数目,逐层缝合。

107.无张力疝修补术手术配合主要步骤有哪些?

(1)常规消毒皮肤,贴手术贴膜:用0.5%含碘消毒液消毒2次,干纱布擦干,贴手术贴膜。

(2)髂前上棘至耻骨联合线上2~3cm处切开皮肤,皮下组织及浅筋膜:递23号刀切开,干纱布拭血,蚊式钳钳夹出血点,电凝止血。

(3)切开腹外斜肌腱膜:更换手术刀片,递甲状腺拉钩牵开显露术野。递23号刀切开,组织剪扩大,中弯钳止血,1号丝线结扎。

(4)分离提睾肌,暴露疝囊:递23号刀或中弯钳分离。

(5)平片无张力疝修补:补片覆盖腹内斜肌并能超过腹股沟三角上缘2~3cm,将补片的圆角固定在耻骨面腱膜上,下缘与腹股沟韧带的光面做连续缝合;递长镊放置平片,圆针4-0不可吸收或6×17圆针4号丝线缝合固定。

(6)疝环充填式无张力疝修补:①将圆锥形网塞底尖部(圆锥形)与疝囊最低点缝合固定;递长镊放置网塞、6×17圆针4号丝线缝合固定1针。②回纳疝内容物,并将圆锥形网塞充填在疝环内;递海绵钳(无齿)、长镊协助回纳。③将网塞边缘与内环口外周缝合,固定圆锥形网塞;递长镊6×17圆针4号丝线缝合周边数针。④于耻骨结节至内环上方的腹股沟管的后壁放置补片;递补片、组织剪给术者修剪。长镊放置修整好的补片(由于补片有尼龙搭扣作用,不必与周围组织固定)。

(7)缝合腹外斜肌腱膜:清点纱布,缝针等数目。递8×20圆针4号丝线间断缝合。

(8)缝合皮下组织:递纱球消毒皮肤,递无齿镊,6×17圆针,1号丝Ⅰ型安尔碘线间断缝合。

(9)缝合皮肤,覆盖切口:递有齿镊,6×17角针1号丝线间断缝合,75%乙醇消毒皮肤,敷贴或纱布覆盖切口。

108.胆囊切除术手术配合主要步骤有哪些?

(1)常规消毒皮肤,贴手术贴膜:用0.5%含碘消毒液消毒2次,干纱布擦干,贴手术贴膜。

(2)自剑突与肋缘平行向下、向外斜行切开皮肤及皮下组织:递23号刀切开,干纱布拭血,弯蚊式钳钳夹、1号丝线结扎出血点或电凝止血,递甲状腺拉钩牵开显露术野。

(3)切开腹直肌前鞘及腹外斜肌腱膜:更换手术刀片,递23号刀切一小口,组织剪扩大,盐水纱布拭血。

(4)切断腹直肌,切开腹内斜肌腱膜:递中弯钳分离、钳夹,23号刀切断,7号丝线结扎或缝扎。

(5)切开腹直肌后鞘及腹膜:递中弯钳2把提起腹膜,递23号刀或电刀切一小口、组织剪扩大打开腹腔。

(6)探查腹腔:递生理盐水湿手探查,更换深部手术器械及有带盐水纱垫,腹腔自动牵开器牵开显露术野。

(7)分离胆囊周围粘连组织,显露肝十二指肠韧带及胆囊颈部:递长镊夹持盐水纱垫将肠曲隔开,递S拉钩、深直角拉钩牵开显露肝门区。递长镊,长梅氏剪分离,中弯钳带4号丝线结扎止血,递海绵钳轻轻提吊胆囊。

(8)切开十二指肠韧带右缘之腹膜,分离显露胆囊管、胆囊动脉:递长镊,长梅氏剪剪开,长弯钳钳夹出血点,4号丝线结扎或缝扎。

(9)结扎胆囊管、胆囊动脉:递长直角钳,长弯钳钳夹胆囊管,15号刀切断,中弯钳带4号丝线结扎。近端、6×17圆针4号丝线加强缝扎1针。

(10)切除胆囊:递电刀沿胆囊边缘切开浆膜,长镊、长梅氏剪或电刀剥离胆囊,长弯钳钳夹出血点,4号丝线结扎或电凝止血。

(11)缝合胆囊床,放置烟卷引流或胶管引流:递长镊,8×24圆针4号丝线间断缝合,递中弯钳协助放置烟卷引流条(引流条末端用别针扣住）。

（12）关腹前：递温盐水冲洗腹腔，清点器械、敷料等数目。

（13）缝合腹直肌前鞘及腹内斜肌腱膜，腹外斜肌腱膜：递中弯钳数把提起腹膜，1/2弧12×28圆针7号丝线间断缝合或0号可吸收丝线连续缝合。

（14）冲洗切口：递生理盐水冲洗，吸引器头吸引，更换干净纱布

（15）缝合皮下组织：递乙醇纱球消毒皮肤，递无齿镊、9×28圆针1号丝线间断缝合；再次清点物品数目。

（16）缝合皮肤，覆盖切口：递9×28角针1号丝线间断缝合或用皮肤缝合器缝合，75%乙醇消毒皮肤，纱布或敷贴覆盖切口。

109.胃穿孔修补术手术配合要点是什么？

（1）常规消毒皮肤，贴手术贴膜：用0.5%含碘消毒液消毒2次，递75%乙醇消毒1次，干纱布擦干，贴手术贴膜。

（2）沿腹正中线切开皮肤及皮下组织：递23号刀切开，干纱布拭血，止血钳止血，1号丝线结扎出血点或电凝止血，递甲状腺拉钩牵开显露术野。

（3）切开腹白线及腹膜：更换手术刀片，递23号刀切开一小口，组织剪扩大，盐水纱垫或4号刀柄将腹膜外脂肪推开，递中弯钳2把提起腹膜，递23号刀或电刀切一小口，组织剪扩大打开腹膜。

（4）探查腹腔：递生理盐水湿手探查，更换深部手术器械及有带盐水纱垫，递腹腔自动牵开器牵开显露术野。

（5）吸净腹腔内胃内容物及腹腔渗出液：递吸引管吸引（去除吸引头）。

（6）寻找穿孔部位：递海绵钳（无齿）夹持纱球寻找穿孔部位，凡接触过穿孔渗出物的器械及纱球视为污染，均应放在弯盘内。

（7）沿胃或十二指肠纵轴修补穿孔，并在附近取一块大网膜组织

塞于两线之间;递长镊,7×20圆针4号丝线间断全层缝合穿孔部位。

(8)检查腹腔:递温盐水冲洗,吸引器吸净腹腔液体。

(9)关腹前:递温盐水冲洗腹腔,清点器械、敷料等数目。

(10)缝合腹膜及腹白线:递中弯钳提腹膜,1/2弧12×28圆针7号线间断缝合或0号可吸收线连续缝合。

(11)冲洗切口:递生理盐水冲洗,吸引器头吸引,更换干净纱布。

(12)缝合皮下组织:递乙醇纱球消毒皮肤,递无齿镊,9×28圆针1号丝线间断缝合;再次清点物品数目。

(13)缝合皮肤:递有齿镊,9×28角针1号丝线间断缝合或皮肤缝合器缝合。

(14)覆盖切口:75%乙醇消毒皮肤,纱布或敷贴覆盖切口。

110.甲状腺次全切除术手术配合要点是什么?

(1)常规消毒皮肤,贴手术贴膜:用0.5%含碘消毒液消毒2次,递75%乙醇消毒1次,干纱布擦干。

(2)切开皮肤,皮下组织,颈阔肌:递给主刀1根浸湿的4号丝线和一把直钳作切口标志;递23号刀切开,干纱布拭血,直钳或蚊式钳止血,1号丝线结扎或电凝止血,更换刀片。

(3)分离皮瓣,上至甲状软骨,下至胸骨颈静脉切迹,两侧达胸锁乳突肌缘:递组织钳提起皮缘,23号刀或电刀分离颈阔肌,弯蚊式钳止血,1号丝线结扎或电凝止血。

(4)牵引颈阔肌:递纱垫2块,9×28角针4号丝线将纱垫分别缝合在上、下颈阔肌边缘,递组织钳2把上下牵开,递纱垫2块,放置切口两侧。

(5)缝扎颈前静脉,切开颈白线:递无齿镊,6×17圆针4号丝线缝扎,中弯钳2把提起正中线两侧筋膜,电刀切开颈白线。

(6)切断颈前肌(视甲状腺大小决定牵开或横形切断甲状腺前肌

群):递中弯钳2把钳提夹甲状腺前肌群,递23号刀切开,4号丝线结扎或缝扎。

(7)由上极至下极游离甲状腺组织:①缝扎甲状腺作牵引:递甲状腺拉钩拉开甲状腺前肌群,递无齿镊、8×24圆针4号丝线缝扎1针,线不剪断,做牵引。②分离甲状腺组织:递甲状腺剪、中弯钳逐步分离甲状腺组织。③分离甲状腺上、下动静脉及甲状腺中静脉,结扎后切断:递小直角钳,中弯钳带4号线或7号线引过而结扎,远端用中弯钳2把夹住后将血管切断4号丝线结扎,近端6×17圆针4号丝线缝扎。

(8)切断甲状腺峡部:递中弯钳贴气管壁前分离甲状腺峡部,用4号或7号丝线结扎后23号刀切断。

(9)切除甲状腺:递蚊式钳数把钳夹甲状腺四周,递23号刀沿钳上面切除甲状腺体,保留甲状腺后包膜。递蚊式钳在切面上止血,1号丝线结扎,然后递无齿镊6×17圆针1号或4号丝线间断缝合腺体残端止血。

(10)同法切除另一侧甲状腺。

(11)冲洗切口:递生理盐水冲洗,吸引器头吸引,更换干净纱布。清点器械,敷料等数目,除去肩部长枕。

(12)缝合甲状腺前肌群:递无齿镊6×17圆针4号丝线间断缝合。

(13)在两侧甲状腺前肌层下放置引流:递胶片或半边胶管或Y形引流管,中弯钳协助置管。

(14)缝合颈阔肌:递无齿镊,6×17圆针4号丝线缝合。

(15)缝合皮下组织:递乙醇纱球擦拭切口周围皮肤;递无齿镊6×17圆针1号丝线间断缝合;再次清点物品数目。

(16)缝合皮肤或皮内缝合:递有齿镊7×20角针1号丝线缝合皮肤或4-0可吸收线皮内缝合。

(17)覆盖切口:递0.75%乙醇球消毒皮肤,有齿镊2把对合皮肤,纱布或敷贴覆盖切口。

111.乳腺癌改良根治术手术主要配合步骤有哪些?

(1)常规消毒皮肤,距离癌肿边缘4~5cm做一纵行形或梭形切口,切开皮肤、皮下组织:递海绵钳夹持Ⅰ型安尔碘纱球依次消毒皮肤;递23号刀切开,于纱布拭血,1号丝线结扎或电凝止血。

(2)自皮肤与浅筋膜之间分离皮瓣,上界为锁骨下缘,下界达肋弓处,内侧界近胸骨,将乳腺从胸大肌筋膜浅面分离:更换刀片,递组织钳数把提夹皮缘,电刀分离皮瓣,干纱垫压迫止血,递甲状腺拉钩暴露术野。

(3)消除胸小肌筋膜和胸肌间淋巴结:递组织钳将乳腺向外牵拉,递中弯钳、23号刀锐性分离,4号丝线结扎出血点,递温盐水纱布覆盖胸壁创面。

(4)分离腋静脉、周围的脂肪及淋巴组织,解剖腋窝:递甲状腺拉钩牵开显露,小弯钳、组织剪分离腋静脉,钳夹向下的分支血管,4号丝线结扎或6×17圆针4号丝线缝扎腋静脉。

(5)切除乳腺、胸肌间淋巴结、腋淋巴结:递电刀切除,弯蚊式钳钳夹出血点,4号丝线结扎。

(6)冲洗切口:递温无菌盐水或内加2mg氮芥冲洗,更换干净纱垫。清点器械、敷料数目

(7)于切口外侧下方及腋下各做一个小切口,放置引流:递23号刀切开,中弯钳放置硅胶引流管,9×28角针7号丝线固定引流管于皮肤上。

(8)缝合皮瓣:递无齿镊,9×28圆针1号丝线间断缝合。

(9)缝合皮肤:递9×24角针1号丝线间断缝合。

(10)覆盖切口:递75%乙醇消毒皮肤,递纱布覆盖切口,腋窝用纱布填塞,覆盖棉垫数块、绷带或弹力绷带加压包扎。

第七章 神经外科

1.手术中荧光造影剂使用何种液体稀释？

注射用水5ml。

2.乳酸钠林格液冲洗脑室镜的温度是多少？

37℃。

3.硬脑膜外血肿有什么典型症状？

昏迷—清醒—再昏迷,简称"中间清醒期"。

4.颅内一共有多少个脑室？

包括左右侧脑室、第三脑室、第四脑室。

5.降低颅内压的首选用药？

20%甘露醇。

6.脑科侧俯卧位最适用于哪种手术？

小脑桥角肿瘤。

7. 颅骨分哪几块?

有2块颞骨、2块顶骨、1块额骨、1块枕骨、1块蝶骨、1块筛骨。

8. 十二对脑神经的名称?

十二对脑神经分别为:嗅神经、视神经、动眼神经、滑车神经、三叉神经、外展神经、面神经、听神经、舌咽神经、迷走神经、副神经和舌下神经。

9. 脑室镜分哪几种?

脑室镜分工作镜和观察镜两种。

10. 神经外科气动钻使用的气体是什么?

氮气。

11. 神经外科DBS手术是治疗哪种疾病?

DBS手术治疗帕金森。

12. 神经外科手术中使用德巴金主要治疗何种症状?

主要治疗癫痫。

13. 三叉神经微血管减压术常摆哪种体位?

侧卧位。

14. 使用立体定向常用的手术有哪些?

DBS和脑科肿瘤活检术。

15.CUSA 使用后三种液体的冲洗顺序? 清洗时注意事项?

先用过氧化氢注入管腔—生理冲洗—注射用水冲洗。

每次用后吸注射用水清洗至管腔无血渍,清洗超生手柄时,红、绿两个胶圈勿掉。

16.术中使用罂粟碱的目的?

解除血管痉挛。

17.常用的颅内压监护仪探头有哪几种?

硬膜下和脑室内。

18.颅内压正常值是多少?

120~180mmH$_2$O。

19.枕骨大孔疝和小脑幕切迹疝的主要区别是什么?

早期枕骨大孔疝早出现呼吸和心率的变化。

20.神经外科术前使用地塞米松的目的是什么?

减轻脑水肿。

21.使用脑电钻的注意事项?

检查电钻性能是否良好,配件是否齐全,正确安装电钻,根据使用的不同部位及时更换钻头,使用气体是氮气。

22.使用脑室镜的注意事项?

检查脑室镜的性能是否良好,配件是否良好,正确连接镜子及光源,用恒温(37℃)乳酸钠林格液冲洗脑室,术毕用注射用水擦洗镜子,做好交班及检查工作。

23.神经外科显微镜的使用及注意事项?

检查显微镜性能是否良好,推动机器时防止碰撞及震荡,上无菌套时先取下镜头盖,关镜时先关开关再拔电源。

24.使用脑科超声吸引器关电源顺序?

机器前面开关—面板控制开关—机器后面主开关。

25.神经外科常用药物的使用方法?

答;根据医嘱用药及量,注意观察用药后反应。

甘露醇的用法:(1)一般开始钻颅骨时可开始滴甘露醇;(2)15~30min内滴完;(3)注意观察尿量。

脑科德巴金的用法:(1)根据医嘱用量;(2)一般在手术开始后使用;(3)400mg静脉慢推;(4)800mg加入5%GS500ml中静脉单独输液管滴入,每分钟6滴,维持24h。

甲基泼尼松龙的用法:(1)根据医嘱用量;(2)一般0.5g加入5%GS 100ml中慢滴入。(3)手术开始后可用药,30min内滴完。

地塞米松的用法:在麻醉气管插管后生命体征平稳可静脉推注。

26.气钻用完后的正确拆卸方法?

贴余气量—关闭气瓶—放余气—卸下连接气管、减压表、脚踏—卸下马达、钻头、刀头等。

27.感受器的功能是什么?

感受器的功能是接受机体内、外界环境各种不同的刺激,并将这些刺激转化为神经冲动。

28.试述神经系统包括哪些部分?

神经系统可分为中枢部和周围部。中枢部包括脑和脊髓,又称中枢神经系。周围部是脑和脊髓以外的神经成分,又称周围神经系,包括脑神经、脊神经和内脏神经。

29.请按先后顺序写出十二对脑神经的名称?

十二对脑神经名称为:嗅神经、视神经、动眼神经、滑车神经、三叉神经、展神经、面神经、前庭蜗神经、舌咽神经、迷走神经、副神经、舌下神经。

30.试述脑脊液的产生和循环途径?

脑脊液主要由脑室内的脉络丛产生,自侧脑室经室间孔入第三脑室,再经中脑水管至第四脑室,由第四脑室正中孔外侧孔流入蛛网膜下腔,最后经蛛网膜粒主要归入上矢状窦。

31.试述脑脊液的产生、循环和回流?

脑脊液主要由脑室脉络丛产生,少量由室管膜上皮和毛细血管产生,由侧脑室脉络丛产生的脑脊液经室间孔流至第三脑室,与第三脑室脉络丛产生的脑脊液一起,经中脑水管流入第四脑室,再汇合第四脑室脉络丛产生的脑脊液,一起经第四脑室正中孔和两个外侧孔流入蛛网膜下隙,然后,脑脊液再沿蛛网膜下隙流向大脑背面,经蛛网膜粒渗透到硬脑膜窦(主要是上矢状窦)内,回流入血液中。如脑脊液循环途中发生阻塞,可导致脑积水和颅内压升高,进而使脑组织受压移位,甚至形成脑疝。

32.大脑动脉环由哪些动脉形成? 它位于何处? 有何功能意义?

位于颅底下方,蝶鞍上方,环绕视交叉、灰结节及乳头体周围。

大脑动脉环由两侧的大脑前动脉起始段、两侧颈内动脉末端、两侧大脑后动脉借前交通动脉和后交通动脉相连通而成，又称Willis环。作为一种代偿的潜在装置，此环使两侧颈内动脉和基底动脉互相交通，当此环的某一处发育不良或被阻断时，可在一定程度上通过大脑动脉环使血液重新分配和代偿，以维持脑的血液供应。不正常的动脉环容易出现动脉瘤。

33.试述脑的动脉供应？

脑的动脉来源于颈内动脉和椎动脉。以顶枕沟为界，大脑半球的前2/3和部分间脑由颈内动脉供应，大脑半球后1/3及部分间脑、脑干和小脑由椎动脉供应。

34.试述脑脊液循环？

左右侧脑室脉络丛产生的脑脊液→室间孔→第三脑室（与第三脑室脉络丛产生的脑脊液一起）→中脑水管→第四脑室（与第四脑室脉络丛产生的脑脊液一起）→第四脑室正中孔和两外侧孔→蛛网膜下腔→蛛网膜粒→上矢状窦。

35.何谓边缘叶和边缘系统，其主要功能如何？

边缘叶由隔区、扣带回、海马旁回、海马、齿状回、岛叶前部和颞极构成。边缘系统由边缘叶及其皮质下结构（如杏仁体、隔核、下丘脑、上丘脑、背侧丘脑前核及中脑被盖等）组成。其主要功能是：①司内脏调节、情绪反应、性活动等。②海马与学习记忆等高级神经活动有关。

36.脑干网状结构的主要功能有哪些？

①与大脑的联系及上行激动系统；②与脊髓的联系及调节躯体

运动;③脑干内部的联系及调节内脏活动;④参与睡眠发生,抑制痛觉传递。

37. 小脑的形态分叶、机能分区与种系发生的关系如何?

分部:小脑中部狭窄称为小脑蚓 : 小结、蚓垂、蚓锥体;膨大部分为小脑半球:小脑扁桃体。

有 3 条裂:原裂、水平裂、后外侧裂。

分叶:前叶(脊髓小脑)、后叶(大脑小脑)、绒球小结叶(绒球、小结、前庭小脑)。 原小脑(前庭小脑):维持体态姿势、保持身体平衡、协调眼球运动;旧小脑(脊髓小脑):参与调节肌张力,维持姿势。新小脑(大脑小脑):协调和控制上、下肢精确的随意运动。

38. 间脑的分部及背侧丘脑和后丘脑有哪些特异性中继核团,他们的纤维联系如何?

间脑分为背侧丘脑、上丘脑、下丘脑、底丘脑、后丘脑5部,其内腔为第三脑室。

背侧丘脑:腹前核、腹外侧核(小脑齿状核、苍白球、黑质)、腹后核(腹后外侧核:内侧丘系、脊髓丘系。腹后内侧核:三叉丘系、孤束核发出的味觉纤维)

后丘脑:内侧膝状体和外侧膝状体。分别接受下丘的听觉纤维和视束的传入,发出纤维至颞叶听觉中枢和枕叶视觉中枢。

39. 下丘脑外形怎样? 内部主要核团有哪些? 功能如何?

视前区:视前核视上区:视上核、室旁核、下丘脑前核;结节区:漏斗核、腹内侧核、背内侧核;乳头体区:乳头体核、下丘脑后核。 功能:(1)是神经内分泌中心,完成神经——体液调节,调节内分泌活动。(2)是皮质下(自主)植物神经中枢,调节体温、循环、呼吸、摄食、生殖、水盐平衡。(3)与边缘系统有密切联系,参与对情绪行为的调节。(4)昼夜节律调节:可能是生物钟起搏点。

40.端脑如何分叶、大脑半球背外侧面沟回的名称?

以中央沟、外侧沟、顶枕沟3条沟分叶,分为:额叶、顶叶、枕叶、颞叶、岛叶5个叶。

41.内侧丘系、脊髓丘脑束、三叉丘系、外侧丘系、锥体束的起止、位置和功能?

(1)内侧丘系:由对侧薄束核和楔束核发出的二级感觉纤维,经内侧丘系交叉后形成,向上经脑干终止于丘脑腹后外侧核。该系在延髓,位于中线的外侧,锥体的背侧;至脑桥后,略偏向腹外侧,位于基底和被盖之间,纵穿斜方体;到中脑则移向被盖腹外侧边缘,红核的外侧。传递对侧躯干和上、下肢的意识性本体感觉和精细触觉。

(2)脊髓丘脑束:来自对侧脊髓后角的脊髓丘脑束在脑干的外侧区上行,终止于腹后外侧核。在延髓,它们位于外侧区,下橄榄核的背侧;在脑桥和中脑,位于内侧丘系的背外侧。传导对侧躯干四肢的痛、温、触觉。

(3)三叉丘系:三叉神经脑桥核和脊束核发出纤维交叉后组成三叉丘系。与内侧丘系伴行,终止于腹后内侧核。传导对侧头面部皮肤、黏膜及牙齿的痛、温、触觉。

(4)外侧丘系:起于双侧上橄榄核及对侧蜗背侧核和蜗腹侧核的听觉纤维,在上橄榄核外侧转向上形成外侧丘系→下丘→内侧膝状体。一侧外侧丘系传导双侧耳的听觉冲动。锥体束:起自大脑皮质,止于脊髓前角的为皮质脊髓束,经锥体交叉后形成皮质脊髓侧束,未交叉的为皮质脊髓前束。皮质脊髓束管理双侧躯干、对侧的上下肢肌的随意运动。

42.脊髓白质中薄束和楔束、脊髓丘脑束、皮质脊髓束的位置、起止和功能?

(1)薄束和楔束:起自脊神经节细胞的中枢突,薄束成自T5节段以下,楔束成自T4以上。传导本体感觉和精细触觉。

(2)脊髓丘脑束:脊髓丘脑侧束:位于外侧索前半部,传导痛、温觉。脊髓丘脑前束:位于前索,传导粗触觉和压觉 。

(3)皮质脊髓束:皮质脊髓侧束:止于同侧脊髓灰质皮质脊髓前束:止于双侧灰质前角。功能:完成大脑皮质对脊髓运动功能的控制。

43.什么是锥体系? 写出皮质脊髓束传导路及上、下运动神经元损伤的表现有何不同?

(1)锥体系的上运动神经元由位于中央前回和中央旁小叶前部的巨型锥体细胞(Betz细胞)和其他类型的锥体细胞以及位于额、顶叶部分区域的锥体细胞组成。上述神经元的轴突共同组成锥体束,其中,下行至脊髓的纤维束称皮质脊髓束;止于脑干内一般躯体和特殊内脏运动核的纤维束称皮质核束。

(2)皮质脊髓束传导路损伤:一侧皮质脊髓束在锥体交叉前受损,主要引起对侧肢体瘫痪,躯干肌运动不受明显影响;在锥体交叉后受损,主要引起同侧肢体瘫痪。上运动神经元损伤:上运动神经元损伤在皮质脊髓束表现为硬瘫,在皮质核束表现为核上瘫。下运动神经元损伤在脊髓前角细胞或脊神经表现为软瘫,在脑神经核或脑神经表现为核下瘫。

44.一侧皮质核束起于大脑皮质何处? 是如何发纤维管理脑干内的哪些核团?

起于中央前回下部锥体细胞。皮质核束下行经内囊膝至大脑脚底中 3/5 的内侧部,由此向下陆续分出纤维,大部分终止于双侧脑神精运动核,小部分纤维完全交叉到对侧,终止于面神经核支配面下部肌的神经元细胞群和舌下神经核。

45. 交感神经和副交感神经低级中枢的部位和周围部的组成?

(1)交感神经的低级中枢位于脊髓胸 1~腰 3 节段的灰质侧柱的中间外侧核。交感神经节前纤维起自此核的细胞。交感神经的周围部包括交感干、交感神经节,以及由节发出的分支和交感神经丛等。

(2)副交感神经的低级中枢位于脑干的一般内脏运动核和脊髓骶部第 2~4 节段灰质的骶副交感核,由这些核的细胞发出的纤维即节前纤维。周围部包括神经节、节前纤维、节后纤维。

46. 试述脊神经的组成及纤维成分如何?

脊神经共 31 对,每对脊神经借前根和后根与脊髓相连,前根属运动性,后根属感觉性,二者在椎间孔处合成一条脊神经干,感觉和运动纤维在干中混合,因此脊神经是混合性神经。根据脊神经的分布和功能,可将其组成纤维分为四类:

躯体感觉纤维:分布于皮肤、骨骼肌、腱和关节,将浅、深感觉传入中枢。

内脏感觉纤维:分布于内脏、心血管和腺体,传导内脏感觉。

躯体运动纤维:分布于骨骼肌,支配其运动。

内脏运动纤维:分布于内脏、心血管和腺体,支配平滑肌和心肌的运动,控制腺体的分泌。

47. 叙述脊神经前、后根的性质,纤维成分及分支分布?

(1)前根连于脊髓前外侧沟,由运动性神经根丝构成;后根连于脊髓后外侧沟,由感觉性神经根丝构成。前根和后根在椎间孔处合为一条脊神经。

(2)脊神经由躯体感觉纤维、躯体运动纤维、内脏感觉纤维和内脏运动纤维合成。

(3)脊神经在椎间孔处合成合为脊神经干后,分为4支:前支(主要分布四肢和躯干前、外侧部的肌和皮肤)、后支(躯干后部深层肌、皮肤)、交通支(内脏、腺体、立毛肌)、脊膜支(分布于脊髓被膜、血管壁、骨膜、韧带和椎间盘等处)。

48.简述膈神经的组成、走行及支配?

膈神经由C3~C5前支组成,在颈部走在前斜角肌的外侧、前面和内侧,在锁骨下动、静脉之间经胸廓上口入胸腔,经肺根前方下行达膈并穿入膈肌,支配膈肌,感觉纤维分布于胸腔、心包及膈下面的部分腹膜,右膈神经尚支配肝、胆囊和肝外胆道的浆膜。

49.简述坐骨神经的起始、走行、分支分布及损伤后的表现?

(1)坐骨神经起自骶丛,经梨状肌下孔出盆腔,在坐骨结节与大转子之间下行,在腘窝上方分为胫神经和腓总神经,在股后区支配股二头肌、半腱肌和半膜肌。胫神经分布于小腿后群肌和足底肌,小腿后面和足底皮肤。

(2)损伤后,小腿后群肌无力,足不能跖屈,内翻力弱,足呈背屈外翻位,出现"钩状足"畸形。腓总神经分为腓浅神经和腓深神经,分布于小腿前群和外侧群、足背肌和小腿外侧、足背、趾背的皮肤。损伤后足不能背屈,趾不能伸,足下垂且内翻,呈"马蹄内翻足"畸形。

50.脐与耻骨联合上缘连线中点平面脊神经各丛的组成、位置如何?

(1)颈丛:由第1~4颈神经前支和第5颈神经前支的一部分相互交织构成。胸锁乳突肌上部深方、中斜角肌和肩胛提肌起端的前方。

(2)臂丛:由第5~8颈神经前支和第1胸神经前支的大部分纤维交织而成。臂丛在斜角肌间隙处恰位于锁骨下动脉的后上方。麻醉阻滞点为锁骨中点上方。

(3)胸神经前支:共12对,第1~11对均位于相应的肋间隙中,第12对位于第12肋的下方。

(4)腰丛:由第12胸神经前支的一部分、第1~3腰神经前支及第4腰神经前支的一部分组成。位于腰大肌深面、腰椎横突的前方。

(5)骶丛:由来自腰丛的腰骶干和所有骶、尾神经前支组成。位于骶骨与梨状肌的前面、髂内动脉的后方。

51. 三叉神经和面神经的主要分支分布范围?

(1)三叉神经的主要分支:眼神经(分布于眶内、眼球、泪器、结膜、硬脑膜、部分鼻和鼻旁窦黏膜、额顶部分及上睑和鼻背部的皮肤)、上颌神经(分布于上颌牙齿和牙龈、口腔顶和鼻腔及上颌窦黏膜、部分硬脑膜及睑裂与口裂之间的皮肤,接受其感觉)、下颌神经(分布于硬脑膜、下颌牙齿及牙龈、舌前2/3及口腔底的黏膜、耳颞区和口裂以下的皮肤)。

(2)面神经的主要分支:面神经管内的分支:鼓索(随舌神经分布)、岩大神经、镫骨肌神经,面神经的颅外分支(分布于面部诸表情肌):颞支、颧支、颊支、下颌缘支、颈支。

52.简述(视器)眼的神经支配来源、性质、功能?

(1)视神经由视网膜节细胞的轴突组成,将视觉冲动传入大脑皮质,属特殊躯体感觉性神经。

（2）视器的躯体感觉性神经来自三叉神经,感受视器的痛、温、触压觉。

（3）动眼神经、滑车神经和展神经,均属躯体运动神经支配眼外肌。

（4）由 E-W 核发出的副交感纤维加入动眼神经,在睫状神经节换元后支配睫状肌和瞳孔 括约肌。司瞳孔缩小功能。

（5）来自颈上节的交感神经纤维攀附颈内动脉至视器,支配瞳孔开大肌,司瞳孔开大功能。

53.简述管理舌的神经及功能?

支配舌肌运动的神经为舌下神经;司舌前2/3的一般感觉神经为三叉神经的分支——舌神经。而舌前2/3的味觉由面神经的分支——鼓索传导。管理舌后1/3的一般感觉和味觉的神经为舌咽神经

54.试述躯干、四肢痛温觉的传导通路?

躯干和四肢的痛温觉和粗触觉传导路有三级神经元组成。第一级神经元是脊神经节细胞,第二级神经元是脊髓灰质后角细胞(即Ⅰ、Ⅳ、Ⅶ层内细胞),发出的二级纤维越过中线形成对侧的脊髓丘脑束上行,终止于第三级神经元,即背侧丘脑腹后外侧核,由此核发出的纤维经内囊后肢投射到中央后回和中央旁小叶后部。

55.写出意识性本体感觉传导路、躯干和四肢痛、温觉传导路、视觉传导路及部位的损伤表现?

（1）本体感觉传导路:①脊神经、脊神经节、后根损伤:同侧相应分布区的本体感觉及精细触觉障碍。②脊髓后索损伤:同侧损伤平面以下的本体感觉、精细触觉障碍。③延髓薄束核、楔束核损伤:同

侧半身本体感觉、精细触觉障碍。④延髓内侧丘系交叉处损伤：双侧上下肢及躯干本体感觉、精细触觉障碍。⑤内侧丘系、腹后外侧核、内囊后肢损伤：对侧半身本体感觉、精细触觉障碍。⑥大脑皮质损伤：对侧相应支配区本体感觉、精细触觉障碍。

(2)躯干和四肢痛、温觉传导路：①脊神经、脊神经节、后根损伤：同侧分布区的节段性痛温觉障碍。②后角损伤：同侧支配区下1～2节的节段性痛温觉障碍。③白质前连合损伤：双侧对称性节段性痛温觉障碍。④脊髓外侧索损伤：对侧损伤平面以下(下1～2节段)的痛温觉障碍。⑤脑干损伤累及脊髓丘脑束、腹后外侧核损伤：对侧半躯干及上、下肢痛温觉障碍。⑥内囊损伤：对侧半身痛温觉障碍。⑦大脑皮质损伤：对侧相应支配区的感觉障碍。

(3)头面部痛、温、触觉传导路：①三叉神经、三叉神经节、三叉神经根、三叉神经脊束、三叉神经脊束核损伤：同侧相应分布区的痛、温觉障碍。②三叉丘系、腹后内侧核、丘脑上辐射、内囊、中央后回下部损伤：对侧半头面部痛、温觉障碍。视觉传导路：①视神经损伤：同侧全盲。②视束、外侧膝状体、视辐射、视中枢损伤：双眼对侧同向性偏盲。③视交叉中部损伤：双颞侧偏盲。④视交叉外侧部损伤：同侧眼鼻侧半偏盲。

(4)瞳孔对光反射通路：①视神经损伤：患侧瞳孔直接对光反射消失、健侧瞳孔间接对光反射消失、患侧瞳孔间接对光反射存在。②动眼神经损伤：患侧瞳孔直接对光反射消失、患侧瞳孔间接对光反射消失。

(5)听觉传导路：听觉冲动是双侧传导的。若一侧通路在外侧丘系以上受损，不会产生明显症状，但若损伤了蜗神经、内耳或中耳，则将导致听觉障碍。

56.左食指采血时,其痛觉是怎样传到中枢的?

此痛觉传导的第一级神经元胞体在C6~T1的脊神经节,其周围突通过脊神经后根、脊神经前支、臂丛、左正中神经分布至左食指掌侧皮肤,其中枢突经脊神经后根入脊髓止于第二级神经元(板层Ⅰ、Ⅳ~Ⅶ)。第二级神经元发出纤维在白质前连合交叉至右侧侧索,加入脊髓丘脑侧束上升至第三级神经元(丘脑腹后外侧核),由此发出纤维称丘脑中央辐射,经内囊后肢投射至中央后回中、上部。

57.面神经核上、下瘫的鉴别点和原因是什么?

鉴别点:肌肉萎缩是否明显。原因:上运动神经元损伤因未失去其下运动神经元的支配早期肌肉萎缩不明显。下运动神经元损伤肌肉失去神经直接支配由于神经营养障碍导致肌肉萎缩。

58.大脑中动脉中央支栓塞,可出现何临床表现?

大脑中动脉中央支营养尾状核、豆状核、内囊膝和后肢,栓塞时可出现"三偏"症状:①对侧半身瘫(上、下肢上神经元瘫,面神经核上瘫,舌下神经核上瘫),因为损伤了内囊膝和后肢的锥体束。②对侧半身浅、深感觉障碍,因为损伤了内囊后肢的丘脑中央辐射。③双眼对侧视野同向性偏盲。因为损伤了内囊后肢的视辐射。

59.严重中耳炎患者为什么易损伤面神经,损伤后出现何表现?

面神经出脑后进入内耳门,穿过内耳道底进入面神经管,此面神经管位于鼓室内侧壁后方,形成面神经管凸,此管壁骨质甚薄,甚至缺如,中耳炎时伤及其内通行的面神经,损伤后伤侧表情肌瘫痪,笑时口角偏向健侧,不能鼓腮,口角流涎,额纹消失,鼻唇沟变浅或变平坦,闭眼困难,角膜反射消失,听觉过敏,舌前2/3味觉障碍,泪腺和唾液腺分泌障碍等症状。

60.一侧视神经损伤和一侧动眼神经损伤,患眼的瞳孔对光反射表现如何?

一侧视神经损伤:患侧直接对光反射(-),间接对光反射(+)。一侧动眼神经损伤:患侧直接对光反射(-),间接对光反射(-)。

61.大脑脚底综合征(Weber综合征)损伤了何结构? 有何临床表现?

主要损伤同侧动眼神经根及锥体束,可致:①同侧除外直肌和上斜肌外的所有眼肌麻痹,表现为眼球外斜视,上睑下垂,瞳孔散大,瞳孔对光反射消失。②对侧上、下肢痉挛性瘫,面神经核上瘫,舌下神经核上瘫。

62.延髓内侧综合征(舌下神经交叉性偏瘫)有何临床表现?

①可损伤锥体束,对侧上、下肢上神经元瘫。 ②可损伤内侧丘系,出现对侧上、下肢及躯干意识性本体觉和精细触觉障碍。 ③可损伤同侧舌下神经根,出现同侧半舌肌瘫痪。

63.脊髓半横断(Brown-Sequard综合征)有何临床表现?

①同侧肢体硬瘫。②同侧损伤平面以下位置觉、振动觉、运动觉及精细触觉丧失。

③对侧损伤平面以下痛、温觉丧失。

64.大脑皮质的第I躯体运动区,第I躯体感觉区、视区、听区、各语言中枢的位置、有何特点? 损伤表现?

(1)第I躯体运动区:中央前回和中央旁小叶前部(4、6区),特点:①倒置的人形,但头部是正的;②交叉管理;③各部投影区的大小与体形大小无关,而取决于功能的重要性和复杂程度。损伤表现:对侧肢体相应部位瘫痪。第I躯体感觉区:中央后回中央旁小叶的后部(3、1、2区)。特点:①上下颠倒,但头部是正的;②左右交叉;③身体各部在该区投射范围的大小取决于该部感觉敏感程度。损伤表现:对侧肢体相应区感觉障碍。

(2)视觉区:距状沟两侧的枕叶皮质(17区)。

(3)听觉区:位于颞横回(41、42区)。

(4)运动性语言中枢:额下回后部(44、45区)(说话中枢)受损产生运动性失语。

(5)书写中枢:额中回后部(8区)受损产生失写症。

(6)视觉性语言中枢:角回(39区)(阅读中枢)受损产生失读症。

(7)听觉性语言中枢:颞上回后部(22区)(听话中枢)受损产生感觉性失语。

65.哪些颅骨中有鼻旁窦? 这些鼻旁窦分别开口在鼻的何处?

在额骨、蝶骨、筛骨和上颌骨中有鼻旁窦。在额骨中的鼻旁窦称额窦,开口于中鼻道;在筛骨中的鼻旁窦称筛窦,它可分为前筛窦、中筛窦、后筛窦三组。前、中筛窦开口在中鼻道,后筛窦开口在上鼻道;在蝶骨内的鼻旁窦称蝶窦,开口于上鼻甲的后上方蝶筛隐窝内。

66.颅骨可分哪几个部分? 分别包括哪些骨? 颅底内面有哪些主要的孔和裂?

颅骨可分为脑颅和面颅二部分。脑颅共8块:额骨、枕骨、蝶骨、筛骨各1块;顶骨、颞骨各2块。面颅共15块:上颌骨、鼻骨、颧骨、泪骨、下鼻甲、腭骨各2块;犁骨、下颌骨、舌骨各1块。颅底内面的主要孔和裂:颅前窝有筛孔;颅中窝有视神经管、眶上裂、圆孔、卵圆孔、棘孔;颅后窝有枕骨大孔、颈静脉孔、内耳门、舌下神经管。

67.椎骨分几类? 它们有哪些共同特征形态?

椎骨可分为颈椎、胸椎、腰椎、骶椎、尾椎五类。椎骨的共同形态一般具有椎体、椎弓和突起。椎体位于椎骨的前方,呈短圆柱形。椎弓位于椎体的后方,可分为椎弓根和椎弓板两部分。突起每个椎骨的椎弓上有7个突起,2个横突,2个上关节突,2个下关节突和1个棘突。

68.从颅底内面观,颅中窝可见哪些孔裂? 其中哪些孔裂与眶相通?

颅中窝可见到的孔裂有:视神经管眶上裂、破裂孔、圆孔、卵圆孔、棘孔、颅中窝与眶相通的孔裂有:视神经管眶上裂。

69.开颅手术配合要点是什么?

(1)消毒皮肤,铺巾,贴手术贴膜:递海绵夹持2%碘酒、75%酒精纱布消毒,眼贴护眼,贴手术贴膜。

(2)头皮注射,沿切口每隔2~3cm注射一次:递生理盐水或者含有肾上腺素生理盐水注射液100ml+1/6支肾上腺素。

(3)切开皮肤,皮下及腱膜层:递干纱布于切口两侧,用23号刀片切开,递头皮夹夹持头皮止血。

(4)游离皮瓣,暴露骨膜:递23号刀片切开皮瓣,递12×20圆针及12×24角针穿7号丝线固定皮瓣。

(5)剥离骨膜:递23号刀片切开,递骨膜剥离器剥离。

(6)颅骨钻孔:递颅骨钻,用注射器吸NS冲洗骨孔,骨蜡止血。

(7)锯骨瓣:卸下开颅钻头,换上铣刀锯骨瓣,递骨撬撬开。

(8)创面止血,冲洗切口:递骨蜡止血,0.9%生理盐水冲洗切口,铺周围巾,递大脑棉保护脑组织,换小吸头。

(9)切开硬脑膜:递勾刀提起脑膜,11号刀片,脑膜剪剪开脑膜,5×12圆针1号丝线缝吊硬脑膜。

(10)分离、显露、切除肿瘤:递脑棉保护脑组织,显微剪剪开瘤体周围组织,双极电凝止血。

(11)缝合硬脑膜:清点棉片、缝针等用物。5×12圆针1号丝线缝合。

(12)放引流缝合骨板:12号硅胶引流,缝合3粒颅骨钉固定骨板。

(13)缝合帽状腱膜:递12×20圆针7号丝线间断缝合。

(14)缝合皮肤:递9×24角针穿7号线间断缝合头皮,清点用物。

70.垂体瘤手术配合主要步骤有哪些?

(1)消毒铺巾:递0.5%含碘消毒液纱布消毒面部,0.1%安多福棉签消毒口腔。

(2)注射局部浸润:递1/6肾上腺素+0.9%NS100ml局部注射,5/6的肾上腺素NS+中脑棉2条填塞鼻孔。

(3)撑开单侧鼻孔:先用手持鼻窥,后换自动鼻窥,寻找蝶窦开口。

(4)打开蝶窦前壁:递骨凿打开蝶窦前壁,剥离子推开蝶窦黏膜,枪状咬骨钳咬出蝶窦中膈。

(5)打开鞍底:递鞍隔刀切开硬膜。

(6)刮除肿瘤:递刮匙、取瘤镊,并用双极电凝止血。

(7)冲洗伤口、止血:递过氧化氢溶液,0.9%生理盐水冲洗后,双极电凝止血,抗生素粉填塞,并清点器械、敷料。

(8)填塞:递碘仿纱,凡士林填塞伤口。再次清点用物。

71.颅后窝手术主要配合步骤有哪些?

(1)消毒皮肤,颅后窝直切口切开皮肤:递2%碘酒、75%乙醇纱球消毒,23号刀片切开,头皮夹止血,乳突拉钩牵开。

(2)切开筋膜,分离骨膜:递颅后窝骨膜剥离子剥离。

（3）暴露枕骨，钻孔：递颅后窝牵开器、气动钻。

（4）咬除枕骨，环椎后弓：递鹰嘴咬骨钳，骨蜡止血。

（5）切开脑膜：递棉片保护脑组织，脑膜沟，11号尖刀片，脑膜剪。

（6）取瘤：递取瘤镊，脑棉拭血，明胶海绵，双极电凝止血。

（7）创面止血：递0.9%生理盐水冲洗伤口，清点脑棉、缝针等物品。

（8）缝合（脑膜、枕肌筋膜、皮下组织、皮肤）：脑膜用5×12圆针1号丝线缝合，其余部位12×20圆针及9×24角针7/0号丝线缝合皮肤，再次清点用物。

72.硬膜下血肿钻孔引流手术配合主要步骤有哪些?

（1）消毒皮肤，铺巾，贴手术薄膜：递海绵钳，夹持2%碘酒、75%乙醇纱布球消毒，护眼贴护眼后贴手术薄膜。

（2）切开皮肤，皮下，腱膜层：递头皮夹，夹持头皮止血。

（3）在血肿骨板上方钻孔：递颅骨钻，以0.9%生理盐水冲洗骨孔，骨蜡止血。

（4）切开硬脑膜：脑膜钩勾起脑膜，由11号刀片切开。

（5）置入穿刺针：递穿刺针，14号脑室引流管反复冲洗。

（6）放脑室引流管：递12号脑室引流管，1/0号丝线圆针固定。

（7）缝合硬脑膜：5×12圆针1/0号丝线固定，清点用物。

（8）缝合帽状腱膜，皮下，皮肤：12×20圆针缝合腱膜，9×24角针缝合皮下、皮肤，清点用物。

73.脑室—腹腔分流手术配合主要步骤有哪些?

（1）消毒皮肤，铺巾，贴手术薄膜：递海绵钳，夹持2%碘酒、75%乙醇纱布球消毒，护眼贴护眼后贴手术薄膜。

（2）于耳郭上4~5cm切口：递22号刀片，电凝止血，骨膜剥离子剥离骨膜。

(3)颅骨钻孔:递骨钻、刮匙,骨蜡止血。

(4)脑室穿刺:递穿刺针、带导丝导管,电凝止血。

(5)储液器放入:递储液器和阀门放入钻孔内。

(6)剑突下正中切口(2~3cm直达腹膜):递23号刀片切开皮肤,电刀依次切开,甲状腺拉钩暴露。

(7)金属通条(经颈、胸、腹部皮下隧道):递金属通条。

(8)将腹腔导管上端接阀门出口:递7/0号丝线间导管绑扎金属通条头端。

(9)切开腹膜,暴露肝脏左叶:递2把小弯钳吊腹膜,11号刀切小口。

(10)导管固定在肝圆韧带上:递8×20圆针4/0号丝线固定导管。

(11)关腹膜:清点用物,12×20圆针7/0号丝线缝腹膜,鞘膜,1号丝线缝合皮下、皮肤。

(12)缝合头部皮肤:12×20圆针7/0号底线缝合帽状腱膜,12×24角针7/0号丝线缝皮下、皮肤。

(13)覆盖切口:递75%乙醇消毒皮肤,头部及腹部切口用伤口贴,清点用物。

74.急性硬脑膜下血肿清除术手术配合主要步骤有哪些?

(1)常规消毒皮肤,铺巾,贴手术薄膜:递海绵钳,夹持2%碘酒、75%乙醇纱布球消毒,护眼贴护眼后贴手术薄膜。

(2)弧形切开皮肤、皮下及腱膜层:递干纱垫2块于切口两侧,递23号刀切开,递头皮夹钳夹持头皮止血,递3mm侧孔吸引头持续吸引。

(3)游离皮瓣止血,弹簧拉钩拉开皮瓣,暴露骨板:递23号刀游离皮瓣,电凝止血,递头皮拉钩牵开。

(4)切开及剥离骨膜:递23号刀切开,骨膜剥离子剥离。

(5)于血肿骨板上方钻孔:递手摇颅骨钻或电动颅骨钻钻孔,冲洗器抽吸生理盐水,边钻边滴于孔周,骨蜡止血。

(6)切开硬脑膜(此时瘀血立即喷出),迅速缓解颅内高压:递脑膜钩勾起脑膜、11号刀切开,吸引器吸除血块。

(7)轻轻压下脑皮层,进一步排出凝血块:递窄脑压板。

(8)锯开骨瓣:在需切开骨瓣的边缘上钻一小骨孔,再用电铣刀切开颅骨瓣,扩大硬脑膜切口:递电动或气动开颅钻、开颅铣刀锯开骨瓣,骨蜡止血,递脑膜剪剪开硬脑膜。

(9)检查清除脑室内积血,清理血肿,彻底止血:递吸引器头吸除残余血块及碎化脑组织,电凝止血。

(10)硬脑膜下放置引流管:递引流管,中弯钳协助放置。

(11)缝合硬脑膜:清点棉片、缝针数目,5×12圆针1号丝线缝合,生理盐水冲洗。

(12)放置引流条覆盖骨板缝合腹膜:递橡皮引流条,中弯钳协助盖骨瓣,递颅骨锁固定或递8×24圆针1号丝线间断缝合。

(13)缝合帽状腱膜:递8×24号圆针4号丝线间断缝合。

(14)缝合皮肤,覆盖切口:递中弯钳取下头皮夹,海绵钳夹持乙醇纱球消毒皮肤,递9×24角针1号丝线间断缝合(或用皮肤缝合器);递海绵钳夹持乙醇纱球消毒皮肤,纱布、棉垫覆盖,绷带包扎。

75.颅骨凹陷性骨折整复术手术配合主要步骤有哪些?

(1)常规消毒皮肤,铺巾,贴手术薄膜:递海绵钳,夹持2%碘酒、75%乙醇纱布球消毒,护眼贴护眼后贴手术薄膜。

(2)于骨折外周马蹄形切开头皮至骨膜,翻转皮瓣后检查骨折情况:递23号刀切开,骨膜剥离子剥离皮瓣与凹陷骨膜分开。

(3)钻孔,复位:于凹陷骨折线旁钻孔,撬起陷下的骨折片(撬起困难时,用咬骨钳咬除少许重叠骨质再撬):递颅骨钻钻孔,递骨膜剥离子从骨孔处撬起骨折片。

(4)检查有无脑脊液或碎化脑组织溢出;无则缝合头皮,有则扩大骨孔,暴露硬脑膜后修补之:递鹰嘴咬骨钳扩大骨孔,骨蜡止血。5×12圆针1号丝线修补硬脑膜,11×24圆针7号丝线缝帽状腱膜,9×24圆针4号丝线缝皮下,9×24角针4号丝线缝合皮肤。

(5)覆盖、包扎切口:递海绵钳夹持Ⅰ型安尔碘纱球消毒皮肤,纱布覆盖,递网状弹力帽包扎。

76. 颅骨修补术手术配合主要步骤有哪些?

(1)常规消毒皮肤,铺巾,贴手术薄膜:递海绵钳,夹持2%碘酒、75%乙醇纱布球消毒,护眼贴护眼后贴手术薄膜。

(2)弧形切开皮肤、皮下及腱膜层:递干纱垫2块于切口两侧,递23号刀切开,递头皮夹钳夹持头皮止血,递3mm侧孔吸引头持续吸引。

(3)游离皮瓣止血,弹簧拉钩拉开皮瓣,暴露骨板:递23号刀游离皮瓣,电凝止血,递头皮拉钩牵开。

(4)剥离腱膜层。

(5)测量颅骨缺损大小:递布样测量缺损部位大小,按缺损范围剪裁成形。

(6)修整、固定颅骨替代物。

(7)钛合金板替代:递钢丝剪剪裁钛合金板形状,螺丝钉固定,改锥拧紧。

(8)放置引流,缝合切口:递橡皮引流条,中弯钳协助盖骨瓣,递颅骨锁固定或递8×24圆针1号丝线间断缝合,递中弯钳取下头皮夹,75%乙醇消毒皮肤,递9×24角针1号丝线间断缝合(或用皮肤缝合器);递75%乙醇消毒皮肤,纱布、棉垫覆盖,绷带包扎。

第八章 微创手术

1.腹腔镜手术用于气腹的气体是什么? 压力是多少?

(1)腹腔镜手术用于气腹的气体是二氧化碳。

(2)成人气腹压力是 12~14mmHg,小儿气腹压力是 8~10mmHg,下肢交通支结扎的充气压力是 15~20mmHg。

2.腹腔镜手术为什么要选择二氧化碳气体建立气腹?

(1)二氧化碳不助燃,不易燃爆炸,不会因电凝器工作时迸出的火花而带来危险的后果。

(2)在血液和组织中有很高的溶解度,不易形成血管内气栓。

(3)二氧化碳又是机体能量代谢的正常产物,经腹膜吸收后很容易经肺排出,不良反应轻。

(4)二氧化碳的制备及存储都比较方便。

3.腹腔镜下胆囊切除术术中病人采用何种体位? 监视器摆何位置?

先是仰卧位,所有穿刺口完成后采用头高足低,左倾30°的体位。监视器位置:放于患者右上方,正对主刀位置。

4.腹腔镜下脾切除术术中病人采用何种体位？监视器摆何位置？

病人采用右侧卧位。监视器位置：放于患者左上方,正对主刀位置,主刀站于患者腹侧。

5.腹腔镜下膀胱癌、前列腺癌切除术术中病人采用何种体位？监视器摆何种位置？

病人采用头低足高位,监视器位置：放于患者足下方,正对主刀位置。

6.腹腔镜下食管裂孔疝术术中病人采用何种体位？监视器摆何种位置？

患者仰卧位,双下肢外展。监视器位置：放于患者左下方,主刀站于患者双足之间。

7.腹腔镜下直肠癌根治术术中病人采用何种体位？显示器摆放在何位置？

病人采用截石位,所有穿刺口完成后采用头低足高的体位,显示器摆放在病人的足部,正对主刀位置。

8.腹腔镜下手术免气腹的手术有哪些？

肺大泡切除术、食管癌根治术、漏斗胸成形术。

9.腹腔镜手术所需的基本设备包括哪些？

包括腹腔镜器械、内镜电视摄像系统、冷光源系统、二氧化碳气腹系统、单双极高频电刀和冲洗吸引装置。

10.腹腔镜手术在使用中如何保养?

(1)腹腔镜应注意保护目镜镜面,清洗后用软布轻轻擦干,套上保护套,避免摩擦碰撞,划伤镜面。

(2)摄像头、冷光源电线、电凝线存放时应无角度盘旋,不可折叠及过渡弯曲。

(3)电源开关不要频繁开关。

(4)所有接头应在电源开关关闭状态下才可连接和拔出。

11.腹腔镜器械如何清洗?

(1)先用清水冲洗表面血迹。

(2)腹腔镜器械放在含有多酶洗液中浸泡10min后,再用清水清洗干净,用软布抹干表面水迹,放回器械柜存放。

(3)其余器械放在含有多酶洗液的超声清洗机里清洗15min后再用清水冲洗干净,管腔用高压水枪冲洗,然后用气枪吹干关节和管腔,表面用软布抹干后放回器械柜存放。

12.二氧化碳气腹对机体有何影响?

主要有高碳酸血症和腹内压升高,在手术过程中应密切观察血力动力学的变化。

13.在手术过程中为什么要准备70℃~80℃的热蒸馏水供应台上?

用热水可以加热腹腔镜,避免镜头雾化,保证手术野的清晰度。而蒸馏水对腹腔镜没有腐蚀性,不会损坏腹腔镜。

14.二氧化碳气腹有何并发症?

主要有皮下气肿、气胸、气体栓塞、心律失常、高碳酸血症、肩部酸疼和下肢静脉瘀血。

15.发生皮下气肿如何处理?

少量皮下气肿发生在腹部穿刺口周围,触及时有捻发感,一般无须特殊处理。范围广泛的皮下气肿皮下有明显的握雪感,并伴有呼吸急促和发绀,应立即停止气腹,用粗针头穿刺排气,同时向穿刺口方向推压肿胀组织尽量排除皮下积气,一般24h后肿胀消失。

16.腹腔镜手术后为什么会出现肩部酸疼?

肩部酸疼与腹腔内二氧化碳气体未排净有关,残留二氧化碳气体刺激膈神经反射而引起的。所以腹腔镜手术后要尽量排出腹腔内二氧化碳气体,预防术后肩部酸痛的发生。

17.如何选用腹部穿刺孔的位置?

(1)对病人创伤小,痛苦少。(2)并发症少。(3)方便手术操作,可确切观察及处理病灶的最佳穿刺位置。

18.术中应如何保护超声刀?

(1)超声刀线不要折叠及过渡弯曲。(2)超声刀刀头一定要夹住1/3~2/3的组织才能使用,不然会烧坏刀头。(3)刀头黏附过多组织时可用温水超声清洗。

19.全自动二氧化碳气腹机有何优点?

(1)电子控制提高其精密度、准确性、可重复性及安全性;(2)充足的气流量及压力可满足所有的腹腔镜手术;(3)每次开机时都能自检;(4)输出压力与流量水平均可精确选择;(5)具有持续监测输出压力和流速功能,当监测到异常情况时,立即停止输出气流;(6)当发生显著的超高压状态时,超标的压力将自动排放。

第九章 心胸外科

1. 何谓人体体循环(大循环)和肺循环(小循环)?

体循环:血液从左心室—主动脉输到全身—上、下腔静脉—右心房。

肺循环:血液从右心室—肺动脉—肺—肺静脉—左心房。

2. 体外循环的基本原理?

将病人体内的静脉血,经过体外管道引流到体外,由人工心肺机完成血液氧合,并将血液重新泵入体内的血液循环。

3. 人工心肺机有哪些主要部分组成?

人工心脏和人工肺两部分组成。

4. 术中安装临时性人工心脏起搏器的适应证是什么?

心脏直视手术中或手术后出现的完全性或高度房室传导阻滞,或者是危重病人的预防性安装。

5. 何谓IABP及其原理?

主动脉球囊反搏(IABP)是机械辅助循环之一,通过动脉系统移入一根带气囊的导管至降主动脉内左锁骨下动脉开口远端,在舒张期气囊充气,在心脏收缩前气囊排气,起到辅助心脏之作用。

6.心内注射的部位?

在胸骨左缘第四肋间旁开1com处。

7.体外循环手术如何计算患者体内肝素的需要量?

肝素量(mg)=体重×3mg(发绀型:肝素量3.5~4mg/kg)+术前机器组预充液体所给的肝素量(mg)。

8.鱼精蛋白的作用是什么? 如何计算患者体内鱼精蛋白的需要量?

鱼精蛋白的作用是中和肝素。

鱼精蛋白的需要量(mg)=肝素量(mg)×1.5。

9.鱼精蛋白常见的不良反应时什么? 如何预防?

常见的不良反应是过敏反应,因为有扩张血管的作用。

预防措施:静脉推注鱼精蛋白时速度要缓慢,同时要严密观察病人的血压变化。

10.心肌保护液的主要电解质是什么? 对心肌有何作用?

心肌保护液的主要电解质是钾离子。钾离子对心肌的影响比较复杂,对心肌的自律性、应激性、传导性和收缩力都有影响,对保护心肌细胞的完整性也有重大的作用。

11.固定自体心包的戊二醛浓度是多少?

0.625%。

12. 建立体外循环,常规需要插几条管道?

共有5条管道:主动脉、下腔静脉、上腔静脉、心内引流管、灌注管。

13. 如何区分体外循环的管道?

目前的主动脉管的标记:红色圈;下腔静脉管的标记:黑色圈;上腔静脉管的标记:蓝色圈;心内引流管的标记:黄色圈。

14. 各种常见心脏病病名称的简写?

(1)ASD:房间隔缺损;(2)VSD:室间隔缺损;(3)MVR:二尖瓣置换;(4)AVR:主动脉瓣置换;(5)DVR:二尖瓣+主动脉瓣置换;(6)TVR:三尖瓣置换;(7)F4:法洛四联症;(8)CABG:冠状动脉搭桥;(9)PS:肺动脉狭窄;(10)DORV:右心室双出口;(11)PDA:动脉导管未闭。

15. 新胸骨锯的电池能否高压消毒? 再次正中开胸手术选用哪种胸骨锯?

不能高压消毒。再次正中开胸手术选用摆动锯。

16. 冠状动脉搭桥手术最常用哪几条血管移植?

常选用内乳动脉、大隐静脉、桡动脉三条血管。

17. 不停跳冠状动脉搭桥手术的吸机压力是多少?

(1)冠状动脉脉稳定器(蓝色标记):400mmHg(0.053MPa)。

(2)心尖吸盘(黄色标记):250mmHg(0.035MPa)。

18.冠状动脉脉搭桥手术最常用的钛夹规格?

小号。

19.不停跳冠状动脉脉搭桥手术特殊用物?

跟公司器械配套的胸骨撑开系统,公司的器械(冠状动脉组织固定装置、心尖定位装置、吹雾管、分流栓),钝头Loop弹力针,二氧化碳气体,电动吸机2部。

20.冠状动脉脉搭桥手术血管吻合用什么规格的血管缝线?

(1)内乳动脉、桡动脉、冠状动脉温和血管用8/0血管缝合线。

(2)大隐静脉与冠状动脉吻合用7/0血管缝合线。

(3)桡动脉与主动脉吻合用7/0血管缝合线。

(4)大隐静脉与主动脉吻合用6/0血管缝合线。

21. 二尖瓣置换手术的切口?

(1)一般做房间沟纵切口入左心房,进行二尖瓣置换手术。

(2)若三尖瓣有病变需要同期处理者,可选用右心房切口,纵切开房间隔入左心房,进行二尖瓣置换手术,然后再处理三尖瓣。

22.瓣膜置换的手术要备的特殊用物?

相应型号的瓣针线,测瓣器,试瓣器,旋瓣器。

23.二尖瓣+主动脉瓣置换的顺序?

(1)先切除主动脉瓣,后切除二尖瓣。

(2)先置换二尖瓣,后置换主动脉瓣。

(3)缝合切口时,先缝主动脉口,后缝二尖瓣口。

24.人工瓣膜的种类?

机械瓣和生物瓣。

25.商务生物瓣使用前的处理?

用生理盐水漂洗生物瓣3次(每次500ml),每次10min。

26.什么叫法洛氏四联症?

是一种复杂的心脏先天性发绀性心脏病。它的主要病理解剖为四种表现,分别为肺动脉狭窄或右心室流出道阻塞、室间隔缺损、右心室肥厚、主动脉骑跨等四种改变。

27.法洛四联症具体的手术方法是什么?

(1)右心室流出道疏通,将肥厚的隔束,室壁和右心室内异常肥厚的肌肉彻底切除。

(2)室间隔缺损修补。

(3)右心室流出道及肺动脉成形。

28.何谓肺静脉异位引流?

肺静脉异位引流是指肺静脉未能与左心房相连接,而与体静脉或右心房连接的先天性血管畸形。

29.肺静脉异位引流手术方法要点?

(1)肺静脉总干与左心房吻合。

(2)将左心房成形扩大,闭合房间隔缺损。

(3)结扎肺静脉引流入的垂直静脉。

30. 心脏用的垫片分哪几种?

(1)圆豆(心脏内用)。

(2)毛豆(心脏表面止血用)。

31. 起搏导线的分类?

成人和儿童。

32. 何谓心脏电复律?

是用电能来治疗各类快速异位心律失常,使之转复为窦性心律。

33. 体外循环手术引流管放置的位置?

心包内和胸骨后。

34. 机器预充量包含哪些?

机器预充血、机器预充液体、心肌保护液。

35. 动脉导管未闭结扎术和食管癌根治术的手术体位?

右侧卧位、左侧开胸。

36. 动脉导管未闭结扎术采用腋下小切口时,牵开器的要求?

用两个小切口牵开器。

37. 心包剥离术的手术体位?

左侧垫高45°,左前外侧切口,或仰卧位正中切口。

38. 左、右肺各分为几叶?

左肺分为左肺上叶和左肺下叶,右肺分为右肺上叶、右肺中叶和右肺下叶。

39.食管上、中、下三段如何区分?

(1)上段:自食管入口至主动脉弓上缘平面。

(2)中段:自主动脉弓上缘至下肺静脉下缘水平。

(3)下段:自下肺静脉下缘至胃贲门部。

40.正常胸膜腔内压力为多少?

6~10cmH$_2$O。两侧胸膜腔压力保持平衡,纵隔保持在正中位置。

41.胸膜腔闭式引流的目的?

排除胸膜腔的液体、气体和血液,恢复和保持胸膜腔内负压,促进肺不张,预防胸内感染。

42.放置胸腔引流管的目的?

(1)引流液体:放置在腋中线和腋后线之间的第6~8肋。

(2)引流气体:放置在锁骨中线第2肋。

43.开放性气胸急救措施首先措施是什么?

闭合伤口。

44.试述胸骨角的位置及实用意义?

胸骨角为胸骨柄与胸骨体连接处微向前突的横嵴。其两侧平对第2胸肋关节,是数肋骨的重点标志。胸骨角平面通过第4胸椎体下缘水平,可作为纵隔分部和一些胸腔内器官分段的体表标志。

45.何谓心包和心包腔?

心包为包裹心脏和大血管根部的囊状结构,可分为纤维性心包和浆膜性心包。纤维性心包是心包的外层,由纤维结缔组织构成。浆膜性心包根据附着部位不同,可分为壁层和脏层,壁层紧贴纤维性心包的内表面,脏层裹于心肌层的外表面,又叫心外膜。浆膜性心包的壁层与脏层之间窄隙称心包腔。

46.何谓心包裸区?

在胸骨体下部和左侧第5、6肋软骨的后方处,心包的前方没有胸膜遮盖,纤维性心包直接与胸前壁接触,此区的心包,称为心包裸区。

47.食管癌切除术手术配合主要步骤有哪些?

(1)碘伏消毒2遍:两边各塞一个3/4小手巾隔离,切口及周边擦干,贴护皮纸,再常规铺巾,铺单。

(2)左后外侧剖胸切口进胸:分离胸腔粘连,将肺向前方拉开显露后纵隔,常需肺垫压肺,沿食管床打开纵隔胸膜,游离出食管并套布带牵引,进一步利用超声刀游离全部弓下食管,并清扫部分食管床淋巴结。

(3)于肝脾之间向裂孔方向打开膈肌:进膈肌角处膈动脉主要分支予以结扎或缝扎,膈肌角以超声刀打断或钳夹切断后结扎。膈肌两侧以7号丝线各缝3针牵拉固定于巾单上。

(4)以纱布垫手提起胃壁,先游离大弯侧,处理胃网膜左动脉,胃短血管,向幽门侧游离网膜,注意保护胃网膜右血管弓。再处理胃膈、肝胃韧带,处理胃左血管并清扫周围淋巴结。小弯侧脂肪淋巴结以及贲门周围淋巴结一并清扫。

(5)弓上吻合时:于贲门处(或其下方)断胃,食管端套7号丝线结扎。将胃底提起,用直线切割缝合器切除贲门及部分胃小弯侧,制作适宜的管状胃。另留部分胃小弯侧切口以Kocker钳夹闭以作将来吻合时置入吻合器用。去除部分胃标本。进一步游离弓后食管,结扎血管分支,于弓上纵隔胸膜切开,将食管牵拉至弓上,进一步游离弓上食管,达到满意的长度以便于吻合。于弓上方找出横跨于食管的胸导管,多重结扎并切断。彻底清扫隆突下及食管床淋巴结,并于膈上方双重结扎胸导管。

(6)弓下吻合时:将胃底提起,做部分胃底贲门以及胃小弯切除,略作缩胃。无需将贲门离断。

(7)以荷包钳缝制食管荷包,去除标本。胃壁待吻合处缝线标记后,从胃小弯留口处放入吻合器,行胃与食管的端侧吻合。检查两圈黏膜完整,吻合口满意,以纵隔胸膜减张固定吻合口3针,调整胃管,以闭合器闭合胃小弯侧残口。器械闭合之切缘习惯上以丝线或可吸收线做间断或连续包埋缝合一层。

(8)清点纱布,检查腹腔无出血,7号丝线间断缝合膈肌切口。以4号线重建食管裂孔。

(9)温水冲洗胸腔、止血、清点、吸痰、膨肺,放置胸腔引流管。

(10)以1-0号可吸收线4或5针间断闭合肋骨层,并以丝线进一步加固封闭胸腔。以7号丝线或1-0可吸收线间断"8"字或连续肌肉缝合,盐水冲洗切口,以4号丝线或2-0可吸收线缝合皮下,周边再次消毒后缝合皮肤。

48.肺叶切除术手术配合要点是什么?

(1)常规消毒铺无菌单:取后外侧切口进入胸腔探查。

(2)松解下肺韧带及前后肺门:用直线型切割合器闭75或80切开叶裂,解剖并显露肺门血管及支气管,结扎各动静脉分支。

(3)解剖支气管动脉并缝扎:气管钳夹住切除肺叶支气管,30闭合器切断缝合,或用直线形缝合器闭合肺残端,取下标本,同时络合碘消毒支气管残端,消毒垫弃去。

(4)根据癌肿部位,清扫支气管周围淋巴结、肺门淋巴结、肺静脉旁淋巴结等。

(5)胸腔倒入温生理盐水,检查支气管缝合处有无漏气,并用胸膜覆盖,止血,放置胸腔引流管,清点物品,关闭胸腔。

49.胸腔镜下肺大疱切除术手术配合要点是什么?

(1)常规消毒铺无菌单。

(2)根据术式作2~4个1.5~2.5cm套管切口,于腋中线第6肋间作观察孔,于腋后线第6肋间、肩胛下角旁作观察孔。

(3)经观察孔插入胸腔镜,探查胸腔,寻找肺大疱。

(4)用腔镜组织钳夹住肺大疱顶端,用EC60在肺大疱基底部与正常组织边缘处钳夹并切除,送病理。

(5)冲洗胸腔,止血,检查有无漏气。

(6)用花生米或电刀擦摩擦胸壁置充血状态,撒入无菌滑石粉使肺大疱残端与胸壁粘连,防止复发。

(7)放置胸腔引流管,缝合切口。

50.正中开胸胸腺瘤切除手术配合主要步骤有哪些?

(1)常规消毒皮肤,铺治疗巾,贴护皮膜,铺腹单。沿切口切开皮肤及皮下组织,电刀止血。

(2)劈开胸骨:用电刀切开颈阔肌,胸骨舌骨肌膜作钝性分离,自剑突方向向上进行胸骨后的分离,备好胸骨锯,自上由下劈开胸骨,骨蜡封闭胸骨断面的出血点。用湿盐水纱垫保护两侧胸骨断面,上牵开器显露手术野。

(3)分离肿物周围组织,用中线结扎,其边缘的出血点应缝合或电刀止血。将肿物取下,放置在标本盘中。

(4)用温盐水冲洗手术野,检查有无出血点,电刀止血或缝扎。再次检查胸骨断面有无出血,骨蜡止血。

(5)放置引流管,清点用物,准备关胸。

(6)用专用胸骨缝合钢丝将胸骨缝合。用钢丝剪剪去多余部分,将剩余钢丝扭紧并内翻,以免刺伤软组织。

(7)用中圆针中线缝合肌肉、筋膜组织和皮下组织。可吸收线缝合皮肤,擦净伤口后盖上纱布包扎。

51.房间隔缺损手术配合主要步骤有哪些?

(1)常规消毒铺单。

(2)建立体外循环。

(3)切开右房房壁:递11号尖刀和剪刀。

(4)心内探查:递心脏拉勾牵开右房。

(5)缺损修补:

直接缝合法:6×14或5×12单针涤纶编结线缝合。

补片法:递组织剪将涤纶补片或自体心包裁剪同缺损大小,4-0滑线双头针带垫片连续缝合

(6)关闭右房壁:递双头针4-0滑线连续缝合缝至下腔静脉插管处,递橡皮蚊氏钳夹线待用。

(7)开放升主动脉:递镊子。

(8)拔除下腔静脉插管:递管钳夹闭插管,拔除后用缝右房壁的滑线将下腔静脉切口缝合。

(9)拔除上腔静脉插管:递管钳夹闭插管,递心耳钳,7号丝线结扎右心耳,递单针6×14或5×12涤纶编结线缝扎右心耳。

(10)拔除主动脉插管:递线剪或尖刀剪断固定丝线,拔除后,递6×14或5×12涤纶编结线缝扎插管切口。

(11)放置心包,纵隔引流管:递11号刀做切口,递皮针4号线缝合,递血管钳牵引引流管。

(12)缝合心包:清点纱布,器械,递4号丝线间断缝合。

(13)缝合胸骨:再次清点纱布,器械,递钝头针持,带针钢丝,递钢丝剪和拧钢丝针持。

(14)缝合肌肉:递2-0可吸收线连续缝合。

(15)缝合皮肤:递4-0可吸收线连续缝合。

52.心内膜垫缺损修补术配合主要步骤有哪些?

(1)常规消毒铺单。

(2)建立体外循环。

(3)切开右房房壁:递11号尖刀,组织剪。

(4)心内探查:递心脏拉勾牵开右房。

(5)心内畸形矫治,房室瓣成形,房间隔缺损,室间隔缺损修补:递4-0涤纶线或滑线缝合房室瓣裂,修补方法及配合同前。

(6)检查房室瓣成形效果:递50ml盐水注射器,连接12#尿管,打水检查房室瓣关闭效果。

(7)关闭右房壁,开放升主动脉:递双头针4-0滑线连续缝合,递镊子。

(8)常规拔管,安放引流,关胸。

53.室间隔缺损配合主要步骤有哪些?

(1)常规消毒铺单。

(2)建立体外循环。

(3)切开右房房壁:递11号尖刀和剪刀

(4)心内探查:递心脏拉勾牵开右房,递3-0或4-0单针涤纶编结线牵引。

（5）插左心引流管:递3-0单针涤纶编结线。

（6）缺损修补:直接缝合法:4-0或3-0双头针带垫片涤纶编结线1~2针缝合。

补片法:递组织剪裁剪涤纶补片同缺损大小,4-0涤纶编结线双头针带垫片间断缝合。

（7）关闭右房壁:递双头针4-0滑线连续缝合缝至下腔静脉插管处,递橡皮蚊式钳夹线待用。

（8）开放升主动脉:递镊子。

（9）拔除下腔静脉插管:递管钳夹闭插管,拔除后用缝右房壁的滑线将下腔静脉切口缝合。

（10）拔除上腔静脉插管:递管钳夹闭插管,递心耳钳,7号丝线结扎右心耳,递单针6×14或5×12涤纶编结线缝扎右心耳。

（11）拔除主动脉插管:递线剪或尖刀剪断固定丝线,拔除后,递6×14或5×12涤纶编结线缝扎插管切口。

（12）放置心包,纵隔引流管:递11号刀做切口,递皮针4号线缝合,递血管钳牵引引流管。

（13）缝合心包:清点纱布,器械,递4号丝线间断缝合。

（14）缝合胸骨:再次清点纱布,器械,递钝头针持,带针钢丝,递钢丝剪和拧钢丝针持。

（15）缝合肌肉:递2-0可吸收线连续缝合。

（16）缝合皮肤:递4-0可吸收线连续缝合。

54.建立体外循环的基本步骤及手术配合要点是什么?

（1）切皮:递23号刀、电刀依次切开皮肤、皮下组织、肌肉。递直剪刀剪开剑突。

（2）开胸:递电动胸骨锯自剑突向上锯开胸骨,递骨蜡、电凝止血。牵开器牵开胸骨。

（3）切开、悬吊心包：电刀切开心包，递2-0单针牵引线悬吊心包。（小体重可选用3-0涤纶编织线）。

（4）缝主动脉插管荷包线：递2-0单针涤纶编织线正反各1针。套阻断管、蚊氏钳固定。

（5）缝主动脉灌注荷包线：递2-0单针涤纶编织线1针，套阻断管、蚊氏钳固定。

（6）游离主肺间隔：递组织剪。

（7）游离上腔静脉：递组织剪游离上腔静脉，直角钳、血管钳带棉绳。

（8）游离下腔静脉：递肾蒂钳、血管钳带阻断带。

（9）插主动脉插管：血管钳、10号丝线、11号刀、主动脉插管。排气连接后，2把艾利斯钳固定。

（10）插上腔静脉插管：蚊氏钳2把、、10号丝线、11号刀、上腔静脉插管。

（11）插下腔静脉插管：递11号刀、10号丝线，下腔静脉插管。

（12）插灌注针头：递灌注针头。

（13）阻断上、下腔静脉：收紧套于上、下腔静脉上的阻断棉绳，血管钳固定。

（14）阻断升主动脉：递主动脉阻断钳。

55.食管癌切除食管胃吻合术配合主要步骤有哪些？

（1）常规消毒铺单。

（2）切皮，皮下组织，肌层：递23号刀，电刀，中弯血管钳止血。

（3）剪断或切除肋骨：递骨膜剥离子分离骨膜，肋骨剪剪断肋骨，递切口保护垫，肋骨牵开器牵开肋骨。

（4）胸腔探查：递剪刀剪开胸膜，剪断下肺韧带，4号丝线结扎。

（5）游离食管：递组织剪，大血管钳，4号线结扎血管。

(6)剪开膈肌:递电刀切开膈肌,大血管钳,7号线结扎膈肌血管。

(7)游离胃体:递组织剪分离切断胃大弯及胃小弯处的韧带及网膜,中弯血管钳,4号线结扎血管。

(8)切断结扎胃左动脉:递腔静脉血管钳,大弯血管钳夹闭血管,剪刀剪断,4号线结扎。

(9)于贲门处切断食管:递心耳钳,大血管钳夹闭食管,圆刀切断。

(10)于肿瘤上方5cm处切断食管:递荷包钳。中心杆,荷包线缝合,递剪刀剪断食管。

(11)食管胃吻合:递吻合器,闭合器将胃体与保留的食管吻合,递小圆针1号丝线缝合。

(12)关闭膈肌,清点用物无误后,安置胸腔引流管:递23号刀做切口,大弯血管钳牵引引流管,角针7号丝线固定。

(13)缝合肋间肌:清点用物,递肋骨闭合器,2-0可吸收线缝合肋。

(14)逐层关胸:递大圆针,7号丝线缝合肌层,递角针,1号丝线缝合皮肤。